치과위생사를 위한 임상매뉴얼

저 자 김 남 구(라이프치과의원)

M 명문출판사

| 인사말 |

라이프 치과 개원 후 십여년이 되어가고 있습니다.

날마다 새로운 것들을 당면하면서 적응해 나갔고,

힘들기도 했지만 배워가는 것을 은근히 즐거워하며 이제까지 지내왔습니다.

그리고 지금까지 저희가 해온 것을 정리하고 좀 더 나아지고 싶었습니다.

학문적으로나 기술적으로나 그리고 서비스의 영역에서 좀 더 세련되어지고 성숙하고 싶었습니다.

그래서 병원의 치과위생사 스탭들을 중심으로 세미나를 시작했습니다. 3년에 걸쳐서 임상진료를 중심으로 세미나를 해왔습니다.

많이 바빴지만...

개념들이 정리 되어갔고 서로 토의 하면서 개념과 정보와 지식을 공유하면서 성장하게 됨을 느낄 수 있었습니다.

저희가 정리한 것들을 매뉴얼로 만들어 두는 것이 저희가 앞으로 더 발전해나가는 것에 초석이 될 것이라 생각 되었습니다.

그리고 병원에 처음 임용되는 staff들에게 효과적으로 임상진료를 전달하고 교육하는 데 큰 도움이 될 것으로 판단이 되었습니다.

그래서 아직 부족함이 있지만 "치과위생사를 위한 임상매뉴얼"을 책으로 만들게 되었습니다.

우리 치과의 필요에 의해서 만들었지만 여러 치과위생사 분들과 치과 위생사 교육을 위한 Manual을 활용하기 원하는 원장님들께 도움이 될 수 있기를 소망하여 봅니다.

이 책이 나오기까지 많은 분들의 수고가 있었음을 밝혀드리고 싶습니다.

이 책에는 김현숙, 박근숙, 양미희, 박지윤, 황은정, 서지혜, 함승지, 박모아 선생님들의 열정이 담겨있습니다. 명문출판사 안영택 사장님과 편집직원들께도 책이 출간되도록 도와주시어 감사드립니다.

그리고 구강외과에 변광섭 원장님과 교정과에 정재은 원장님께서 친히 감수해 주셨습니다.

제가 막다른 길에 도달했다고 느낄 때마다 길이 있음을 가르쳐 주신, 임상의 스승이자 멘토가 되어 주신 최동주 교수님께서 그림자처럼 지원해 주셨습니다.

위의 모든 분들께 진심으로 감사를 드립니다.

부디 이 임상 매뉴얼을 접하시는 모든 치과 위생사 분들께 이 책이 유용한 도움이 될 수 있기를 소망해봅니다.

2015. 5. 2

라이프치과 대표원장 **김 남 구**

CONTENTS

CONTENTS

CONTENTS

CONTENTS

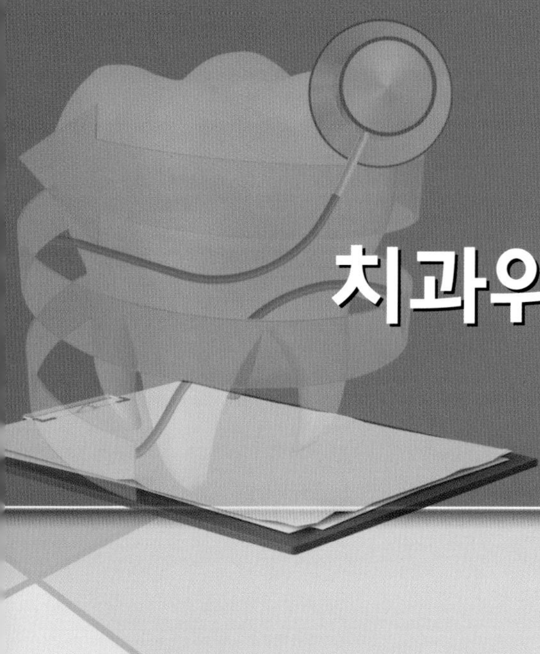

제1장 치과위생사의 업무

제1장. 치과위생사의 업무

1. 치과위생사의 역할

1) 구강건강증진 및 교육 연구가

국민의 구강건강증진을 위해 학교 사업장 및 영유아, 노인, 장애인, 임산부등을 대상으로 한 구강보건사업에 있어 중추적 역할을 수행하며, 수돗물 불소화사업, 불소용액양치사업, 구강보건 교육자료 개발 등을 담당한다.

2) 예방치과 처치자

잇몸병 및 충치예방을 위해 치석제거와 치태조절, 치아 홈 메우기, 불소도포, 구강위생용품 사용법 및 칫솔질 교습, 식이조절 등을 수행하여 환자가 최적의 구강건강을 유지하도록 하는 역할을 담당한다.

3) 치과진료 협조자

치과의사의 지도에 따라 환자의 구강내외 치과방사선 촬영 및 현상, 환자의 치료 전 교육, 진료 과정 협조 및 치료 후 유의사항과 계속관리 교육 등을 실시하며 효율적인 치과진료가 이루어지도록 진료실의 전반적 유지관리를 담당합니다.

4) 병원관리자

진료에 관계되는 물적 인적 자원관리를 담당하는 것으로 효율적 환자진료 시간배정, 진료절차 관리, 환자요양 급여 및 의무기록관리, 요양급여비용 청구 및 심사관리, 재료 및 약재관리, 계속관리제도 운영 등 전반적인 병원관리자로서의 역할을 수행합니다.

2. 치과위생사의 업무

치과위생사는 치석 등 침착물 제거, 불소 도포, 임시충전, 임시부착물 장착, 부착물 제거, 치아 본뜨기, 교정용 호선(弧線)의 장착 · 제거, 그 밖의 치아 및 구강질환의 예방과 위생에 관한 업무에 종사한다.

이 경우 「의료법」 제37조 제1항에 따른 안전관리기준에 적합하게 진단용 방사선 발생장치를 설치한 보건기관 또는 의료기관에서 구내 진단용 방사선 촬영업무를 할 수 있다.

1) 치과위생사의 업무내용

(1) 환자의 관리

- 진료가 원활하게 진행이 되도록 환자배치를 조정한다.
  - 체어의 효율성에 맞게 환자를 안내함
- 예약 후 내원하지 않는 환자는 파악해서 재 예약 한다.
  - recall system 확보
    ① 책임 있는 직업의식과 환자와의 신뢰감 구축에 기여한다.
    ② 치료 후 대화로 환자에 대한 고마움을 준다.
    ③ 치료 후 부작용을 인식시킬 수 있다
- 내원환자의 수납을 처리한다.
  - 환자의 치료계획에 대해 미리 체크 후 수납을 돕도록 한다.

(2) 진료의 역할(원활한 진료의 흐름을 위해)

- 진료에 필요한 방사선 사진을 촬영한다.
- 환자의 증상을 먼저 확인, 차트 상에 기록한다.
- 재진환자의 경우 치료 전 환자의 진료기록부를 확인하고 치료내용을 파악한다.
- 전화 문의 시 상담한다.
  - 전화문의에 대한 안내
    ① 전화를 상냥하게 받는다.
    ② 치과의원의 이름과 가능하면 전화 받는 사람의 이름을 밝힌다.
    ③ 의사가 진료중이면 위생사가 적절한 설명을 해준다.
    ④ 통화 시 다른 일에는 신경을 쓰지 않는다.
    ⑤ 전화로 불평하는 환자

환자의 기분을 가라앉힌 후 가급적 간결히 대화하도록 한다.

- 진료 후 주의사항에 대해 설명하고 예약을 해 준다.
- 환자를 예약하고 차드 상에 치료계획과 치료부위, 치료비용에 대하여 정확히 기록한다.

(3) 기공물 관리

- 기공물 입출을 장부상에 기록한다.

(4) 소독실에서의 역할

- 소독실에서 분출한 모든 기구를 파악한다.
- 소독의 문제점을 파악하고 문제시 해결한다.
- 외래기구와 수술 기구를 분리하고 set화 한다(섞이지 않도록 주의).

(5) 재고, 비재고, 소모품, 약품의 관리

- 재고파악에 힘쓰며 진료실 전반 물품관리를 한다.

(6) 고정자산의 관리

- 병원 내 모든 고정자산을 책임 관리 한다.
- 진료실내의 기구 및 기계 수리가 필요한 경우 보수 신청한다.

(7) 환자 통계

- 해당 월의 환자 수를 조사해서 재진 유무를 조사해서 통계 보고한다.

(8) 직원, 학생관리 업무

- 중간 책임 관리자로서 치과위생사의 근태, 및 휴가를 관리한다.
- 신입직원의 교육 및 오리엔테이션을 한다.
- 신입직원과 치과위생과 학생 교육을 담당한다.

2) 고객 응대의 기본

(1) 환자, 보호자의 특성

- 신체적, 심리적으로 불안정하다.
- 병원 이용절차에 익숙하지 못하다.
- 병원에 대한 부정적인 인식을 가지고 있다.
- 피해의식을 갖고 있다.

(2) 병원 환자의 응대의 의미

- 환자도 고객이다.
- 고객과 병원이 만나는 최일선이다.
- 고객의 요구를 받아들이고 해결하는 장소이다.
- 가장 짧은 시간 내에 효율적으로 우리 병원의 서비스에 나의 마음을 덧붙여 제공한다.

(3) 환자를 맞이하는 마음가짐과 응대 요령

- 환자, 보호자의 신체적, 심리적 불안정을 이해한다.
- 성의를 가지고 응대한다.
- 누구에게나 한결같이 공손하게 응대한다.
- 올바른 예절로 응대한다.
- 업무와 병원에 전체에 관한 지식을 풍부하게 갖는다.
- 의식적으로 연출하고 체질화 시킨다.
- 항상 새로 시작하는 신선함을 유지한다.
- 신속, 정확, 바른 태도로 업무를 처리한다.
- 항상 감사의 표현을 한다.
- 실수를 솔직하게 인정하고 진심으로 사과한다.
- 항상 적극적인 서비스 정신으로 대한다.
- 이해할 때 까지 설명한다.
- 적극적이고 자발적인 설명과 정보제공을 한다.
- 각 진료과 및 부서간의 업무연락을 정확하게 한다.
- 고객의 불평불만에 대해 성의와 관심을 갖고 들어준다.

(4) 고객응대의 Excellent 매너

① 고객에게 무관심한 모습을 보이지 않는다.

- 하던 일이나 대화를 중지하고 곧 맞이하여 용건을 묻는다.
- 양해를 구하지 않은 채 기다리게 하지 않는다.
- 기다리는 시간이 길어지면 중간에 이유와 상황을 설명한다.

② 동료와의 사담, 환자에 대한 비평은 하지 않는다.

- 응대 중에 사담을 나누면 근무태도가 형편없다는 인상을 준다.
- 이미 돌아간 환자에 대한 말도 앞에 있는 환자는 불쾌하게 생각한다.

③ 자신과 관계되지 않는 일도 친절하게 안내한다.

- "죄송합니다만 담당자에게 안내해 드리겠습니다."라고 말하고 담당자에게 안내한다.

④ 바쁠 때에도 소란스러운 모습을 보이지 않는다.

- 여유가 있을 때 정중하게 대접하다가도, 바쁘면 본성을 드러내기 쉽다.
- 자신을 억제하고 어디까지나 환자의 입장에서 행동한다.

(5) 고객응대의 3S

① Smile

- 건강한 얼굴, 환한 얼굴
- 명랑한 음성
- 단정한 용모
- 상황에 따른 표정

② Service

- 고객의 입장을 이해
- 정중한 자세와 일처리
- 고객과의 약속 이행
- 사후 점검

③ Speed

- 재빠른 행동
- 신속한 처리
- 일의 표준화
- 환자의 일부터 우선

3) 업무지침

(1) 치과 직원으로서의 자세

자신의 건강유지를 위해서 꾸준히 노력을 하여야 한다. 항상 환자에게 자신의 모습이 완전히 노출되어 있으므로 친절과 웃음을 생활화 하도록 노력한다.

직원과의 예의를 중요시하며 상호간의 우애를 돈독히 한다.

(2) 근무자세

- 업무시간에는 환자의 진료에 관계되는 일만 하도록 한다.
- 원내에서는 연령과 직위에 관계없이 존칭과 경어를 사용한다.
- 항상 미소를 짓고 두 손을 공손히 앞에 모은 자세를 유지하도록 한다.
- 언제나 먼저 인사할 것이며 아무리 사소한 일이라도 모든 정성을 기울인다.
- 항상 메모할 수 있는 준비를 한다.
- 원내의 행사는 모두 참석하도록 하며 부득이한 경우에는 미리 통보하도록 한다.
- 각 부서의 기구와 재료를 최대한 아껴 쓰도록 한다.

(3) 용모와 복장

① 용모와 복장의 중요성

- 처음 만나는 사람의 첫인상을 좌우한다.
- 업무의 분위기를 조성하고 일의 성과에도 영향을 준다.
- 마음의 자세 및 기분 전환에도 중요한 요소가 된다.
- 자부심을 갖게 된다.

② 용모와 복장

a. 용모

가. 머리

• 커트머리
- 앞머리는 눈을 가리지 않도록 한다.

• 단발머리
- 깃에 닿지 않는 길이를 유지한다.
- 앞머리는 흘러내리지 않도록 한다.
- 화려한 머리 장신구 사용을 금한다.

- 긴 머리
  - 앞머리는 흘러내리지 않도록 한다.
  - 활동하기 편하도록 망을 사용하여 단정히 묶어 올린다.
- 너무 화려하고 짙은 염색을 하지 않도록 한다.

나. 화장

- 입체화장을 하지 않는다.
- 청결하고 단정한 느낌을 주도록 한다.
- 눈은 Mono tone으로 자연스럽게 한다.
- 입술은 생기 있는 칼라로 너무 번들거리지 않게 바른다.

다. 손톱

- 길지 않게 자른다.
- 매니큐어는 무색 등 손톱색깔과 비슷한 것으로 할 수도 있다.

라. 액세서리

- 업무상 필요치 않은 액세서리는 착용하지 않는다.
- 간단한 링 반지는 가능하며 2개 이상은 끼지 않는다.
- 목걸이와 팔찌는 보이지 않게 착용한다.
- 귀걸이는 간단하고 작은 부착형을 착용한다(2개 이상은 피한다).

마. 기타

- 치아는 항상 청결히 유지하도록 한다.
- 향수는 은은하게 풍길 정도로 뿌린다.
- 명찰은 항상 착용을 한다.
- 병원 유니폼을 입고 외부 식당에서 식사하지 않는다.

b. 복장

가. 가운

- 항상 단정하고 깨끗하게 세탁하여 입는다.
- 몸에 달라붙지 않게 입는다.

나. 신발

- 지정화를 신는다.
- 항상 깨끗하게 손질하도로 한다.
- 뒤축을 꺾어 신지 않도록 한다.

다. 스타킹

- 무늬 없는 살색을 착용하도록 한다.

라. 양말

- 바지 착용의 경우 흰색 또는 흰색에 가까운 색으로 착용한다.

(4) 근무태도

① 환자를 기억한다.

- 첫인사가 중요! 먼저 인사한다.
  치료 전 차트 확인. 차트에 환자의 중요한 특징 등을 기재.
  환자에 대해 알고 있음을 인식시켜준다.

② 기다리는 환자에게 신경 쓰기

- 가장 좋은 방법
  의사가 직접 인사, 이야기를 건넨다.
- Staff진이 간접적으로 이야기를 건넨다.
- 기다리는 시간에 단계를 정하고, 잊지 않고 있다는 것을 환기시켜 두어야함.

③ 메모지를 이용한 의사소통

- 진료도중 발생하는 진료의 상황은 메모지를 이용해 전달한다.
  환자가 불필요한 오해를 하지 않도록(전화연결, 기다리는 환자 등등) 한다.

④ 친절

- 환자의 협조를 얻어 좋은 결과를 가져옴
- "가기 싫은 치과"라는 이미지 개선
- 아픈 사람에 대한 배려
- 환자와의 관계 개선으로 좋은 치료결과

⑤ 좋은 표정으로 환자를 대할 것

- 거만하거나 비굴한 태도 침착치 못한 태도는 피한다

⑥ 타 병원의 치료에 대한 비판은 삼간다.

⑦ 긴급(응급)환자에 대한 접수

- 다른 환자에게 양해를 구한 후 신속히 진료

⑧ 진료비 얘기 전달에 주의 할 것

- 서두르지 말고 진단, 치료방침 설정 후 정해진 수가에 의거, 지불능력이 있는 보호사에게 설명한다.
- 추가요금 필요시 미리 설명 후 동의를 구하도록 한다.

⑨ 진료실에서의 주의사항

- 진료실의 온도를 쾌적한 상태로 유지
  여름 25~26도, 겨울 23~24도

(5) 공동예절

① 직원간의 예절

a. 용어

- 상호 인격을 존중하여 한 가족임을 인식하고 서로가 모범이 되는 예절바른 용어를 사용한다.
- 공과 사를 구별하여 상황에 맞는 용어를 사용한다.
- 상사는 부하직원을 대할 때 사랑과 관심을 보이는 대화를, 부하직원은 상사에 대한 존경과 예절이 담겨있는 대화를 한다.

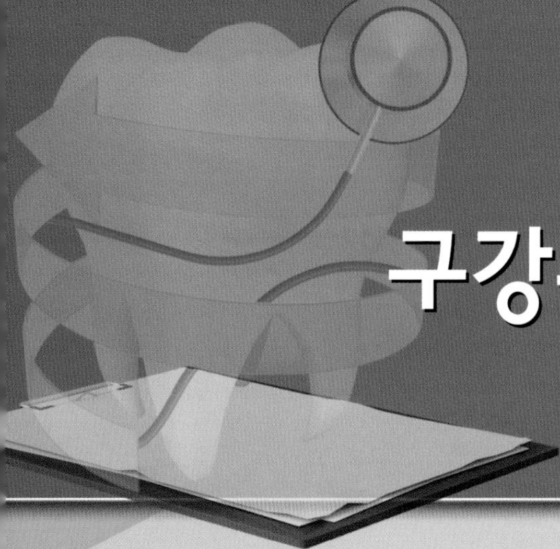

제2장
구강위생 및 관리

제2장. 구강위생 및 관리

1. 잇솔질 방법

1) 회전법(Rolling)

일반대중에게 추천하는 방법. 치면세균막 제거 효과와 잇몸마사지 효과가 높으나 7~8세 이하의 소아는 사용하기 어려우며, 구강 내 특수 환경이 존재하는 환자는 실천하기 힘들다.

올바른 양치법(회전법 사용 양치순서)

올바른 양치법은 **하루에 세 번** 이상, **식후 3분** 이내에 **한 번에 3분** 이상

1 어금니 바깥쪽
위에서 아래로 칫솔을 회전시키며 닦는다(잇몸에서 치아방향으로)

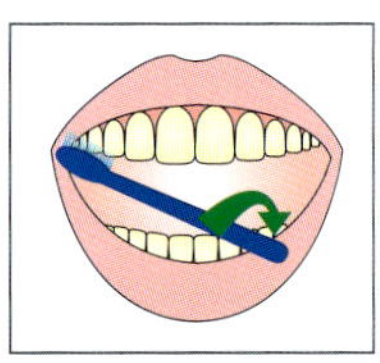

2 어금니 안쪽
위에서 아래로 칫솔을 회전시키며 닦는다(잇몸에서 치아방향으로)

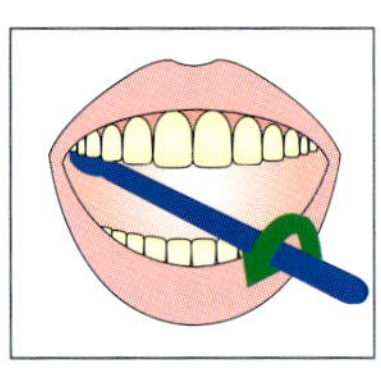

3 앞니 바깥쪽
위에서 아래로 칫솔을 회전시키며 닦는다(잇몸에서 치아방향으로)

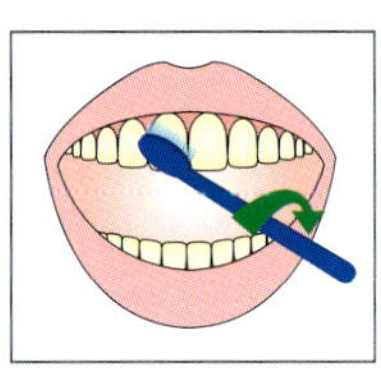

4 앞니 안쪽
위에서 아래로 칫솔을 회전시키며 닦는다(잇몸에서 치아방향으로)

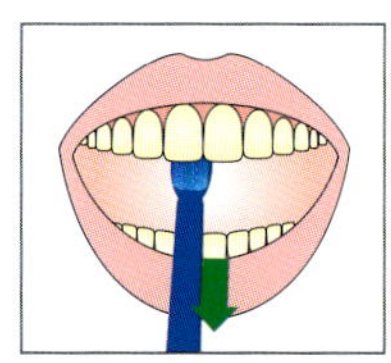

5 어금니 씹는 면
잇면에서 직각으로 세워 앞뒤로 닦는다.

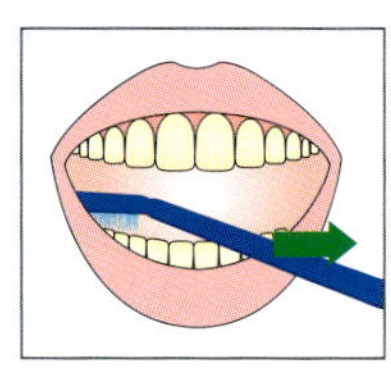

6 혀 닦기
뺨 쪽과 혀도 닦아 준다.

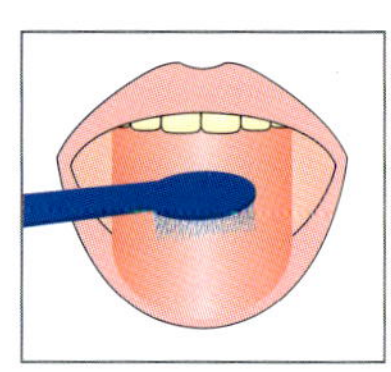

2) 차터스법(Charter's method)

보철치료나 임플란트 시술환자를 위한 칫솔질방법으로 치아면과 치아사이사이의 인접면, 인공치아의 아랫부분을 중심으로 짧은 진동을 주는 방법이다. 치아사이나 인공치아 보철물의 아래에 부착된 치면세균막과 음식물 잔사를 효과적으로 제거하고 잇몸에도 적절한 마사지를 할 수 있는 방법이나 잘못시행하면 치은에 위해작용을 줄 수 있으며 실천하기가 어렵다는 단점이 있다.

2. 구강위생 보조용품

1) 치실(Dental floss)

서로 긴밀히 붙어있는 치아사이 인접면의 치면세균막과 음식물 잔사를 제거하는데 가장 유용한 도구로써, 칫솔질 이외에 가장 보편적으로 사용을 권장할 수 있다.

1 전체 치아에 치실을 사용할 경우, 치실을 40~50cm 길이로 자른다.

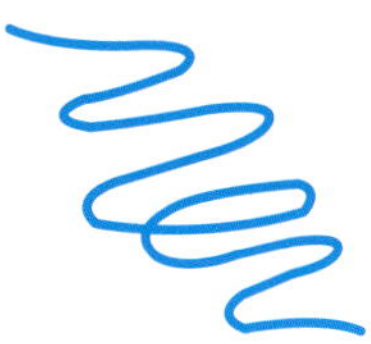

2 가운데 손가락에 치실 길이가 5~10cm가 될 때까지 감는다.

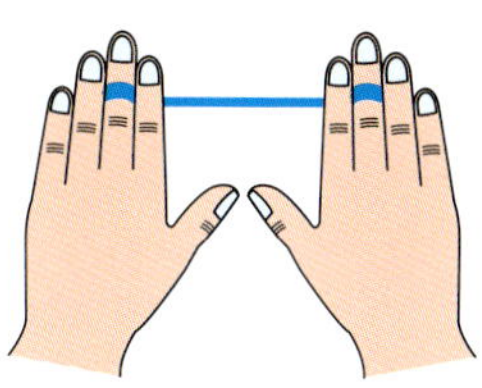

3 엄지와 검지를 이용해 2~3cm가 되게 짧게 잡는다.

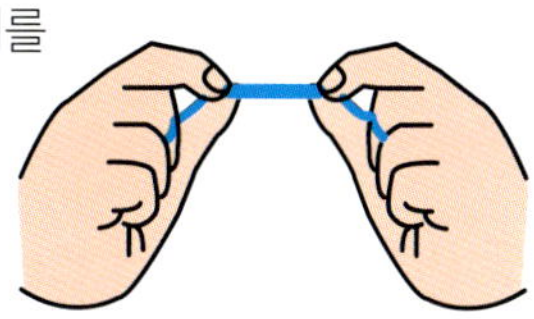

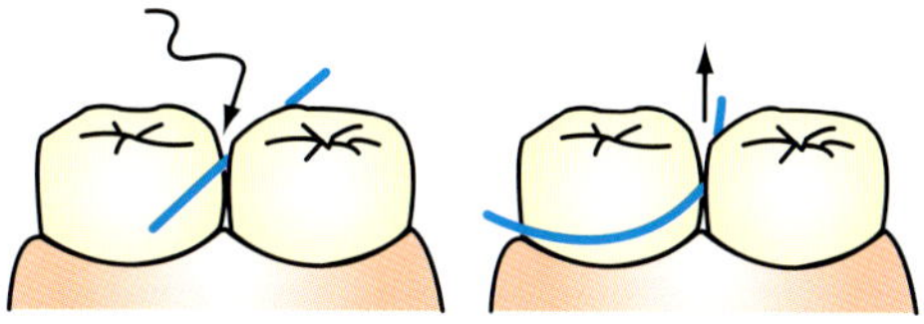

4 치아 사이에 치실을 톱질하듯이 밀어 넣고, 치아를 C자 모양을 감싸듯이 둘러 잇몸 속 깊숙이 넣는다. 아래에서 위로 튕기듯이 닦아준다. 이 과정을 3~4회 반복한다.

2) 치간칫솔

치아사이가 넓어진 경우나, 복잡한 보철물 또는 교정장치가 구강 내에 있을 경우 이 부위를 세밀히 닦기에 편리한 기구이다. 치아 사이에 위치시킨 후 볼 쪽과 혀 쪽으로 왕복운동 시켜 치아 사이를 닦는 기구이다.

챠터스법 칫솔질 기본동작

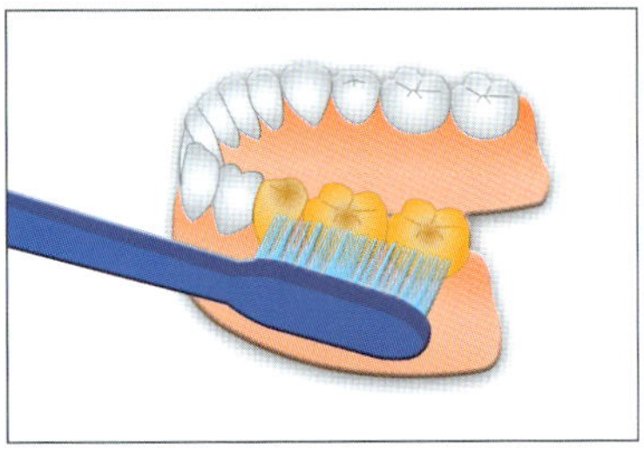

1 칫솔을 씹는면을 향해 45° 로 위치 시킵니다.

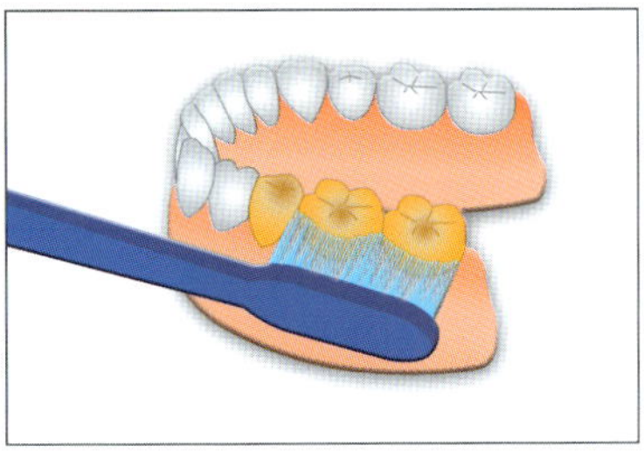

2 칫솔모를 서서히 치아 사이에 밀어 넣습니다.

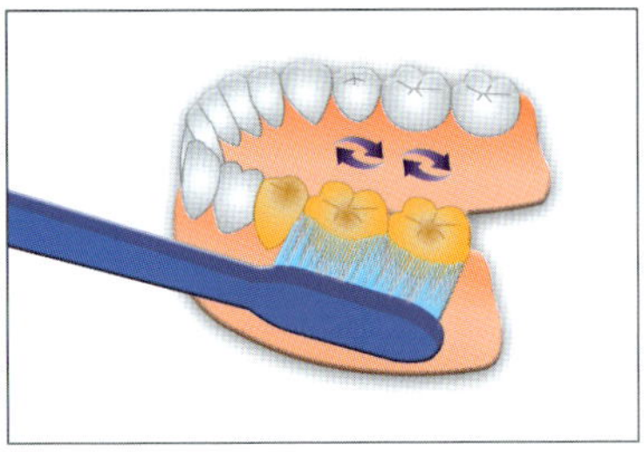

3 칫솔모의 끝이 잇몸 여백에 접촉하다록 몇번의 작은 진동을 주면서 움직입니다. 2~3회 움직인 후에 칫솔을 쥐고 다시 같은자리에 위치시키고 움직임을 반복합니다.

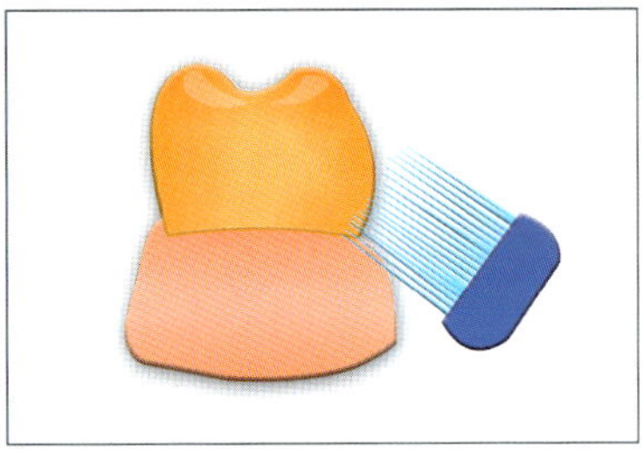

※ 꼭 확인하세요!
칫솔을 45° 로 접근

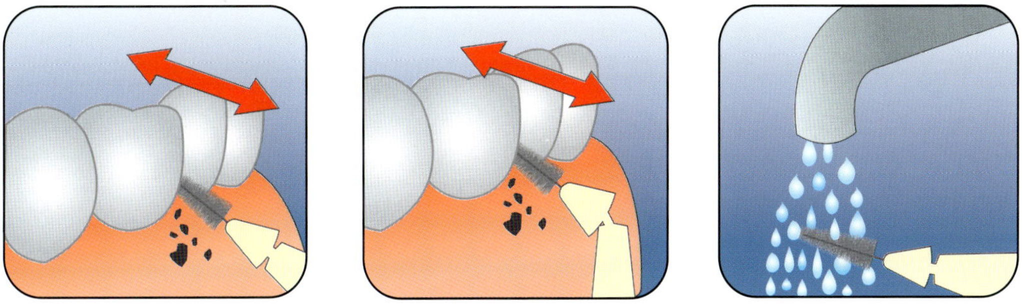

1. 치아 사이에 브러쉬를 넣을 때에는 부드럽게 앞뒤로 사용하여 플라그와 이물질을 제거합니다.
2. 어금니 사용시에는 치아 사이에 솔을 엎어서 살짝 넣어주시면 됩니다.
3. 사용 후에는 물로 잘 헹구어 건조하여 위생적으로 보관합니다.

주의사항

1. 브러쉬가 들어가지 않을 때에는 억지로 넣으면 치아나 잇몸에 상처를 줄 수 있으니 치아간격에 적당한 사이즈의 솔을 사용해야 합니다.
2. 오래된 브러쉬를 사용하면 통증이 올 수 있으니 새로운 브러쉬를 교체하십시오.
3. 잇몸이 붓거나 출혈이 있을 시에는 치과의사와 상의하십시오.

3) 물사출기(Air floss, water pick)

넓은 치간 사이나 복잡한 보철물 및 교정장치 부위를 간헐적 또는 계속적으로 물을 분사하여 깨끗이 씻어낸다. 사용방법은 치간 사이에 위치시키고 혀 쪽으로 물을 분사해 가며 치간 사이 음식물 잔사를 제거한다.

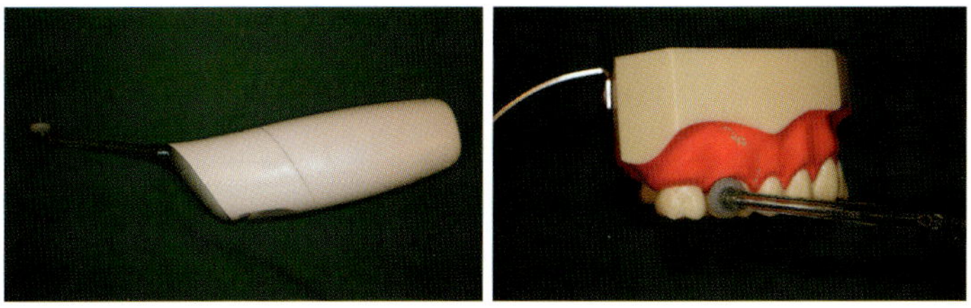

4) 전동칫솔

근래에는 전동칫솔과 음파칫솔의 형태로 많이 판매되고 있다. 구강관리의 효율성이 아주 좋다. 칫솔질을 효과적으로 하기 어려운 환자나 아동 및 청소년, 교정환자 임플란트 시술환자, 치주가 약해진 환자 등에 권장할 수 있다. 그러나 너무 진동이 심한 것을 장기간 사용 시에는 치경부 마모증이 야기되기도 하므로 치과의사나 치위생사의 지도하에 정확한 방법으로 사용해야 한다.

3. 실란트 (Pit & Fissure Sealant)

치아를 전색하는 술식 자체는 비교적 간단하나 각 과정 하나하나가 전색의 성공여부에 많은 영향을 미치기 때문에 세심한 주의를 요한다. 대상 치아의 선정, 소와 및 열구의 우식증 존재 여부의 진단. 환자와 보호자의 이해와 협조, 대상 치아의 교합면 세마(cleaning and polishing)방법, 방습(건조환경의 유지), 재료에 대한 이해와 적용 방법, 침투도를 증진시키고 변연누출을 줄이기 위한 임상적 기술 등 여러 가지 단계와 절차가 모두 성공리에 이루어져야 한다. 전색의 과정은 크게 치아 격리와 치면 세마 그리고 산부식과 전색제의 도포 및 중합, 교합조정으로 이루어진다.

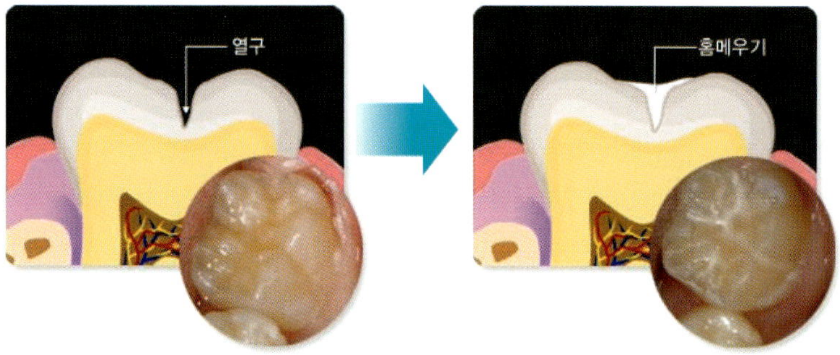

치아 홈메우기 도해

1) 치아격리

치면열구전색의 성패를 좌우하는 가장 중요한 요소이다. 시술 부위의 오염은 실패를 초래하는 가장 치명적인 원인을 제공한다. 러버댐을 장착하여 치아를 격리시키는 것이 가장 이상적인 방법이나 부분 맹출 등으로 러버댐 장착이 어려운 경우에는 Cotton Roll을 이용하여 격리를 시도한다.

2) 치면세마

러버컵 또는 솔(brush)과 퍼미스를 이용하는 방법은 가장 전형적으로 사용해 온 방법이지만 좁고 복잡한 구조를 갖는 소와나 열구 내부의 이물질이 잘 제거되기 어려울 뿐 아니라 퍼미스 입자가 소와나 열구내로 들어간 경우 다시 빠져나오지 못할 염려가 있다. 따라서 퍼미스 사용 후에는 충분한 물로 압력을 가해 잘 씻어낼 필요가 있다. 러버컵과 퍼미스의 세정효과를 보완하기 위해 공기 연마법(air polishing)과 공기 마모법(air abrasion)이 제안되었는데 공기 연마법(air polishing)은 50㎛ 전후의 산화알루미늄(aluminum oxide)입자를 50~80psi의 압력으로 물과 함께 분사하여 소와 및 열구 내의 이물질을 제거하는 방법이다. 교합면을 세정하는 효과적인 방법으로 알려져 있지만 가루가 많이 튀어 진료대 주변이 오염된다는 점이 단점이 있다.

공기 마모법(Air abrasion)은 연마법과 동일한 연마제를 좀 더 강한 압력으로 분사하여 세정뿐 아니라 초기 연화된 우식증을 제거하는 방법이다. 고압의 분사력이 필요하므로 공기 연마법처럼 기기를 치과 진료대에 연결하여 사용하지 못하며 독자적으로 분사압을 제공하는 본체와, 입자를 구강내로 분사할 수 있는 헨드피스(handpiece) 손잡이로 구성되어 있다. 소와 및 열구는 형태학적으로 입구가 좁고 깊이가 깊어 그 내부의 이물질을 제거하는 것은 매우 어려운 과정이다. 따라서 일반 버보다 날이 많고 끝이 뾰족한 기구를 이용하여 좁은 소와나 열구의 입구를 넓혀주는 과정이 필요할 수 있는데 이때 과도하게 치질이 삭제되지 않도록 주의해야 한다. 이 밖에 화학제를 이용하여 열구내의 유기 물질을 제거하는 방법이 있는데, 차아염소산 나트륨용액을 열구내로 들어가게 하여 유기 물질을 제거하기도 한다.

3) 산부식

주로 30~40%의 인산을 사용하며 20~30초 정도의 산부식을 시행한 후 끈끈한 산부식액이 떨어져 나가도록 10초 이상 흐르는 물에 충분히 세척한다.

4) 건조

산부식과 세척 후 열구나 소와에 수분이 남아 있을 경우 치면열구전색제의 침투를 방해한다. 따라서 세척 후 열구 및 소와를 충분히 건조하는 것이 필수적이며, 이를 위해 보통은 세 방향 시린지(three way syringe)의 압축 공기를 이용한다. 더욱 확실히 건조 시키는 방법으로 1986년 Symons 등이 제안한 바와 같이 에틸알코올(ethyl alcohol), 아세톤(acetone), 위축성 황산염(atropic sulfate)등 휘발성 제재를 소와나 열구 내로 침투시킨 후 공기를 불어 건조시킨다. 압축 공기를 불어 건조된 법랑질 표면이 희게(chalky white) 보이는 것을 확인한다.

일부 제품의 경우 에틸알코올(ethyl alcohol)을 주성분으로 하는 건조 시약(drying agent)이 따로 재료 세트에 포함되어 상용화되어 있다. 그러나 이 경우 임상에서 한 가지 과정이 더 추가되므로 시술이 번거롭고 시간이 추가로 소요될 수 있다.

5) 전색제의 도포 및 중합

전색제를 모든 소와 및 열구에 얇게 도포한다. 이때 최대한 전색제 내부에 기포가 포함되지 않도록 주의해야 하며 과도한 양이 도포되어 교합력을 받을 경우 파절될 수 있으므로 최소량만 적용되도록 한다. 중합은 사용하는 광중합기에 따라 10~20초간 시행되며 중합 후 전색제가 모든 소와 및 열구에 매끄럽게 도포되었는지 기포가 존재하지 않는지 면밀하게 검사, 확인한다.

열구나 소와가 완전히 건조되지 않아 수분이 남아 있거나 너무 좁아 레진 전색제가 충분히 침투하지 못하는 상황을 극복하기 위해 친수성인 레진 프라이머를 먼저 도포하여 충분히 침투되게 한 후 전색제를 도포하는 방법이 제시되었으나 여러 연구 결과 침투도는 증가되었다 할지라도 실제 미세누출이나 유지력에는 많은 영향을 미치지 못한다는 의견이 많다.

최근에는 레진 프라이머가 전색제의 침투를 돕는다는 것을 전제로 산부식과 프라이머 도포를 동시에 하는 자가 부식접착제를 사용하여 소와나 열구 내의 산부식과 프라이머 도포를 동시에 하는 술식이 제안되었으나 임상실험 결과 미세누출이 많이 유발되는 현상을 초래하고 있어 전색제 도포 시 자가 부식접착제의 사용은 추천되지 않고 있다.

6) 도포상태 및 교합검사

러버댐을 제거하기 전 도포 상태를 검사한다. 확인은 육안검사와 탐침으로 기포가 있는지 혹은 매끄럽고 부드럽게 잘 도포 되었는지를 확인한다. 러버댐을 제거한 후에는 교합 검사를 시행하는데, 특히 충전재가 포함된 종류의 전색제를 사용하였을 경우 마모가 잘되지 않으므로 먼저 닿는 부위가 있는지 잘 확인하여 교합을 조정해준다.

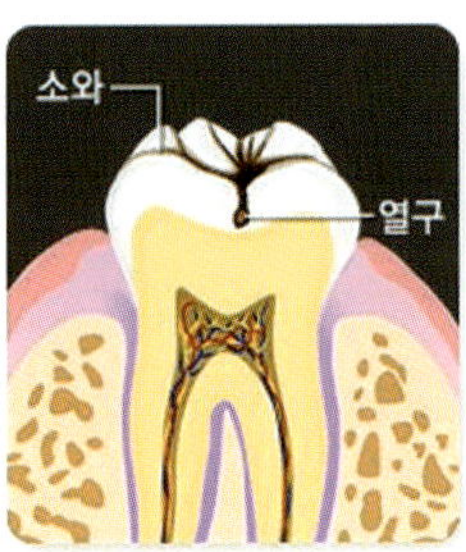

① 대상치아

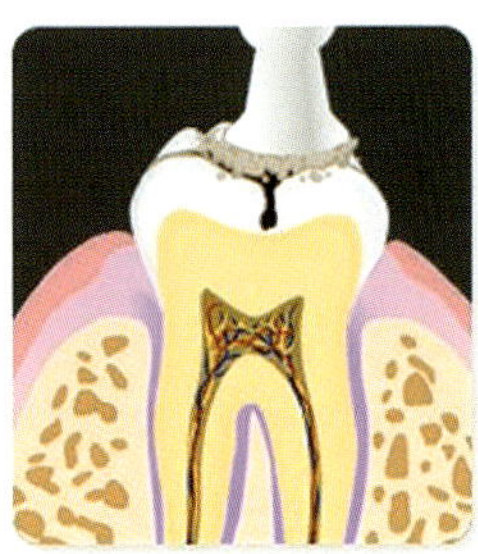
② 치면세마(퍼미스)

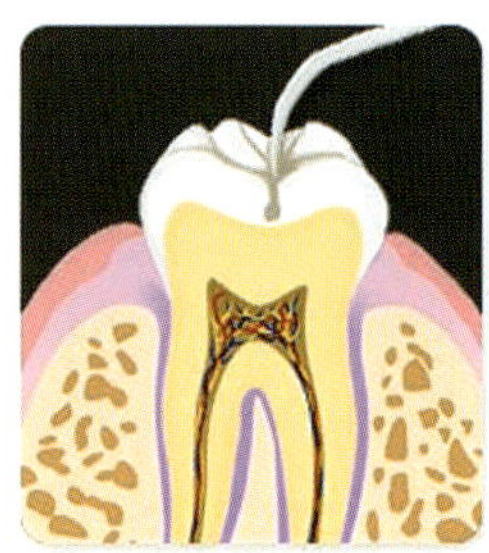
③ 퍼미스 제거

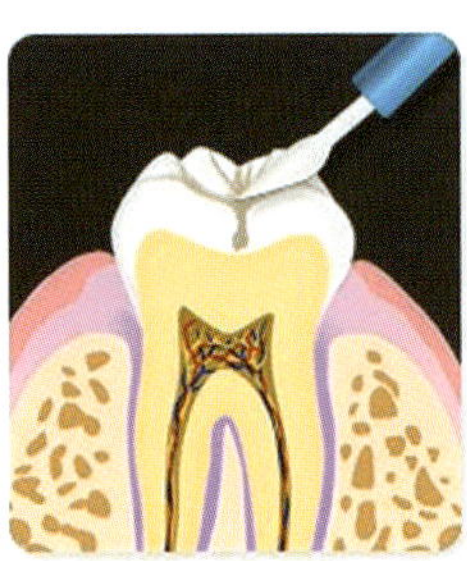
④ 산부식과정

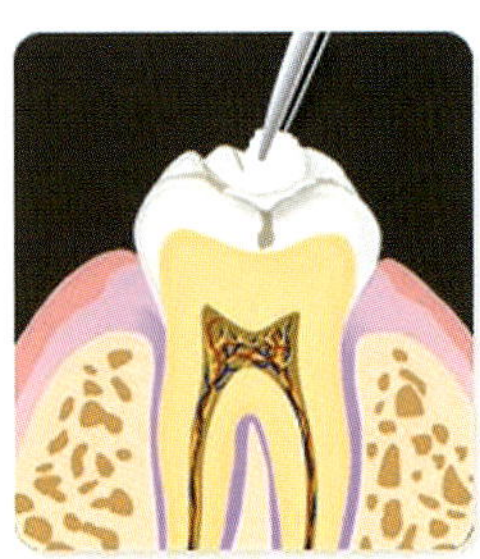
⑤ 실란트 도포

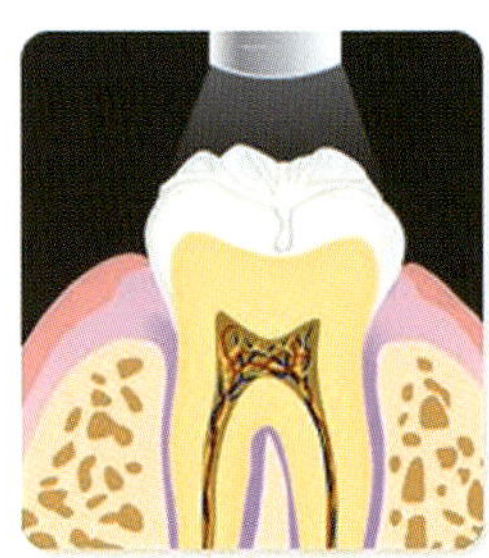
⑥ 광조사

치아 홈메우기 과정

4. 불소도포의 종류 및 적용방법

1) 전문가 불소 도포법(Professional fluoride therapy)

치과의사나 치과위생사에 의해 주의깊게 행해지는 불소도포 술식을 말한다.

(1) 불화나트륨(Sodium fluoride) 도포법

1943년에 최초로 개발되었으며 주로 2% 불화나트륨을 이용하는 방법이다. 이 용액은 무미, 무색, 무취의 액체이며, 중성(pH 7.0)용액으로 1주에 1~2회 도포 간격으로 연속 4번에 걸쳐 도포해야 한다. 학교에서의 집단 불소양치를 할 때 사용하기도 하나, 치과에서는 치료 효율이 높지 않아 많이 사용되지는 않았다. 최근에는 치아 지각과민증(sensitivity) 치료에 불소 도포가 도움을 주는 것으로 밝혀져 불화나트륨을 투명한 gel로 상품화시킨 제품이 개발되어 치과에서 시술되기도 한다.

(2) 산성불화인산염(Acidulated phosphate fluoride) 도포법

1963년에 개발된 치면 도포법으로, 현재 가장 많이 사용되고 있는 방법이다. 이 제재는 점성이 있는 젤 형태로 주로 이용되는데, 개인별로 준비된 트레이를 이용하면 트레이 안에 젤이 남아있게 되어 위 아래 치아를 동시에 도포할 수 있어 환자들에게 적용시간을 줄여줄 수 있고, 치아와 불소의 접촉시간을 늘려 효과를 높일 수 있으며, 흘러내리지 않아 과량의 불소를 삼킬 염려도 감소시켜줄 수 있는 장점이 있다.

치과에서 적용하는 방법을 살펴보면, 먼저 환자에게 적합한 크기의 트레이를 선정하고, 선정한 트레이 내부에 불소 제재를 적절한 양을 적용하여, 환자의 위 아래 치아에 정확히 위치시킨다. 상하악 치아를 가볍게 물어 젤이 인접면과 치아의 홈 안으로 침투가 잘 되도록 한다. 트레이를 구강 내에 위치시킨 후에는 흘러나오는 타액과 과잉의 젤을 구강 밖에 컵을 대고 흘리게 한다든가 타액 흡인기로 제거해준다. 트레이를 사용할 수 없는 경우에는 면봉이나 면구에 젤을 묻혀 치아에 발라주는 방법도 있으며, 현재 딸기, 포도, 풍선껌 등의 다양한 향과 맛이 나는 제품들이 시판되고 있다.

(3) 불소 바니쉬(Fluoride varnish)

1970년대부터 유럽에서 사용된 방법으로 불소 바니쉬는 치아에 부착성이 높은 천연레진에 불소를 결합시켜 고농도의 불소를 치아에 장시간 접촉시키는 방법이다. 불화칼슘이 생성되고 서서히 구강 내로 불소가 유리되어 우식 예방효과를 얻는다. 장점은 고농도의 불소가 함유되어 있고, 조작성이 용이하여 다른 치과용 도구가 필요 없다는 것이다. 불소의 과잉 섭취를 예방할 수 있으며 수시간동안 치면에 정착되는 것을 기대할 수 있기 때문에 초기 치아우식증 치료에 효과적일 것으로 생각된다. 도포방법은 치과의사나 치과위생사가 치아에서 타액을 제거하고 건조시킨 후, 전용 브러쉬를 이용해 제품을 적용하여 치면에 메니큐어를 바르듯이 골고루 얇게 도포한다.

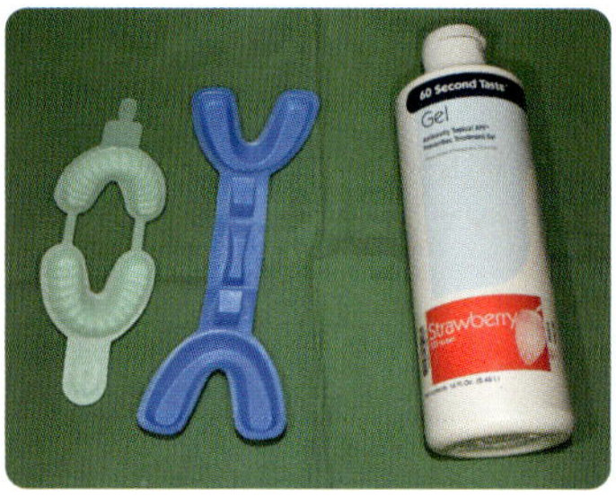

불소젤과 일회용 트레이

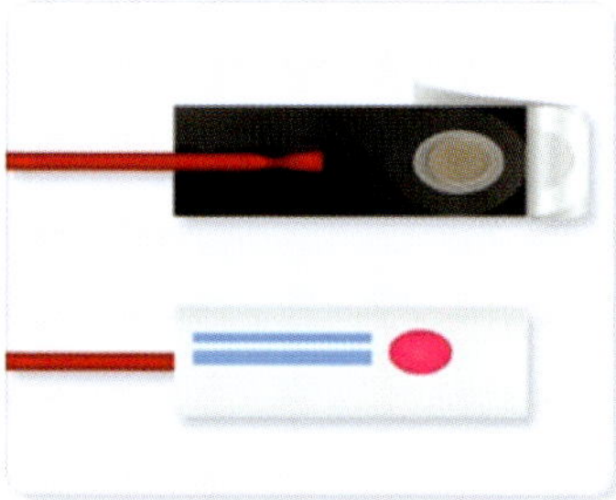

불소바니쉬

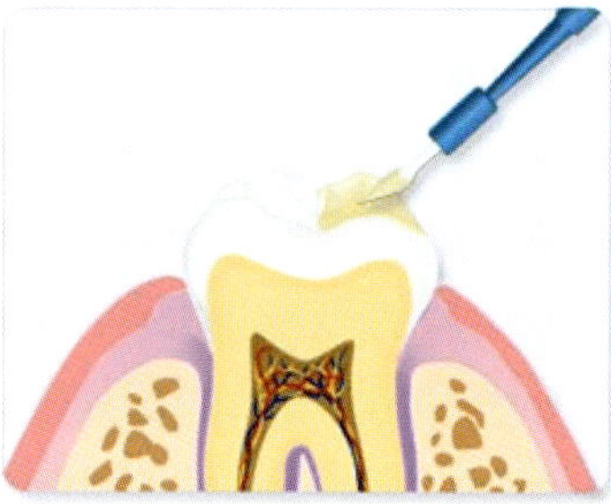

불소바니쉬를 적용시키는 모습

2) 불소액 양치(Fluoride mouth rinses)

불소액 양치는 간단하고 안전하며 경제적인 우식 예방 방법이다. 불소 양치액의 치아우식 예방 효과는, 학교에서 장기적으로 일주일에 한 번씩 양치하는 경우에 상수도수 불소화한 것과 같은 정도의 효과가 있다고 한다. 현재 시중에 판매되고 있는 불소액은 0.05% 불화나트륨에 자일리톨을 가미한 것으로 약 10ml의 용액을 입안에 머금고 치아 사이사이로 약 30초간 가글한 후 뱉어내는 것이다. 양치한 액은 삼키지 않으며, 학령전 아동에서는 5ml 정도를 사용한다. 나이가 어릴수록 삼키는 양치액의 양이 많으며 전부 먹어버리는 경우도 있다. 특히 4세 이하의 어린이는 삼킬 가능성이 높으므로 주의해서 사용하여야 하며, 반드시 보호자의 감독이 필요하다.

3) 불소함유 치약(Fluoride dentifrices)

일상에서 대부분의 사람들이 칫솔질할 때 치약을 사용하고 있고, 대부분의 치약이 불소를 함유하고 있기 때문에 불소함유 치약은 가장 많이 사용되고 있는 불소제재라고 할 수 있다. 일시적으로 불소 농도를 높여주는 전문가 불소도포와는 달리 매일 사용하는 불소함유 치약은 불소 농도를 지속적으로 유지시켜 주는 장점이 있다. 칫솔질을 할 때 이가 나기전의 어린 아기는 보호자의 손가락에 거즈를 말아서 닦아주거나, 이가 난 초기에는 어린이용 실리콘 칫솔을 보호자의 손가락에 끼워 닦아줄 수 있다. 이 때 삼킬 수 있는 어린이용 치약을 함께 사용할 수도 있는데, 여기에는 불소가 거의 함유되어 있지 않다. 취학전 어린이는 어린이용 칫솔을 이용하며 삼키는 치약의 양을 최소화하기 위해 칫솔에 묻히는 치약의 양을 완두콩만큼 작게 하면, 다 삼키게 되도 불소의 양이 문제가 되지 않는 것으로 보고되고 있다. 삼키는 것을 고려해 어린이용 치약에는 일반적으로 성인용에 비해 불소 함유량을 적게 하도록 권고되고 있다.

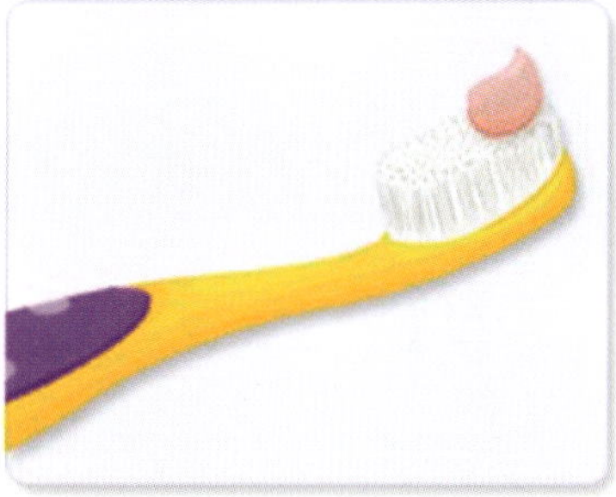
소아에게 권고하는 치약의 양

4) 주의사항

불소 도포는 전문가에 의한 세심한 처치가 필요하다. 치과의사나 치과위생사에 의한 정확한 시술이 행해지지 않을 경우, 환자가 과량의 불소를 삼키게 되어 오심이나 구토와 같은 급성 증상이 나타날 수 있다. 불소를 과량 섭취했을 경우, 토해내게 하거나 우유와 같은 다량의 칼슘함유제재를 섭취하게 하여 불소가 위장관에서 흡수되지 않게 할 수 있다. 또한, 치아에 불소의 축적량이 많아지면 치아에 반점이 생기는 치아 불소증(반상치, 반점치, enamel fluorosis)이 나타나는 경우가 드물게 있는데, 이는 경험 많은 치과 의료진에 의해 감별되어 치료를 판단할 수 있기에, 고농도의 불소 도포는 반드시 치과의사나 치과위생사에게 시술받아야 한다.

불소 도포 후 충분한 효과를 거두기 위해서는 약 30분간 물을 마시거나 양치를 하거나 음식을 먹는 것은 좋지 않으며, 이 시간 동안 고이는 침은 뱉어내는 편이 좋다. 또한 도포된 불소는 법랑질 최외층에 얕게 침투되어 평상시의 식사나 말을 하거나 양치를 하면서 3~6개월 후에는 상당부분 소실될 수 있으므로 3~6개월 마다 반복해서 도포하는 것을 권장하고 있다.

제3장
멸균 및 소독

제3장. 멸균 및 소독

소독의 정의

소독이란 병원성 미생물을 신체의 외부에서 죽이거나 활동을 하지 못 하도록 감염력을 억제하는 조작을 말한다.

즉, 소독은 미생물의 오염을 방지하기 위해서 사용하는 여러 가지 방법을 말한다.

1. 소독과 멸균의 차이

- **소독** : 주로 화학약품에 의해서 이루어지며 주 대상은 질병을 일으키는 병원균들이다. 이 방법에 의하면 결핵균, 비활동성 간염바이러스, 장 바이러스 등을 파괴하게 된다. 그러나 박테리아성 아포를 파괴하지는 못하는 한계가 있다.

- **멸균** : 모든 종류의 미생물을 완전히 파괴하는 개념이다. 즉 멸균은 아포를 포함한 모든 미생물을 살균 또는 제거하여 무균 상태를 만들어 유익한 세균과 유해한 세균을 모두 제거하는 것으로 소독의 가장 안전한 형태이다. 모든 감염을 철저히 예방해야 할 중요한 수술이나 전신적인 건강 상태가 좋지 않는 환자의 진료 시 반드시 이 방법을 사용하도록 한다.

2. 소독의 방법

1) 소독법의 종류와 특성

- 물리적소독법

  저온살균법, 자비 소독, 증기소독, 건열멸균법, 소각화염법, 자외선 소독법

- 화학적 소독법

  승홍수, 석탄산수, 크레졸수, 포름알데하이드, 알콜 계면활성제, 과산화수소수

(1) 물리적 소독법

물이나 증기 또는 전기적인 에너지를 이용하여 모든 종류의 미생물을 완전히 죽이는 방법으로서 일반적인 기구, 방포 및 물품 등을 소독할 때 주로 사용한다.

① 끓임 소독법(자비소독법)

- 소독기구의 구입이 어려운 경우 또는 응급으로 소독을 해야 하는 경우 사용한다. 완전멸균효과는 기대하기 어렵다.
- 소독할 물품을 깨끗한 물속에 완전히 잠기게 한 다음 끓는 물속에 약 30분간 담근 다음에 사용하도록 한다.

② 고압증기멸균법

- 고압증기는 습기와 높은 열을 가하여 모든 미생물을 파괴하는 특성이 있으므로 높은 압력 하에서 포화된 증기를 이용하는 고압증기 멸균법은 가장 확실한 멸균 효과를 얻을 수 있는 방법이다. 외과적 위생재료 및 용액, 일반적인 기구 및 물품들을 소독할 때 많이 이용된다.
- 미생물은 세포내 효소 단백질의 응고와 변형과정을 통해서 파괴가 되는데 건열보다는 습열을 가할 때 더 쉽게 파괴가 일어난다. 이 때문에 고압증기 멸균법은 가장 확실한 멸균방법으로 되어있다
- 고압증기 멸균기는 27psi의 압력 하에서 132도의 온도에서 30분간 시행 또는 121도의 온도에서 45분간 작동 되도록 한다.

③ 건열멸균 소독법

- 건열 멸균기를 이용 150도에서 170도에서 1~2시간 정도 멸균하는 방법
- 살균된 뒤에도 건조되어있어야 하는 초자기구, 의료용 기구, 균의 배양에 이용하는 면전, 의약품의 용기 등을 소독할 때 사용한다.
- 건조한 열에서는 멸균효과가 떨어지기 때문에 160도 이상의 온도에 도달한 이후에 30~40분 이상 온도를 유지하면서 소독을 시행한다.

④ 자외선 소독

- 자외선은 전자기의 낮은 에너지 형태로 미생물의 세포를 파괴한다.
- 230~280nm의 파장에서 최적의 살균효과를 나타낸다.
- 이 방법은 폴리에틸렌병, 실내공기 및 표면의 미생물을 멸균시킬 목적으로 사용
- 자외선은 일반적으로 불투명한 물질을 침투하지 못하므로 소독효과를 얻기 위해서는 자외선이 반드시 미생물에 직접 노출 되어야 하며 포장된 물품이나 울퉁불퉁한 모양의 의료용품 소독에는 비효과적이다.

(2) 화학적 소독법

물리적인 멸균법으로 소독을 할 수 없는 경우 특수한 소독방법을 이용하여 멸균을 하게 된다.

열 소독이 불가능한 제품들을 위해서 저온에서도 멸균이 가능한 방법을 사용하는 것이며 가스화학소독법과 액체화학소독법으로 구분한다.

※ 소독약으로 사용하기 위한 조건

① 살균력이 강하고 무해 해야 한다.
② 취급하는 방법이 간단해야 한다.
③ 소독대상물을 손상시키지 않아야 한다.
④ 제작이 간단하고 값이 저렴해야 한다.
⑤ 가능한 냄새가 없어야 한다.

(3) EO(ethelen oxide)가스멸균법

섬세하고 세밀한 수술기구, 각종플라스틱 및 고무제품 등에 사용

모든 종류의 미생물을 죽일 수 있고 고온, 고습, 고압을 필요로 하지 않으며 또한 기구에 손상을 주지 않는 장점이 있다.

비교적 경비가 많이 들고 소독과정이 복잡하며 가스 사용에 주의해야하는 단점이 있다.

■ **자외선 소독기**

Autoclave에서 기구를 소독멸균 시킨 후 진료실에서 쓸 수 있도록 보관한다.

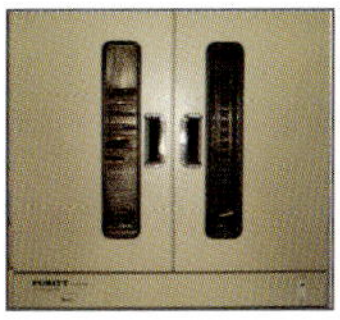

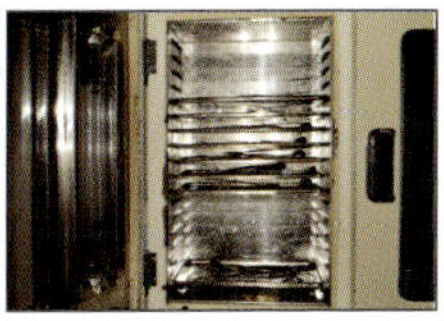

■ **고압증기멸균기(Autoclave)**

열을 가열하여 멸균 처리하는 멸균기

고압과 고온(110~135도 이상)의 steam을 가해 각종 기구에 묻은 병원균 및 미생물을 제거하는 물리적 멸균 방법으로 가장 보편적으로 보급된 형태이다.

멸균작용을 하는 증기의 침투력이 우수하여 면제품과 같은 다공성 재질의 여러 기구를 멸균할 때 사용하면 효과적이다.

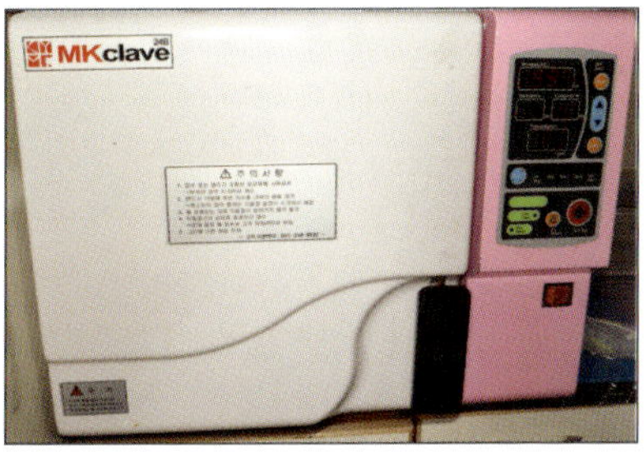

■ **초음파세척기**

초음파 진동을 가한 용매 속에서 미세한 표면에 부착된 이물질을 제거하는 세척기

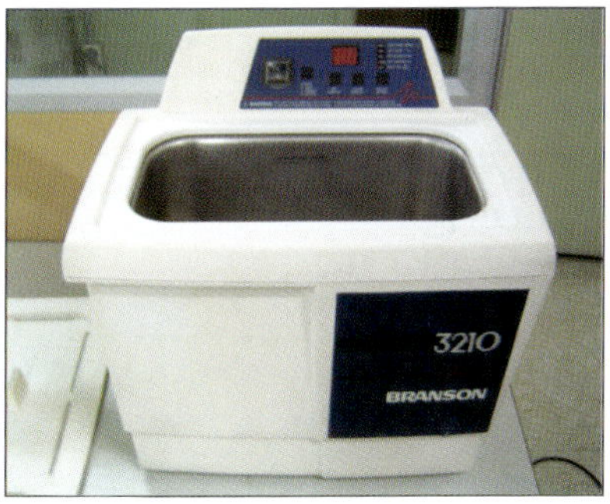

■ Wydex

- 효능/효과 : B형간염, 바이러스, 결핵균, 진균, 세균아포 녹농균
  그람양성, 음성균등의 냉시멸균소독, 각종 수술기구, 병리실기구, 마취기구 등의 소독
- 사용방법 : 사용 시 완충화제를 가하여 ph7.5-8.5로 맞추어 사용한다.

① 피소독물을 액에 완전히 담근다.

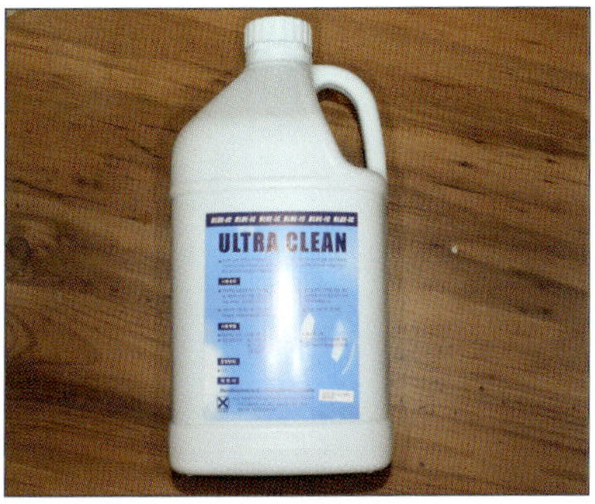

② 침적시간
- 체액 등이 부착된 기구의 소독은 1시간 이상
- 체액 등이 부착되지 않은 기구의 소독은 30분 이상

③ 침적한 후 건저낸 기구류는 부착물이 있으면 제거하고 다량의 멸균수로 충분히 세척한다. 사용목적에 따라 상수로 세정하여도 된다.

■ **포비돈요오드액**

• 효능/효과 : ① 찢긴 상처, 화상, 창상의 살균소독
② 궤양, 농양의 살균소독
③ 감염피부면의 소독
④ 수술부위의 살균소독
⑤ 주사 및 카테터 부위의 소독

■ H_2O_2 : 조직, 세균혈액, 농 등에 의해 분해되어 산소를 발생하며 살균작용을 함.

■ Alcohol : 세균의 원형질을 용해하여 살균작용하며 일부 바이러스에 유효하나 아포에는 효과가 없어 주사부위 피부에 널리 사용함.

■ Boric acid : 가장약한 소독약품으로 연한조직의 상처소독에 사용함.

■ **소독을 해야 할 기구들을 포장하는 방법**

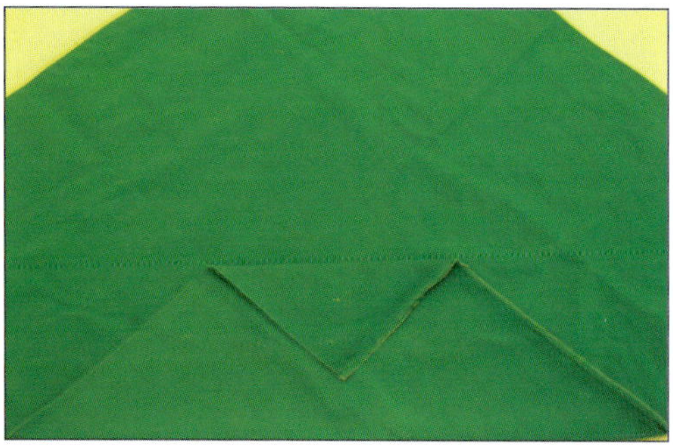
끝부분을 반대로 접는다

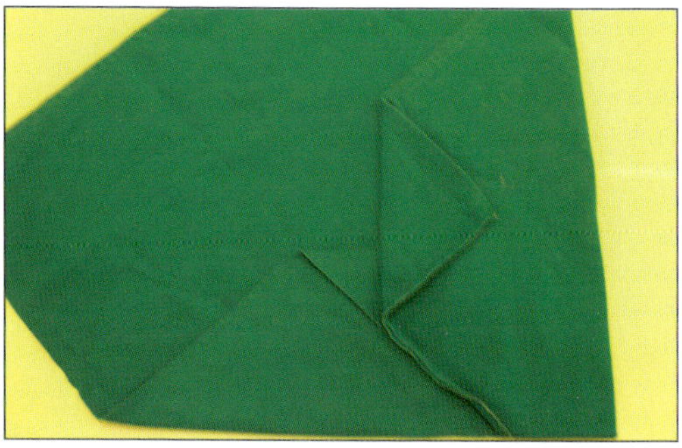
측면을 포장하는 모습

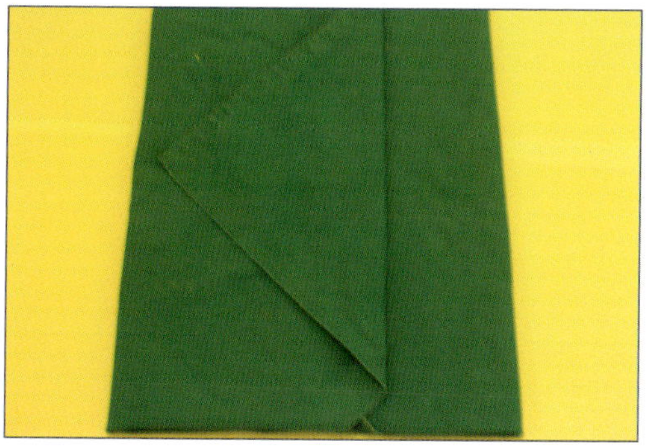

항상 끝 부분을 반대로 접는다.

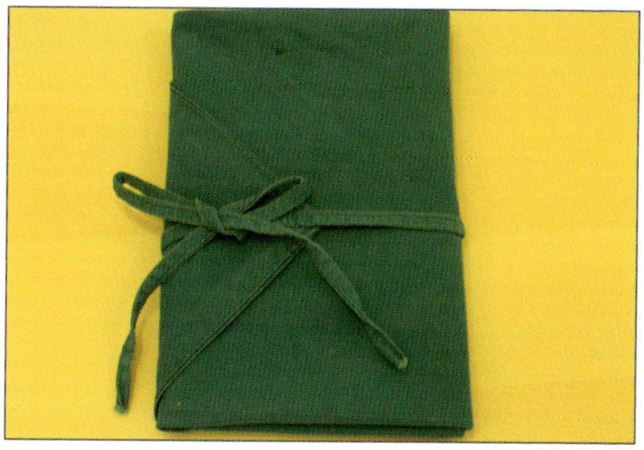

측면을 포장하는 모습

■ 소독꾸러미를 펴는 방법

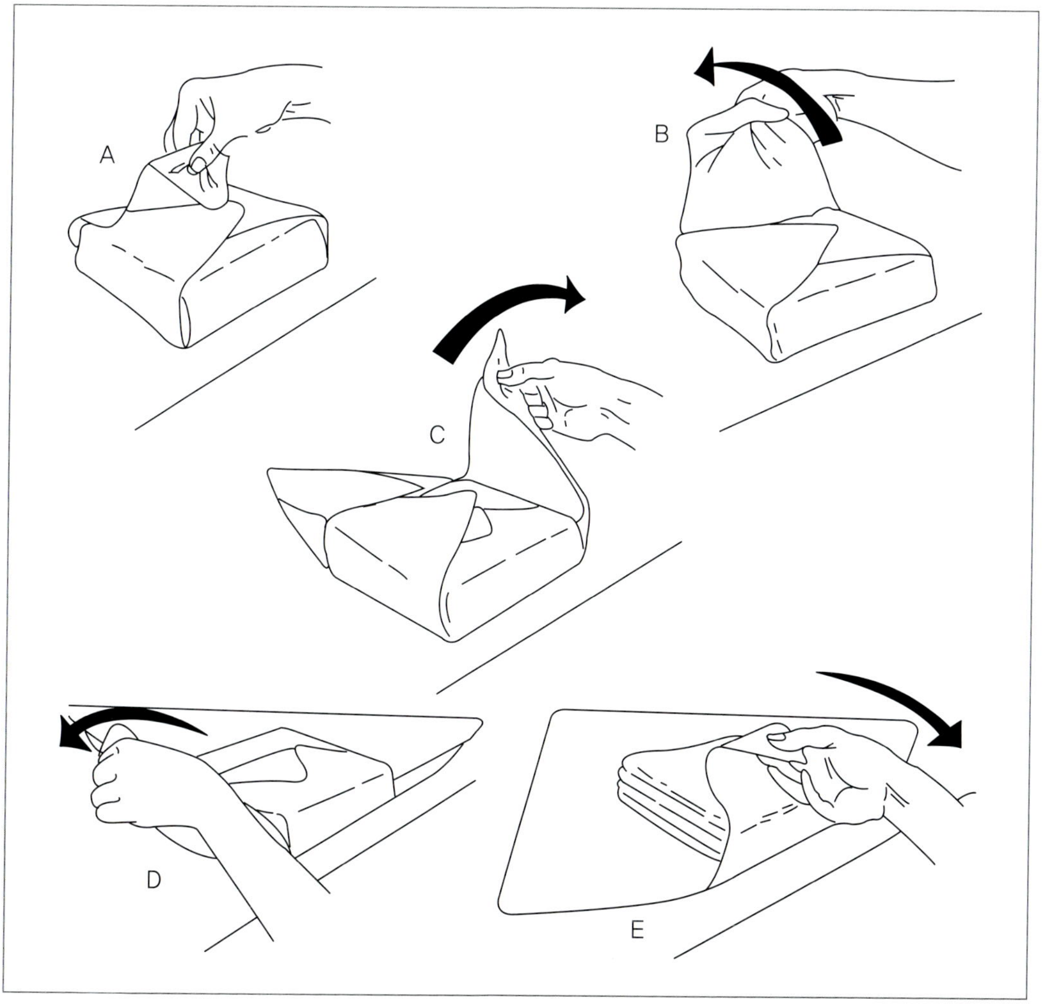

■ 소독된 물건을 소독 트레이에 놓는 방법

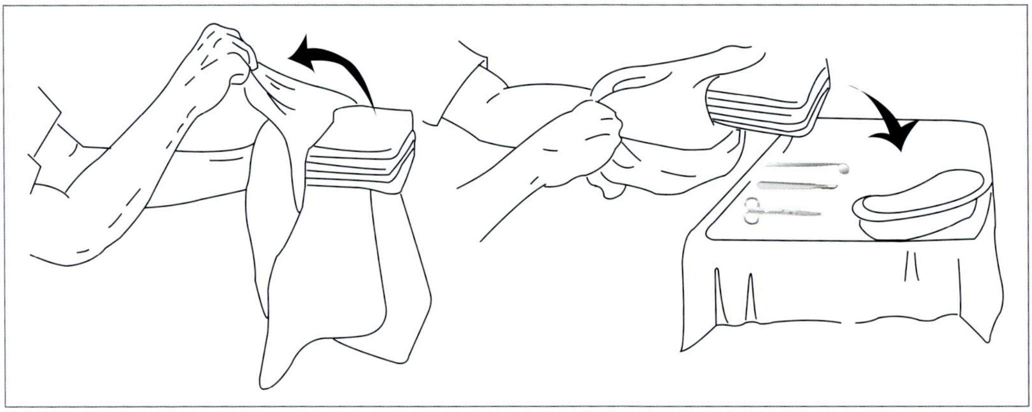

■ 소독물건 꺼내는 방법

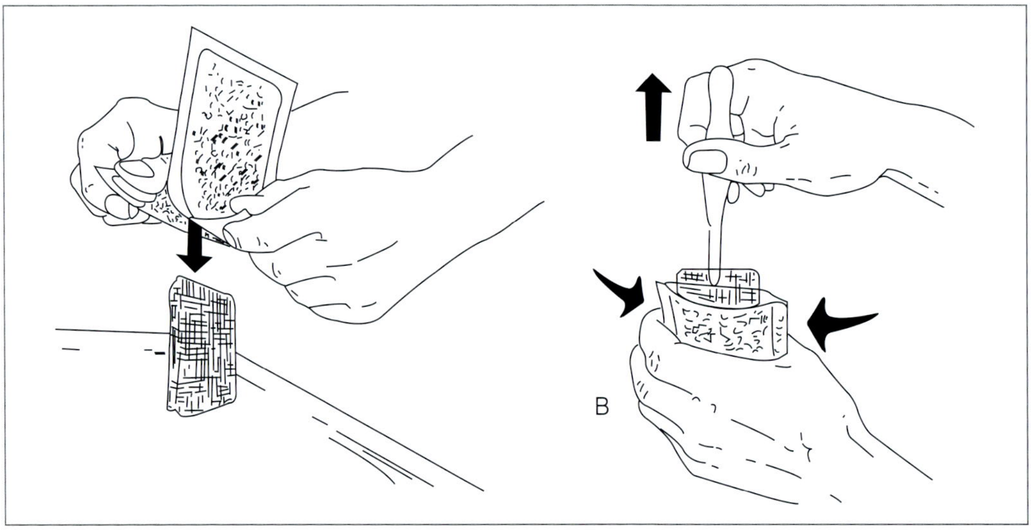

■ Transfer forcep의 사용

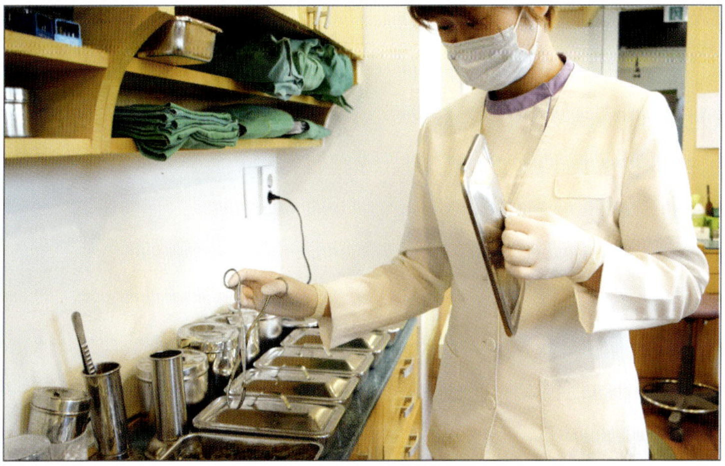

■ 멸균장갑 착용하는 방법

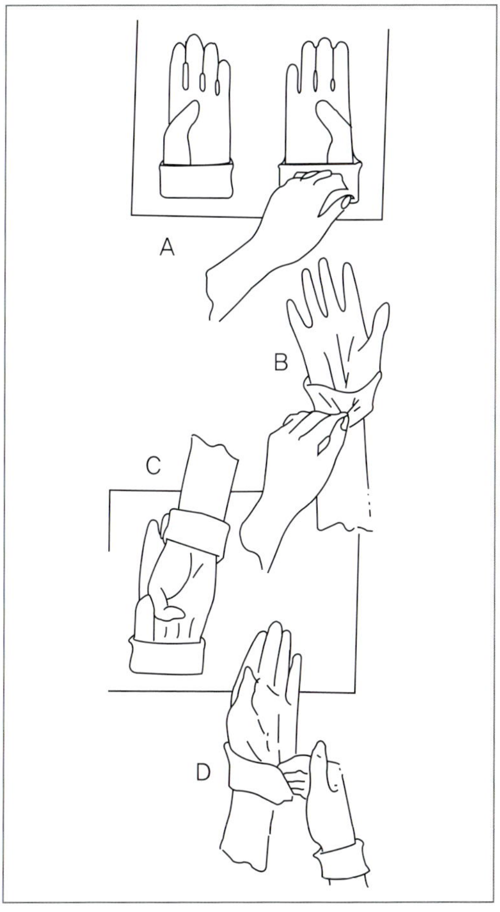

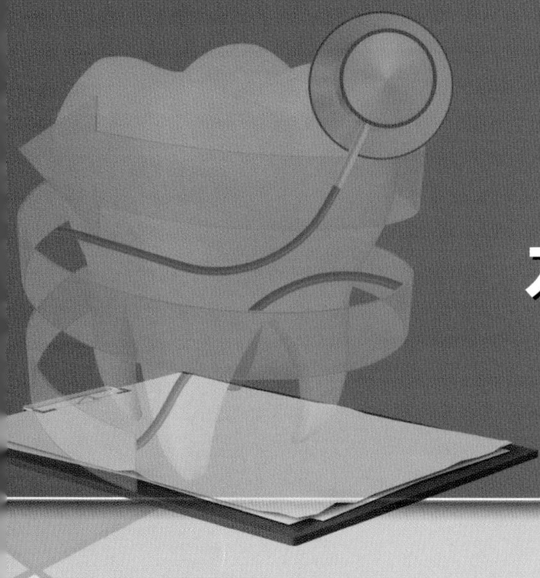

제4장
치과보존과학

제4장. 치과보존과학

1. 치과 보존과 진료업무

1) 보존 수복학

우식증, 기능부전, 마모, 교모, 침식 등에 의한 치아경조직의 손상을 회복함으로써 기능, 건강, 심미적인 면을 증진시키는 한 분야.

2) 보존치료의 영역

(1) 치아우식증

(2) 형태의 이상

(3) 변색

(4) 파절된 치아

(5) 이미 수복된 치아의 교체

3) 이상적인 수복재의 요구조건

- 와동 벽에 완전한 적합성
- 구강 내 타액에서의 불용성
- 형태나 체적의 안정성
- 적당한 강도와 경도를 지녀 저작압에 저항할 것
- 치질과 유사한 마모도 및 강도와 경도
- 조화스럽고 안정된 색조
- 경조직, 연조직에 무해성
- 낮은 열전도
- 취급의 용이성
- 변색, 부식에 대한 저항성

- 열, 전기에 부도체
- 화학적 안정성
- 심미성

2. 와동형성 및 삭제기구

1) 와동형성의 목적

(1) 치아 우식증이나 결함이 있는 수복물 등의 모든 결함을 제거한다.

(2) 치수를 보호한다.

(3) 치질의 삭제를 최소화한다.

(4) 치아의 수복물이 저작압에 의해 파절되지 않도록 한다.

(5) 수복물이 형성된 와동 내에 안정적으로 유지되도록 한다.

(6) 수복물이 심미적이고 기능적으로 위치할 수 있도록 한다.

2) Black의 와동분류

와동의 분류	부 위	내 용
1급 와동(Class I cavity)	모든 치아	구치부의 교합면 와동, 전치부의 설측에 형성한 와동
2급 와동(Class II cavity)	구치부	구치부의 인접면 와동
3급 와동(Class III cavity)	전치부	전치부의 인접면 와동(절단연을 포함하지 않음)
4급 와동(Class IV cavity)	전치부	전치부의 인접면 와동(절단연을 포함함)
5급 와동(Class V cavity)	모든 치아	순면이나 설면에 있는 치은 1/3이내에 형성한 와동
6급 와동(Class VI cavity)	모든 치아	전치부의 절단연 또는 구치부의 교두에 형성한 와동

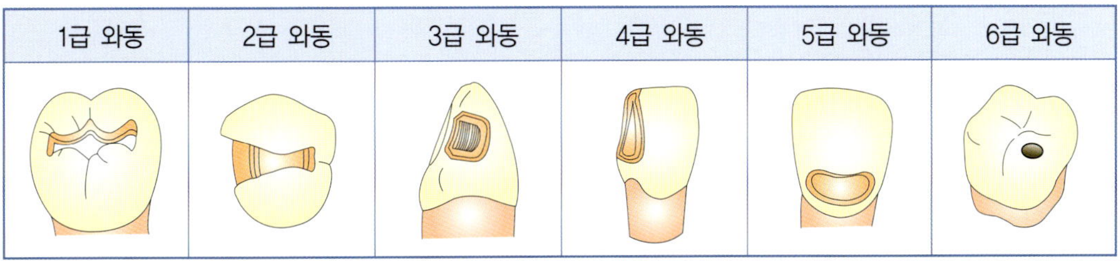

G.V.Black 분류법에 의한 와동의 비교

3) 삭제부 기구

• 회전식 절삭기구

<table>
<tr><td>Hand piece</td><td>- 종류 : 일반적으로 직선형 straight type, 걸쇄형 contra angle이 있다.
- 관리방법 : 핸드피스를 최소 20~30초 간 타구 위에서 작동시킨다. → bur를 제거한 핸드피스를 unit에서 분리시켜 세정제와 물로 표면을 깨끗이 닦고 헹구어 건조시킨다. → 핸드피스에 oiling을 하고 걸이에 걸어두어 여분의 oil을 배출시킨다. → 핸드피스를 멸균봉투에 넣어 포장 후 멸균한다. → 멸균 후 unit에 장착시킬 때 30초 정도 충분히 공회전한다.</td></tr>
<tr><td>Bur</td><td>머리 부분에 절삭날을 가진 회전기구로 핸드피스 앵글에 끼워서 사용한다.
- 종류 : Round bur, inverted cone bur, fissure bur, pear shape bur(: #330 흔히 아말감 버라고 부른다).
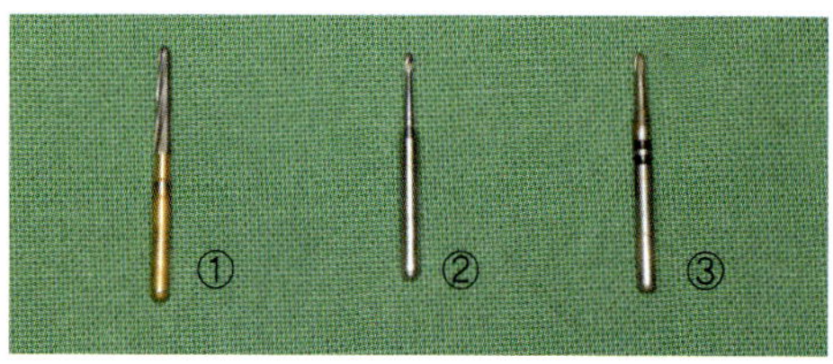

① Endo - Z bur : 근관치료를 위해 사용하는 것으로 bur의 끝부분에 절삭력이 없어서 치수강 아래를 뚫지 못하고 치수강 옆면만 삭제할 수 있는 bur
② 아말감 바 : Amalgam 충전 시나, 근관치료 임시충전제 제거 시 사용
③ 메탈커팅 바 : 주로 보철물 제거 시 사용
- 관리방법 : Wire brush를 이용하여 잔사를 제거 → 초음파 세척기로 세척 → 멸균(Autoclave)
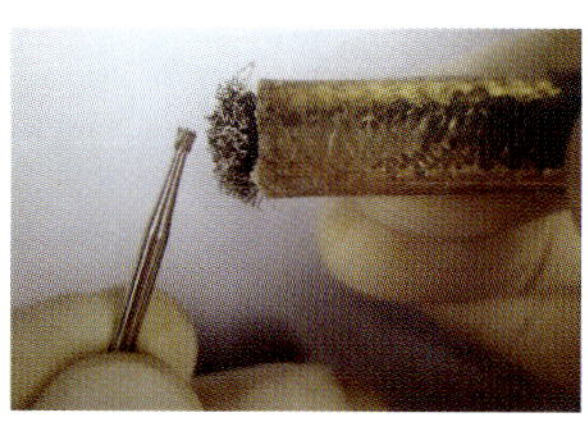</td></tr>
<tr><td>Diamond point</td><td>Head 부위에 절삭다이아몬드 입자를 붙인 절삭용 회전기구, 핸드피스 앵글에 끼워서 사용한다. 금관수복, 복합레진 수복을 위한 지대치 형성에 주로 사용한다.
다이아몬드 버는 다이아몬드 입자의 크기에 따라서 거침(Coarse), 중등도(Medium), 고움(미세 Fine), 매우 고움(극미세 Very fine)의 단계로 분류한다.
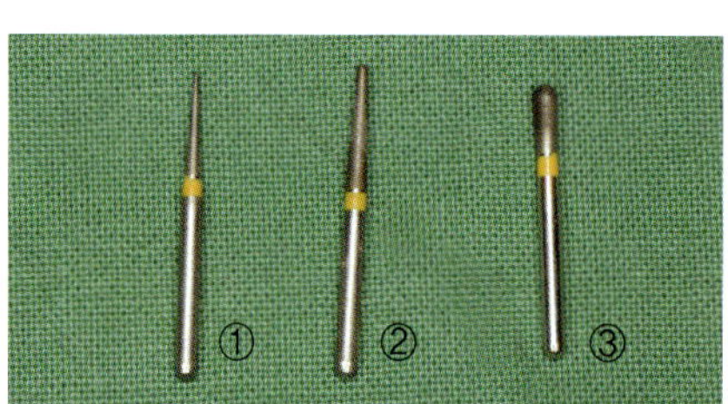
</td></tr>
</table>

	• 모양에 따라 1. Knife Edge 2. Chamfer 3. Club(곤봉) • 색깔에 따라 파랑 – 콜스(Coarse) 빨강 – 미듐(Medium) 노랑 – 파인, 피니쉬(Fine, Finish)
기타기구	A. Stone 수복물을 다듬거나 교합을 조정하는 등 최대의 마모력이 필요할 때 사용, green stone, white stone이 있다. B. Rubber Amalgam, metal, gold, porcelain의 연마를 위해 이용된다. C. Disc 금속을 절단하거나, 치아 인접면 삭제에 이용된다. D. Denture bur Acrylic resin의 의치나 교정 장치 등의 삭제에 주로 이용된다. 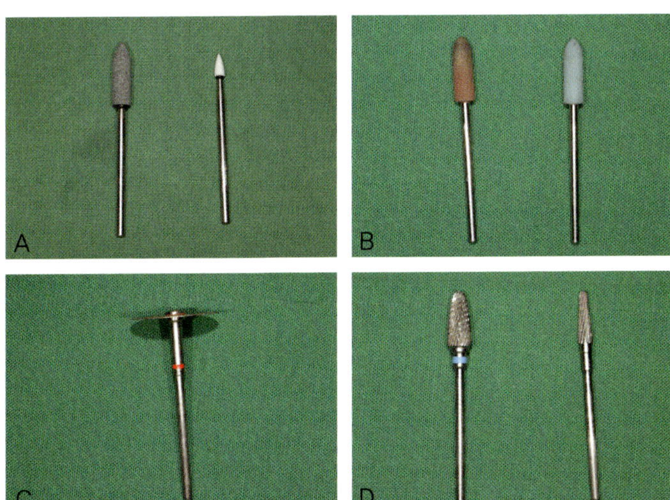

3. 방습

1) 방습법

- 방습법의 종류 : Rubber dam, 간이 방습법(cotton roll, gauze), 약제의 사용
- 방습법의 장점 : (1) 시술부위의 명확한 시야 확보
  (2) 무균적 처리
  (3) 충전 재료의 이공학적 성질 발휘, 적합성, 접착력 증가, cement의 강도저하 방지, amalgam 와동벽의 부식 · 용해 · 변연 누출 · 감염 방지
  (4) 연조직 보호
  (5) 약제의 희석 · 확산 방지
  (6) 시술시간의 단축
  (7) 기구 및 수복물 오염 방지
  (8) 삼키는 것 방지

(1) Rubber dam의 장점과 단점

장 점	단 점
- 시술시간 단축 - 확실한 건조 상태 - 시술 부위의 명확한 시야 확보 - 치아 삭제 시 기구로부터 연조직 보호 - 기구나 수복물 삼키는 것을 방지 - 환자 구강 내에 있을 수 있는 감염으로부터 술자 보호 - 건조된 상태에서 치과재료의 물리적 설질을 충분히 얻을 수 있음	- 구호흡 환자에게 부당 - 얇은 외벽의 치아는 파절의 위험성 - Clamp에 의해 조직 손상의 우려 - 러버댐 장착 시간이 소요되고 환자가 거부 반응 보일 수 있음 - 부분맹출 된 대구치, 경사진 치아는 장착의 어려움 - 천식으로 인하여 코로 숨쉬기 어려운 사람은 사용이 어려움

구 성	Rubber dam, rubber dam clamp, rubber dam punch, rubber dam napkin, rubber dam clamp forcep, rubber dam holder
장 착	국소 마취 후 치료할 치아 확인 후 준비 Rubber dam punching : 구멍 사이의 간격은 3~4mm Clamp 장착 치아의 전후로 1~2개 더 punching 한다. Clamp 및 rubber dam 장착 : Clamp bow는 항상 distal을 향하게 하고 기도 내 오염방지를 위해 clamp bow에 치실을 묶어둔다. Rubber dam frame 장착 : 항상 U자 형태가 되도록 한다.
제 거	① Rubber dam 위나 구강 내 suction ② 인접 부 rubber dam 절단 ③ Clamp 제거

(2) 치은압배

용도 : 치경부 하방까지 연장된 와동수복: 치은 손상방지 gingival margin 부위 정확한 인상채득

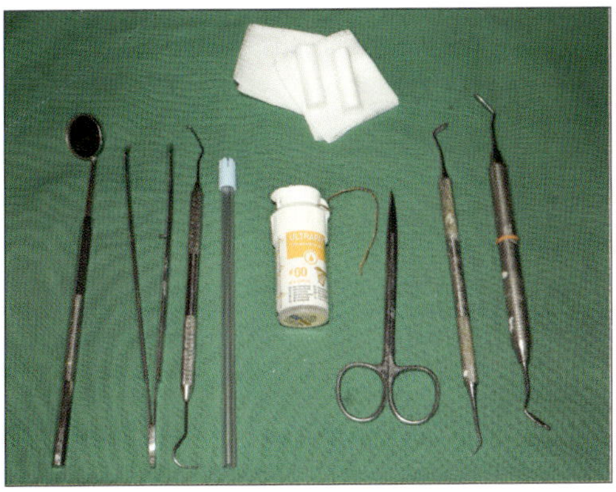

〈치은압배 기구 및 재료〉

기본기구

Cotton roll

Cotton pellet

Gauze

Cord packer

치은압배사

Scissor

2) 격벽법

- 목적 : 복잡와동 수복 시 충전조작 용이, 치아의 외형 재현, 복잡와동을 단순와동으로 재형성
- 장착 : band 할 치아를 선정하고 band에 형태부여 band 끝을 모아 occlusal edge가 slot의 벌어진 부위의 반대쪽으로 오도록 끼운다. outer knob을 시계방향으로 조인다. 치아에 시적하고 inner knob을 조여 치아의 형태에 맞도록 조정한다. 치간 사이에 wedge를 삽입한다.

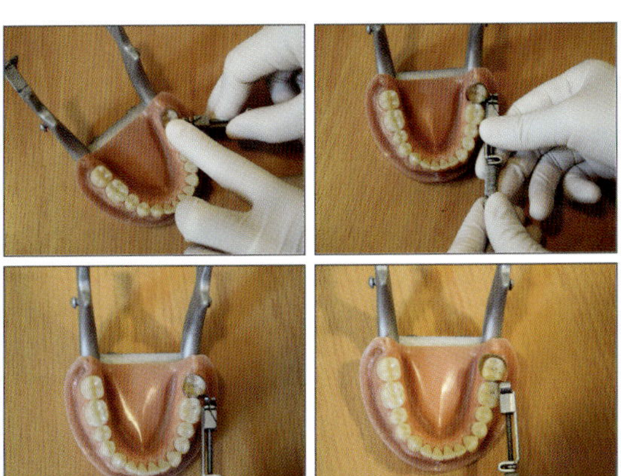

- 제거 : Wedge부터 제거한다.
  Inner knob을 먼저 풀고 outer knob을 푼다.
  치아에서 retainer를 제거한 후 band는 협설로 움직이면서 제거한다.

4. 치수보호

1) Varnish, Liner, base의 사용목적

구분	사용목적
Varnish	산성 cement로부터 치수보호 상아질 착색방지 변연누출 감소
Liner	화학적 자극으로부터 치수보호 치료제 포함 → 수복상아질 형성
Base	화학적 자극으로부터 방어벽 열 차단제 충전압력으로부터 치수보호 와동의 내면 재형성 치수의 치료 효과 영구 충전재의 양을 절약

2) Varnish, Liner, base의 종류 및 특징

구분	종류	특징
Varnish	Copalite: 가장 얇다, 2회 도포 Solvent: 희석하여 사용	
Liner	Dycal: 상아질에 국한되게 도포 calcium hydroxide 제재 varnish보다 약간 두껍다.	
Base	인산아연 시멘트(ZPC)	〈특징〉 강산 : 치수에 위해 작용 → 반드시 varnish 도포 경화 시 발열 : 치수에 열 자극 → 찬 유리판에서 넓게 혼합
	산화아연유지놀 시멘트(ZOE)	〈특징〉 치수진통, 진정작용 → base 임시 충전재 임시 접착재, 교합인상, 무치악 최종인상용 강화형 → filer 첨가로 강도 증가
	폴리카복실레이트 시멘트	〈특징〉 치질과 화학적 결합, 치수에 무자극 인장강도, 압축강도 우수 점도가 크고 작업시간 짧다.
	GIC	〈특징〉 자연치와 유사한 색조, 항우식 효과(불소포함) 치경부 미세누출, 치수자극 적다. 강도우수(인장강도는 낮다) 치질과 합금에 모두 잘 접착 초기용해도 높고, 수분과 접촉 시 변색, 경화가 늦다.

5. 복합레진의 술식 및 사용기구

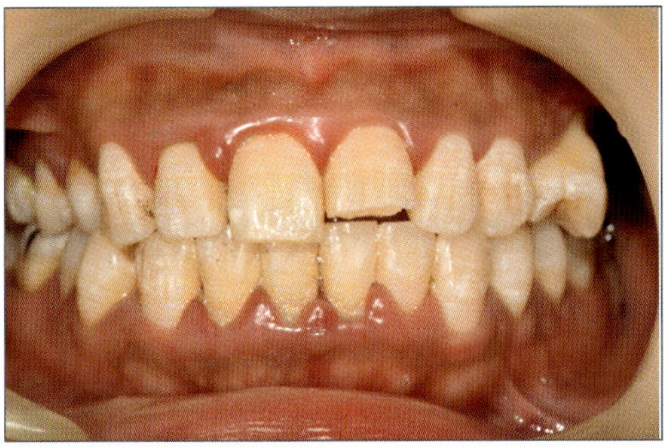

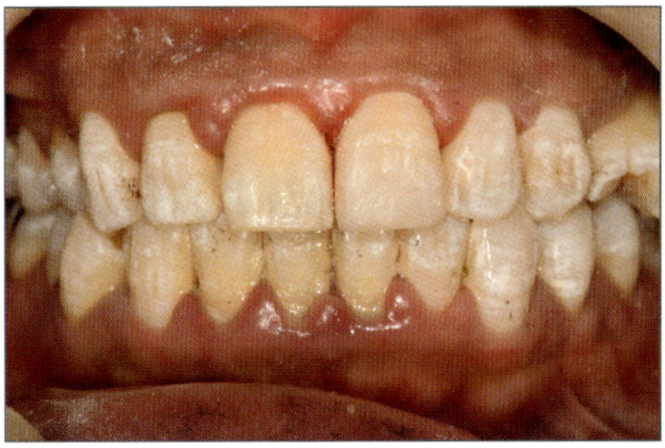

시술순서	주의사항 및 사용기구
1) 마취시행 및 치면세마	국소마취를 시행, 치관연마를 할 경우 불소, 글리세린 방향제가 들어있지 않은 순수한 퍼미스를 사용한다. 이러한 성분들이 접착부위를 오염시킬 수 있기 때문이다.
2) 색조 선택	심미수복에서 매우 중요한 과정이다. 자연광 밑에서 색조 선택을 하는 것이 가장 좋다. 레진용 shade guide 이용
3) 격리	러버댐을 장착하거나 커튼롤 등으로 간이 방습을 한다. 우식병소가 치은연과 인접한 경우에는 치은압배를 한다.
4) 와동 형성	핸드피스, 각종 bur
5) 치수보호	필요한 경우 수산화칼슘 이장재(Dycal)와 GIC기저재를 사용한다. 와동바니시 ZOE시멘트는 레진의 중합을 방해하므로 금기한다.
6) 산 처리	산 부식용 젤(30~50%), sponge
7) 수세	Air-water spray, 수분 재오염 방지가 중요
8) 레진 태그형성	Bonding agent → 치질과의 결합력 증진, 미세누출감소, 심미적 안정
9) 격벽법(필요한 경우)	Wedge, 셀룰로이드 스트립(Mylar strip)
10) 충전	Resin applicator, 광조사기 광조사 요령 : 순설면 모두 조사, matrix 제거 후 조사, 충전물에 직각방향으로 조사, 보안경, 보호판 사용
11) Matrix 제거	핀셋
12) 교합조정 및 연마	교합지, inhence (로우핸드피스 사용 시 물 뿌려주기)

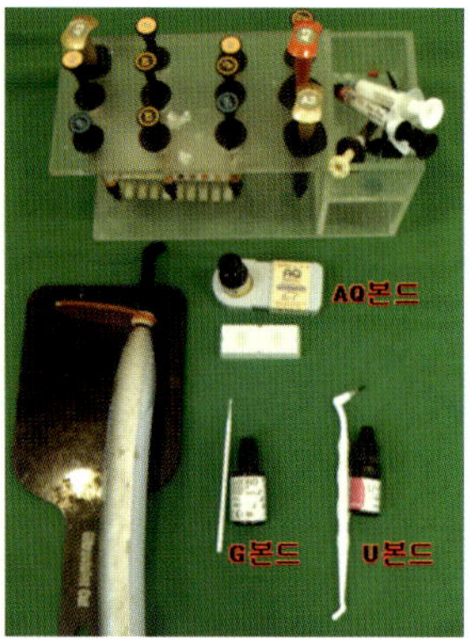

6. GIC의 type 및 특성

1) 분류

Type 1	Luting agent 수복물 접착
Type 2	전치부 충전용
Type 3	Lining base & fissure sealant
Type 4	구치부 충전용
광중합형 GIC 가시광선 조사에 의해 경화	

2) GIC의 특성

장 점	단 점
- 불소유리에 의한 항우식성 - 치질과 화학적 접착 → 와동형성 없이도 치질에 결합 - 치수자극 적어 liner 없이 사용가능 - 불소함유 → 항우식 효과 - 치경부 변연누출 적다.	- 충전초기 용해도 높다. - 수분 접촉 시 변색, 기계적, 물리적 성질 저하 → 반드시 varnish 도포 - 경화가 늦다 - 낮은 인장강도 → 기계적 자극에 약함

7. GIC의 충전 순서 및 기구

충전순서	주의사항 및 사용기구
방습	간이 방습
치면 청결	불소 포함하지 않는 prophylactic slurry, rubber cup, handpiece
치은압배	Gingival retraction cord, cord packer
전처리	5% critic, polyacrylic acid
건조	Air – spray
충전	Resin applicator
연마	Cocoa butter, white stone

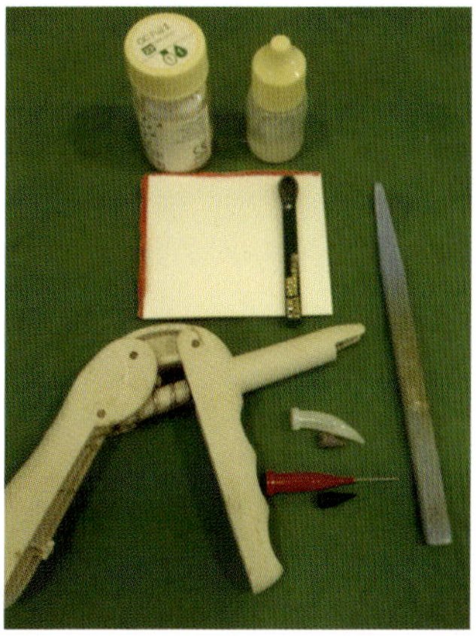

8. Amalgam Filling

구치부의 넓지 않은 치아우식이나 전치의 원심면에 생긴 우식을 수복할 때 쓰인다.

장 점	단 점
– 다루기 쉽다. – 좋은 물리적 성질을 가지고 있다. – 용도가 광범위하다. – 경제적이다. – 시간이 적게 든다.	– 변색되기 쉽다. – 심미성이 낮다. – 열전도가 높다.

1) Amalgam Filling 시 주의사항

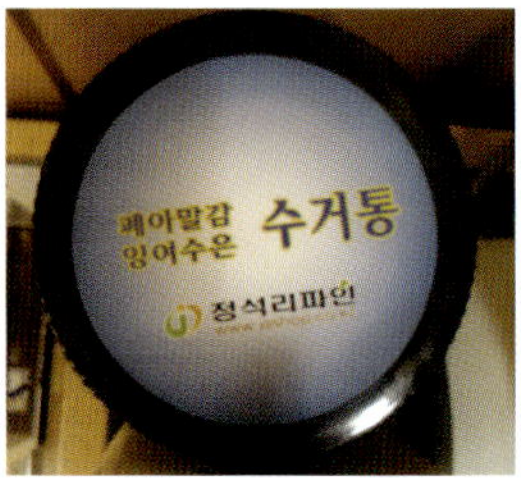

① 수은은 치아 속으로 뚫고 들어가서 치아의 변색을 일으킨다(수은과 Amalgam powder의 양을 적절히 조절한다).
② 눈의 보호와 일회용 마스크를 반드시 착용한다.
③ 수은은 귀금속과 빠르게 반응하여 귀금속에 손상을 가져온다.
④ 수은이 피부와 접촉되면 비누와 물로 닦아야 한다.
⑤ 진료실은 공기소통이 잘 되어야 한다(진료 전 창문이 열려 있는 지 확인한다).
⑥ 여분의 수은이나 남은 아말감은 모아서 잘 밀봉된 용기에 보관해야 한다. 물 속에 수은을 폐기하면 수은의 증발을 막을 수 있으며, 수은 대신 물이 증발한다. 물이 마르지 않도록 주기적으로 물을 보충한다.
⑦ 아말감을 갈아낼 때 보조자는 water spray와 metal suction을 같이 사용한다.
⑧ 아말감은 24시간 후 완전히 경화되므로 치료한 후 만 하루 동안은 반대쪽으로 씹도록 환자에게 주의를 준다.

2) Amalgam Filling 시 사용되는 장비 및 기구

Amalgam carrier/Amalgam plugger/ Articulating paper holder/ Burnisher/Discoid-cleido carver / Excavator/ Gingicord packer / Retainer / Amalgamator

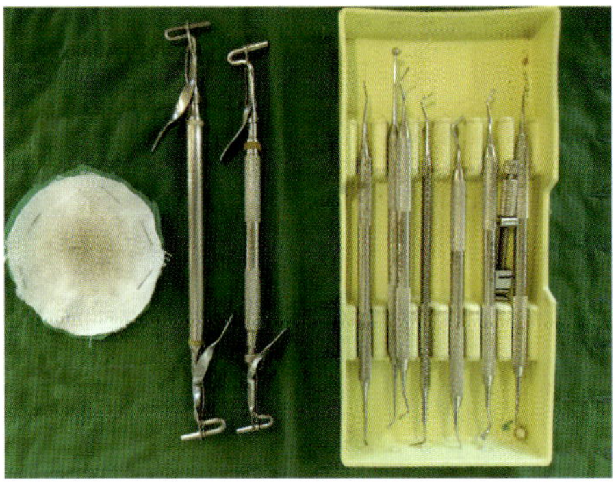

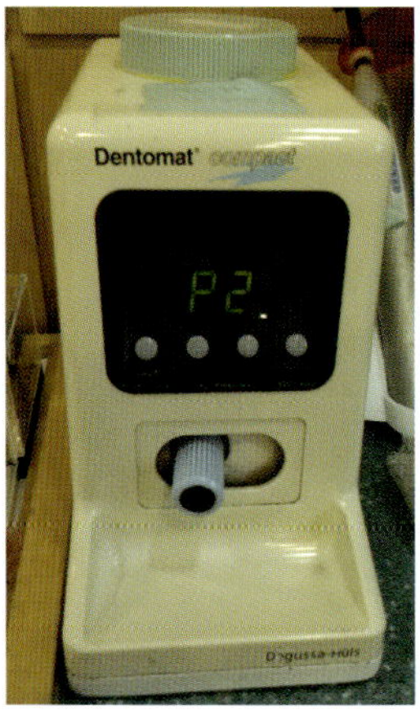

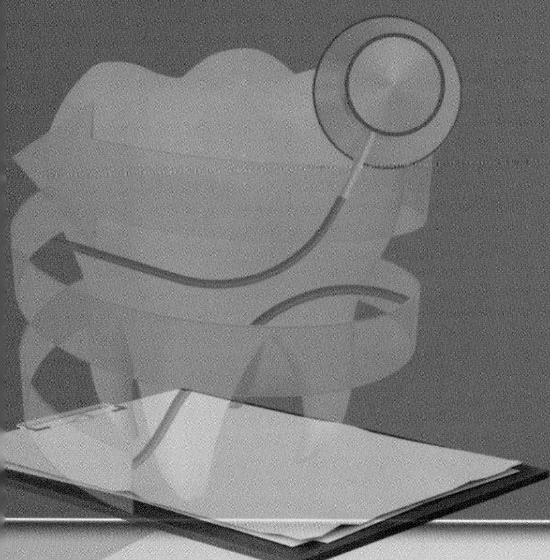

제5장
근관치료학

제5장. 근관치료학

1. 근관치료의 원칙

1. 무균적 술식	Autoclave : 근관치료용 금속기구 cotton pellet, bur 알콜솜 : rubber dam, spatula 파일 : 초음파 세척기 → 후에 autoclave에 멸균하기
2. 괴사조직 제거	감염조직 → NaOCl 세척 → filing
3. 배농	종창 : 연조직 절개 → 병소 내 농, 가스, 독소 제거
4. 조직 자극 예방	근관 치료 시 교합면 삭제 정확한 작업길이 측정 기구 stop 사용 세척제, 약제 근관 내 한정
5. 국소마취 동통 조절	① 침윤마취 : 근첨부 연조직 → 가장 빠르고 안전한 방법 침윤마취는 상악치아의 마취에 주로 사용 ② 전달마취 : 하악구치부 치수제거 시(하치조신경, 협 신경등) 전달마취는 주로 하악치아에 주로 적용(하악의 피질골은 치밀하고 두꺼워서 침윤마취로는 충분한 치수마취의 효과를 얻을 수 없기 때문에 하악치아에서는 거의 예외없이 모두 전달마취를 시행한다) ③ 치수 내 마취 : 침윤마취, 전달마취가 실패할 경우나, 치수가 부분적으로 노출된 경우에 시행, 많이 아프기 때문에 술자나 치과위생사가 환자에게 미리 설명을 잘해줘야 한다. ④ 치주인대 내 마취 : 강한 압력을 주어야 마취액의 주입이 가능하기 때문에 pressure syringe 사용 : 치아의 치수혈류량을 급격히 감소시키기 때문에 생활치의 치료(보존수복치료, 치주치료, 마취검사, 삼맥관질환, 유치)에서는 금기

2. 근관치료의 술식과 사용기구, 재료 및 주의사항

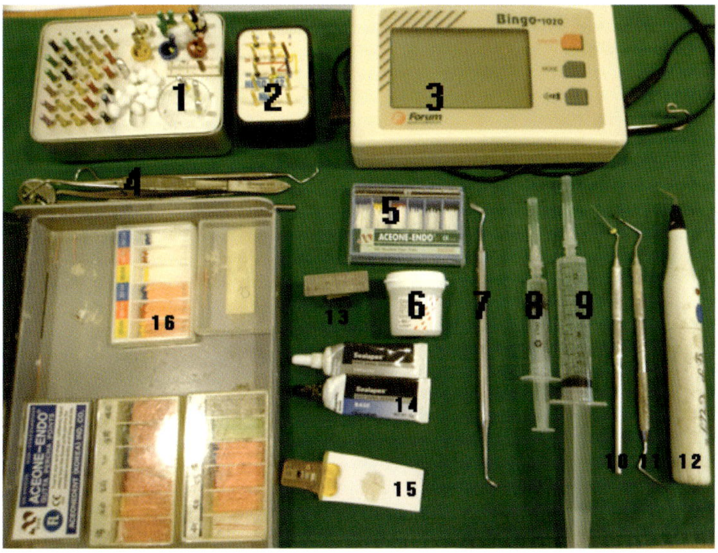

1. File : K-파일, H-파일이 있으며 근관확대 또는 성형에 이용
2. NiTi : 근관확대용 엔진구동 기구
3. Root Zx(Bingo) : 근관길이를 측정할 때 사용하는 기계
4. 기본기구(mirror, pincette, explorer)
5. Paper point : 근관건조 시 사용되는 재료
6. Caviton : 근관치료 시 사용되는 임시 충전제
7. Stopper : caviton을 임시 가봉할 시 사용되는 기구
8. NaOCl : 근관세척 시 사용되는 용액
9. Saline : 근관세척 시 사용되는 용액
10. Spreader : G.P cone을 수평으로 측방가압 충전 시 사용되는 끝이 뾰족한 기구
11. Plugger : G.P cone을 수직가압 충전할 때 사용되는 끝이 편평한 기구
12. G.P cut : G.P cone을 가열하는 장비
13. Ruler : 근관길이 측정에 사용되는 눈금자
14. Sealer : 근관충전용 재료
15. 패드
16. G.P cone : 근관의 충전 시 사용되는 재료

근관치료 순서	술식 내용	사용기구 및 재료
발수 pulp extapation	1) 마취	마취 syringe, 주사침, lidocaine
	2) 구치부 교합면 삭제	고속 handpiece, fissure bur
	3) Access cavity 형성	Round bur, endo Z-bur
	4) Rubber dam 장착	Rubber dam kit
	5) 치수실내 치수조직 제거 및 치수강 세척 치아변색방지	Round bur, endodontic spoon excavator, NaOCl
	6) 근관입구 탐지	Endodontic explorer
근관세척 Canal irrigation 근관확대 Canal enlargement 근관성형 Canal shaping	1) 근관장 측정	전자근관 길이 측정기구
	2) 근관세척	NaOCl, saline (NaOCl 용액이 환자의 목으로 넘어가면 독성과 자극적인 냄새 때문에 환자가 고통을 받게 된다. 따라서 이를 방지하기 위해 근관치료 시 러버댐을 장착하거나 새어나가지 않도록 흡인기로 잘 빨아내야 한다.)
	3) 근관확대	File, Reamer, NiTi 회전파일, 게이트바 보조적사용(게이트바 사용 시 보조자는 워터 사용)
Canal Filling	1) 근관건조	Paper point
	2) 근관충전 (1) 측방가압충전	Gutta Percha cone, Sealapex, Spreader
	(2) Continuos wave technique	
	(3) Ortho MTA	
	3) 임시가봉	Caviton
근관충전 후 치아의 수복	1) 시기 → 충전 후 1주일 2) 전치부 → 레진수복 3) 구치부 → amalgam 수복 후 금관 장착 4) 치질 손상 큰 경우 post & core	Peeso reamer → post 형성 시 상아질 제거, 충전된 GP 제거

* Crack 치아를 위한 Band의 장착

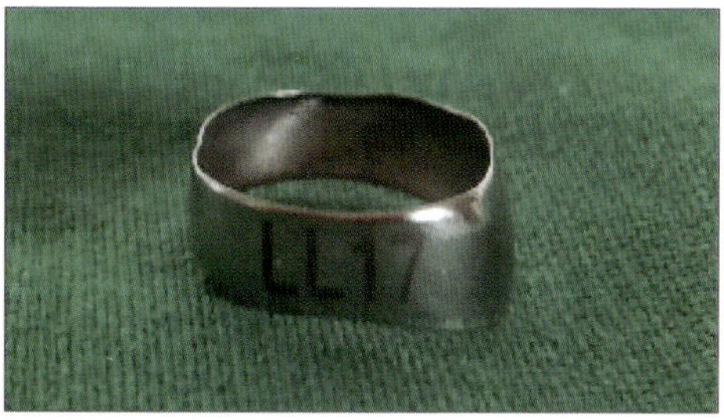

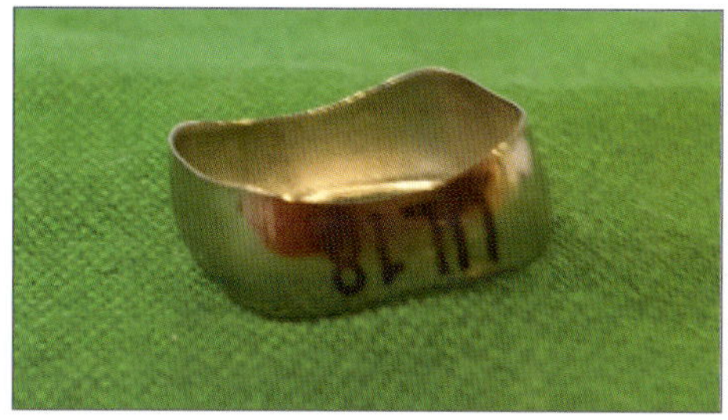

- 글자로 표시되어 있는 부분이 치아의 mesial쪽으로 가도록 한다.
- 잇몸선이 있는부분이 잇몸쪽으로 가도록 한다.

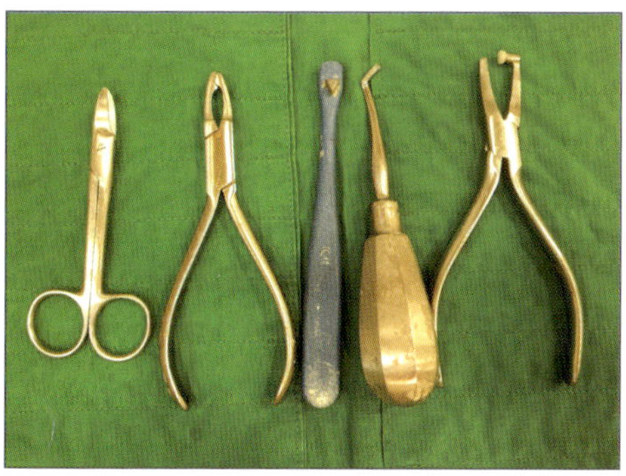

Band 장착을 위한 기구들

3. 근관 확대를 위한 one file 방법

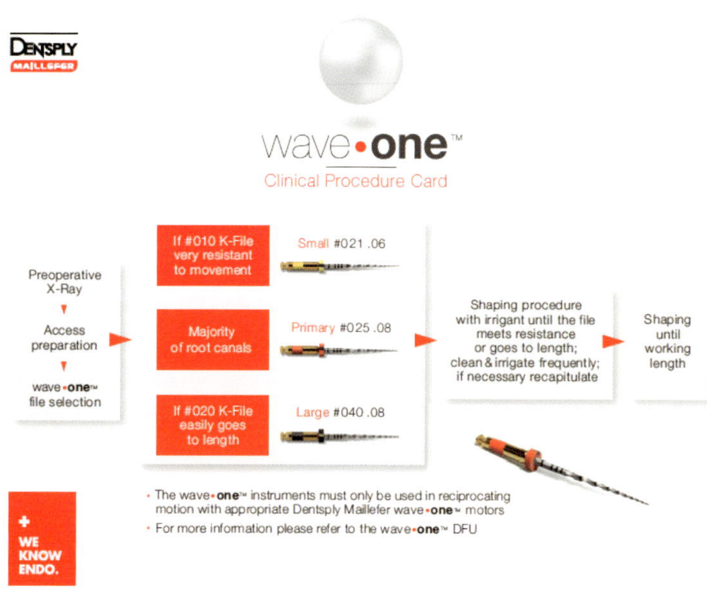

4. continuos wave technique (Endo@Pex이용시)

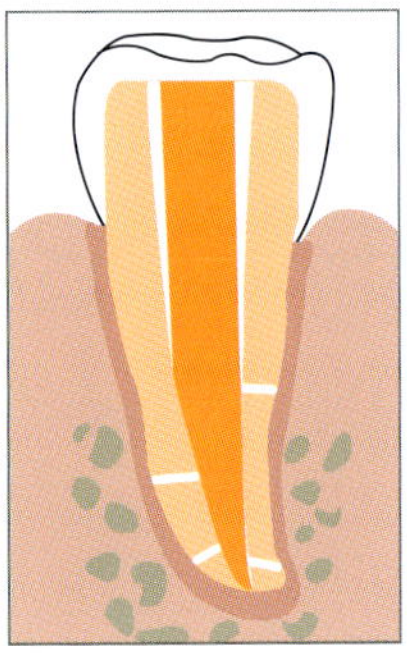

1) Nonstandard guttapercha cone(XF-02, F-04, FM-06, M-08, ML-10)중 형성된 근관형태와 유사한 gutta percha cone을 골라 적합 시켜 본 후 선택된 gutta percha와 같은 정도의 taper를 지닌 tip를 골라 rubber stop을 장착한다.

1) Master cone 선택 방법

- GP cone의 선택

수직가압법에서 사용되는 GP 는 반드시 Non Standard GP를 사용해야 한다.(04 Taper = FM 06 Taper = "M")

- Non standard GP cone이란 ?

측방가압법에서 사용하는 일반 GP를 standard GP (2도 Taper)라고 할 때 최근 NITI file이 대중화되면서 File의 Taper가 04,06,08 … 12 Taper로 굵어 짐으로 인해 이에 Taper 맞추어 Nonstandard GP cone이 만들어졌다.

- 사용법

a. 마지막으로 끝난 file size에 맞추어 Master cone을 선택한다.
예) 06 taper #30 file 로 끝났을 시 Nonstandard GP "M" 선택

b. Cut & Fit(GP 재단기)를 이용하여 master cone을 마지막으로 끝난 파일 번호와 같은 홀에 넣어 재단한다.
(만약 GP재단기를 사용하지 않을 경우 기성의 GP 사이즈가 각각 달라 under나 over Filling 이 일어날 수 있다.)

c. Master cone은 Apex 에서 0.5mm 이내에 도달 되도록 접합시킨다

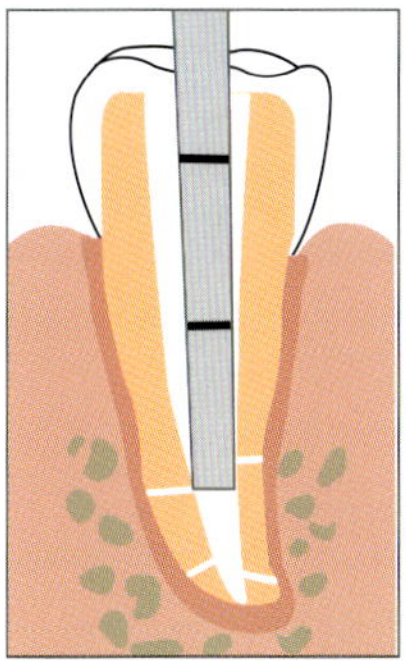

2) Tip을 근관내에 binding point까지 밀어 넣고 rubber stop을 맞춘다음(이때 보통 근관장 길이보다 4~6mm 짧게 맞춘다) 근관을 건조하고 gutta percha cone에 sealer를 묻힌다.

2) Pen tip의 선택 방법

- 구성 . pen tip은 5가지 사이즈로 구성되어 있다.
- XF(02 taper #40), F(04 taper #55), FM(06 taper #55), M(08 taper #55), ML(10 taper #55)
- 사이즈 선택방법
  - a. Master cone과 같은 정도의 Taper를 가진 pen tip 을 선택하여 Apex에서 4-6mm 짧은 지점에서 Binding되는 팁을 고른다.
  - b. Apex 4-6mm 보다 짧거나 길면 under 또는 over filling의 원인이 될 수 있다.
- Sealer의 선택방법
  - a. 수직가압법에서 사용되는 Sealer는 ZOE, Resin계열의 sealer를 추천한다.
  - b. 수직가압법에서 실러는 마스터 콘의 끝부분 (약 5mm)에만 필요하다.
- Mixing 및 사용법
  - a. Sealer의 Mixing은 기구에 끈적거릴 정도의 점도로 Mixing 합니다(측방가압법 보다 더 되게 믹싱한다).
  - b. 실러를 마스터 콘의 끝 부분(약 5mm)이나 File, 또는 페이퍼 포인트에 묻혀서 사용한다.
  - c. 실러의 양은 최소량이 필요하며 양이 너무 많으면 마스터 콘이 빨려 나올 위험이 있다.

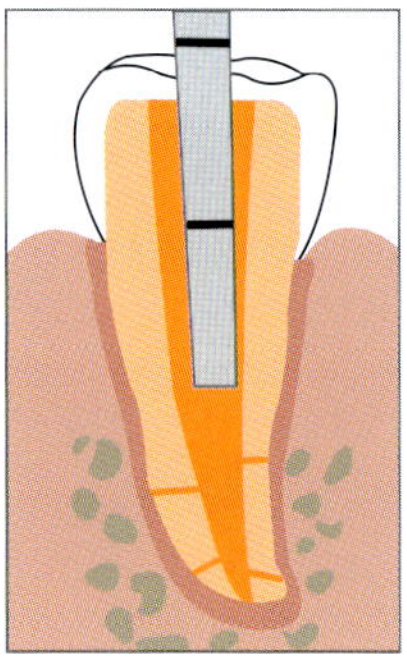

3) Pen 스위치를 누르면서 예열된 tip을 binding point의 3~4mm 짧은 곳까지 지그시 밀어넣는 Down pack을 시작한다. 이때까지 약 1~2초가 소요된다.

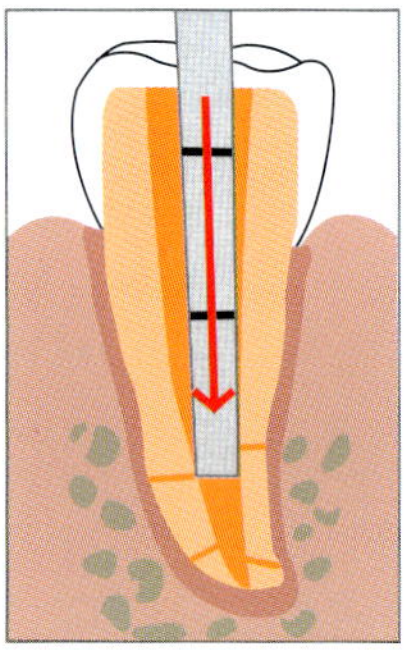

4) 그 지점에서 버튼을 놓으면서 binding point 직전까지 서서히 밀어 넣는다. 냉각 시 gutta percha의 수축을 방지하기 위해 plugger를10초 정도 누르는 "Sustained push"를 한다.

4) Pen tip Downpack 하는 방법

- 기본 원리

Pen tip은 열을 가하면 곧바로 200도 까지 가열되었다 손을 떼면 곧 바로 열이 식는 반면에 GP cone은 열이 천천히 도달되었다 천천히 식으므로 Tip를 가열했다 손을 때고 밀어 넣으면 Cold tip이 되어서 GP를 수직가압하는 원리이다.

- Push 방법

a. Pen 스위치를 1초 간 터치하고 손을 떼고 밀어 넣는다. 이렇게 2~3회 반복해서 Rubber Stop 부분까지 밀어 넣는다.

주의사항 오랫동안 스위치를 push하면서 Downpack하면 tip이 과열되어 위험하다.

b. 목적지까지 도달하였으면 그대로 스위치에 손을 뗀 상태에서 가볍게 push하고 10초간 기다린다.
(Canal 안에서 가열된 GP가 식기를 기다리는 시간)

c. 10초 후 다시 스위치을 터치하면서 다운 팩 하면서 곧 바로 tip를 뒤로 뺀다.

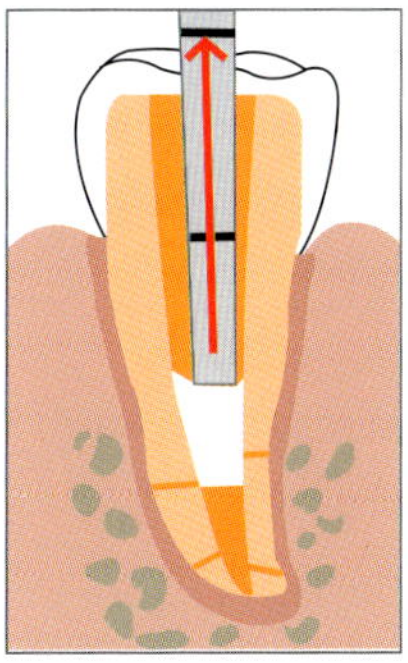

5) 근단 쪽으로 힘을 주면서 다시 1.5초 동안 버튼을 누르면 tip이 즉시 binding point까지 내려가게 되고, 그 지점에서 즉시 tip을 빼낸다.

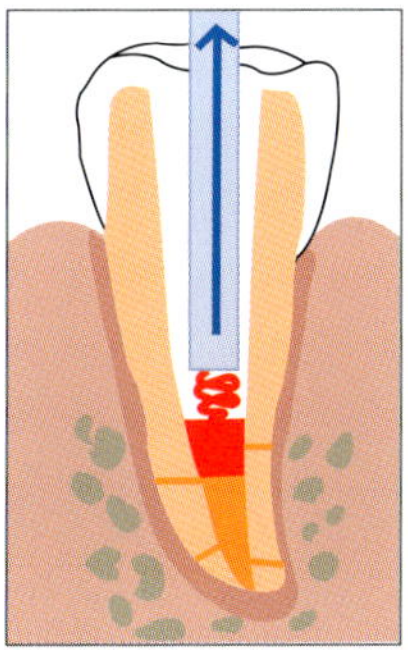

6) EPgun를 이용하여 pen tip binding point부터 backfill을 한다.

6) Tip에 Cone이 정상적으로 딸려 나온 경우(사진참조)

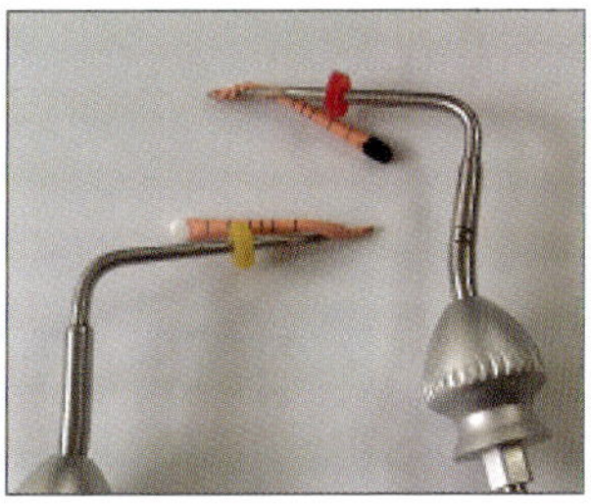

- 잔여 GP가 빨려 나오지 않을 경우 상황 (실패가 아닌 경우)
  - a. Canal의 형태가 원형이 아닌 타원형인 Canal은 딸려 나오지 않는 경우가 있다.
  - b. Lateral Canal이 있는 경우는 딸려 나오지 않는다.
- Cone 전체가 빨려 나오는 경우 원인 (실패한 경우)
  - a. Sealer의 양을 너무 많이 묻혔을 경우
  - b. Sealer를 너무나 묽게 Mixing 했을 경우
  - c. TUG BACK이 안되었을 경우
  - d. Non standard cone을 사용하지 않았을 경우
  - e. Pen tip의 열전도가 잘 안 되는 경우

EP Plugger 사용시

- Pen tip "F"에는 EP Plugger #40 - #80,
- Pen tip "FM"에는 EP Plugger #50 - #100,
- Pen tip "M/ML"에는 EP Plugger #60 - #120을 사용하면 아주 편리하고 warm vertical condensation의 이론에 딱 맞는 시술이 가능하도록 되어있습니다.

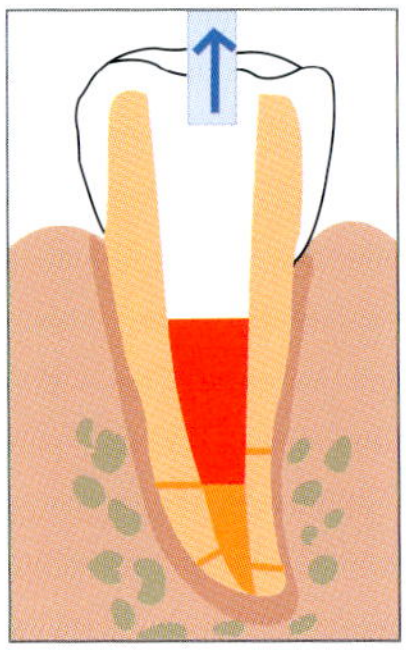

7) 만약 그림과 같이 post space가 필요할시 더 이상의 backfill을 하지 않는다.

5. Endo@Pex 의 구성

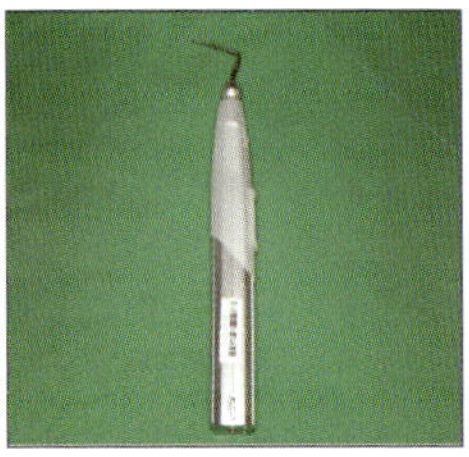

EP Pen
(Friendo hand piece)

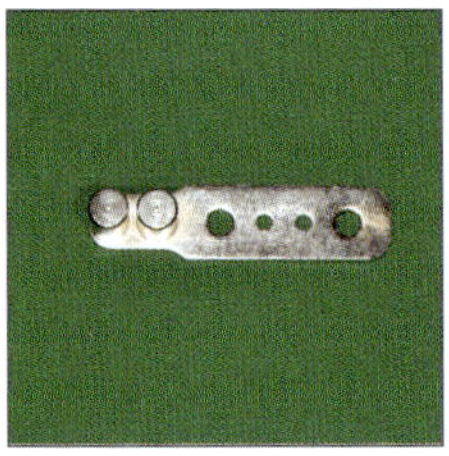

Multi tool

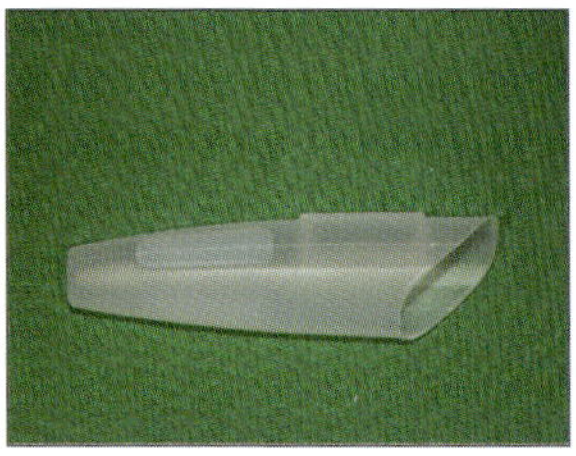

Silicone safety protector
(2 pcs)

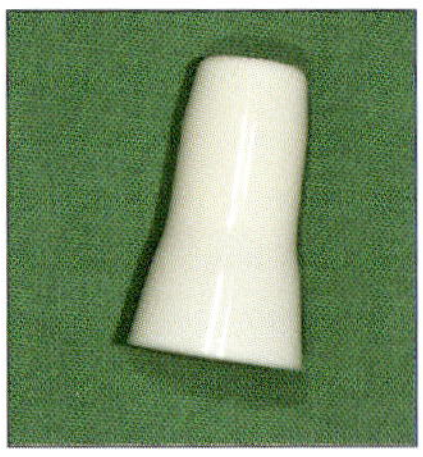

Silicone thermal
protector (2 pcs)

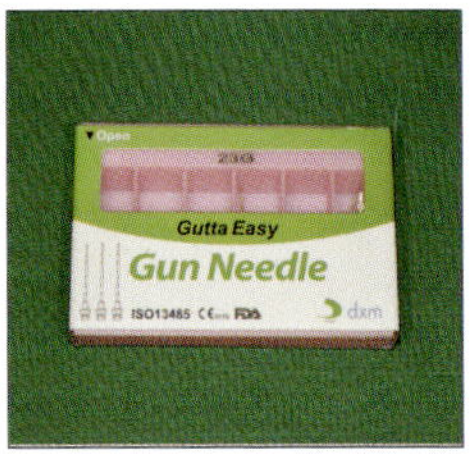

EP Gun Needles
(23G-2 pcs/25G-1pcs)

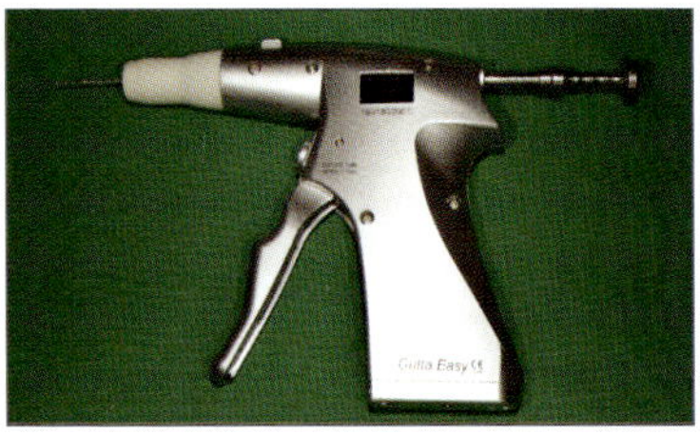

EP Gun
(Gutta Easy piece)

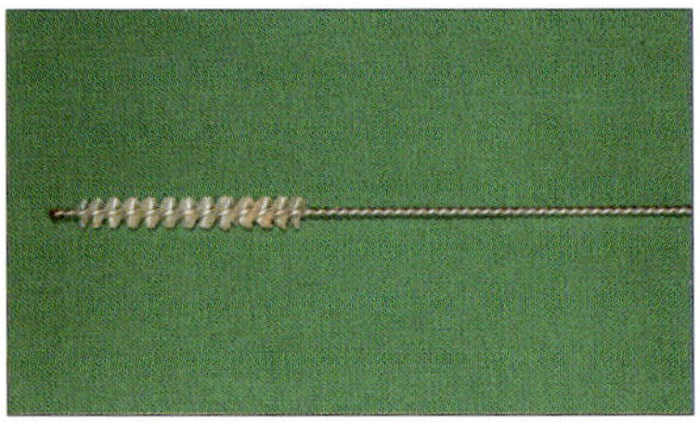

Teflon cleaning brush

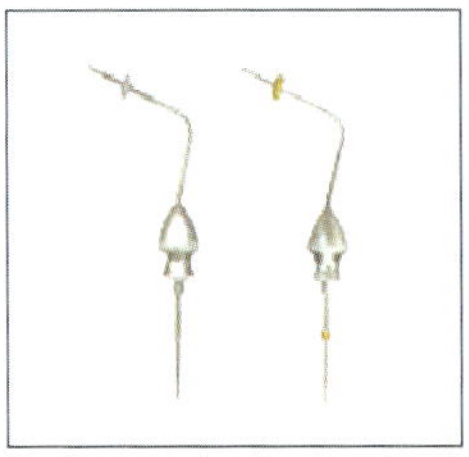

EP Pen Tip
(F/FM-1 each)

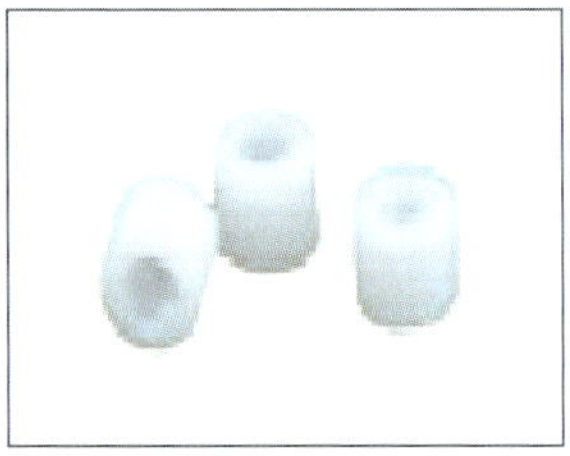

Piston Teflon Ring
(3 pcs)

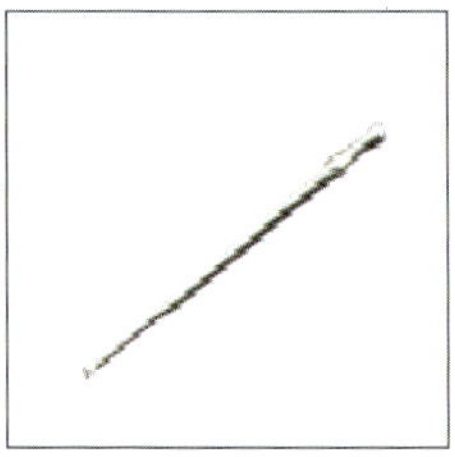

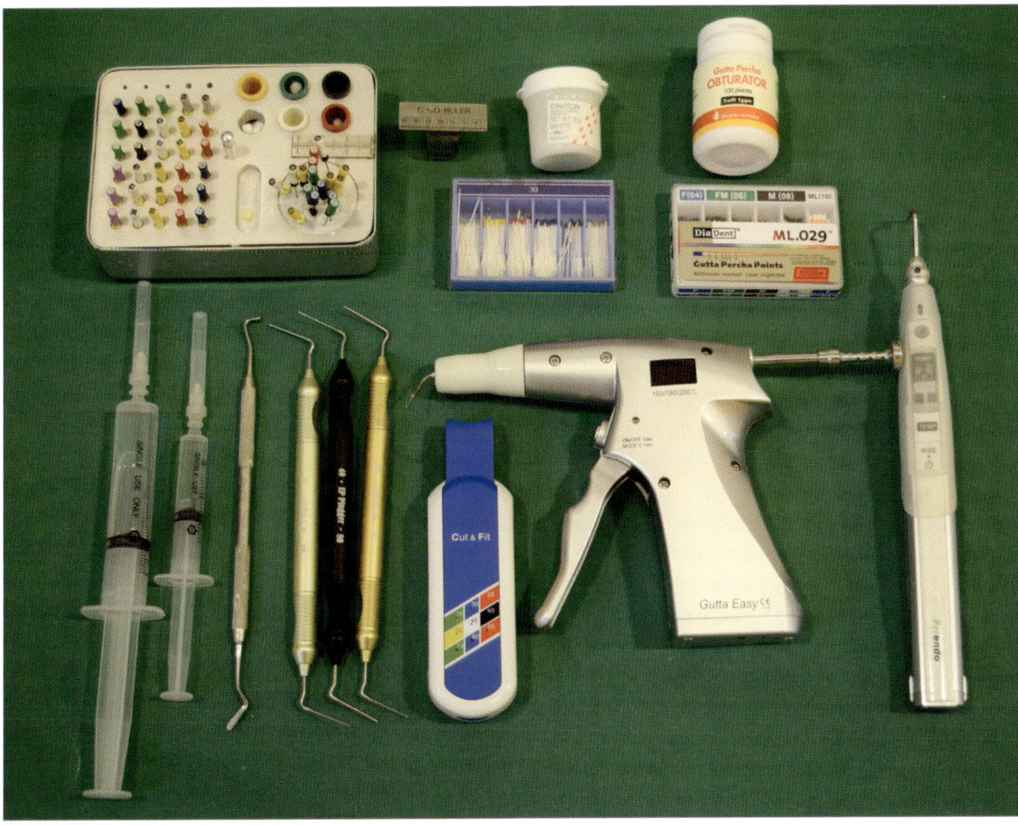

Canal filling을 위한 기구준비

6. OrthoMTA Canal Filling

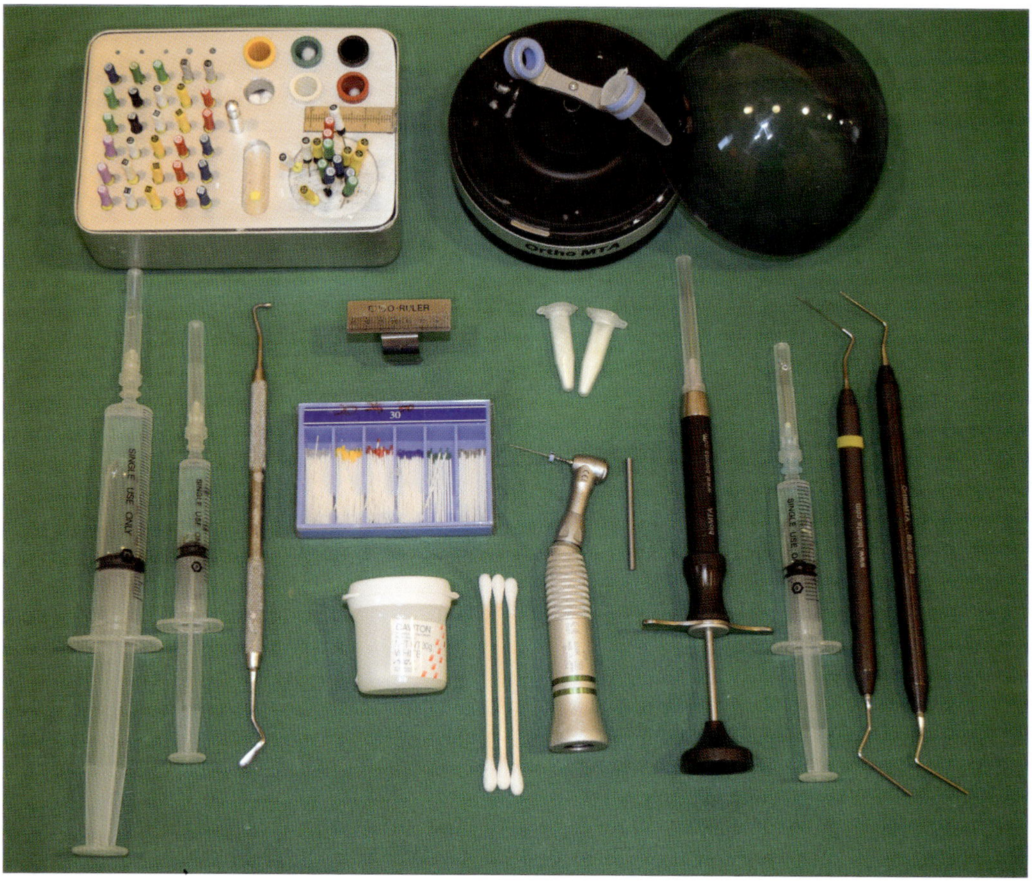

※ 기본 준수 사항

① 최소한의 근관확대 크기 즉 master apical file(MAF)의 크기는 #30이다.

② 최소한의 근관기울기 즉 taper정도는 0.04이다.

③ 0.04 #25 스프레더로 OrthoMTA Condenser를 사용하기 전에 Apical space를 확보한다.

④ 앵글의 회전 수는 분당 150 - 300회가 적절하다.

- OrthoMTA condenser을 사용하여 근관치료의 성공률을 놀랍게 향상시킬 수 있다. 02 기울기의 OrthoMTA Condenser는 근관충전재를 근관내로 밀어 넣는 동시에 다지는 기능을 동시에 수행하도록 디자인되어 있다.
- 02 기울기 #25 OrthoMTA Condenser은 끝부분의 직경이 0.25mm이고 1mm 마다 0.2mm씩 굵기가 증가하는 형태이다(0.25 + [.02 x 16]).

1) 근관확장을 정확히 시행합니다. 충분한 세척 후 근관 내부를 건조시킨다.

2) 단시간 내에 효율적인 근관충전을 위해서는 근관 내부를 건조 시키는 것이 도움이 된다.

3) 근관내 상아질 면과 OrthoMTA 사이에 형성되는 계면은 적당량의 수분이 있는 조건 하에서 보다 완벽히 이루어진다. 바로 이점이 OrthoMTA가 기존의 다른 근관 충전재와 다른 점이고 임상적으로 우수한 밀폐효과를 가져 올 수 있는 요인이다. 우수한 치근단 밀폐 효과와 더불어 OrthoMTA는 용출되는 칼슘이온의 효과로 치근단 부위의 재생을 돕고 항세균 효과를 동시에 나타낸다. 물론 근관벽의 수분은 OrthoMTA의 경화에 영향을 주지않는다. OrthoMTA는 수경성 근관충전재이기 때문이다.

4) 마이크로바이엘의 뚜껑을 열고 충분한 양의 증류수나 PBS로 수화시킨다. 바이알 내부의 OrthoMTA가 완전히 물에 녹아 현탁약 정도가 되도록 한다.

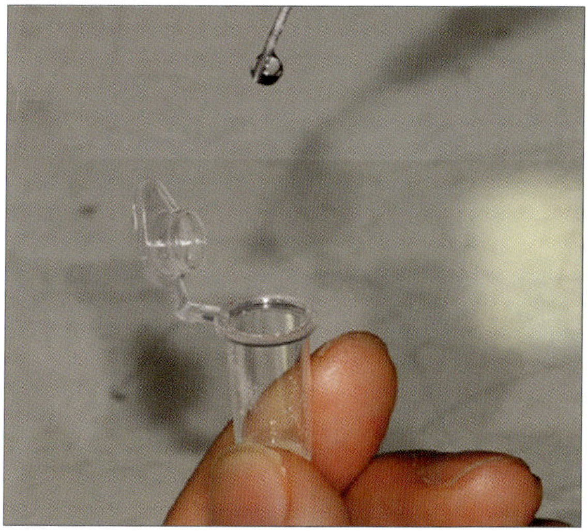

5) 15초간 원심분리기를 사용하여 수화시킨다.

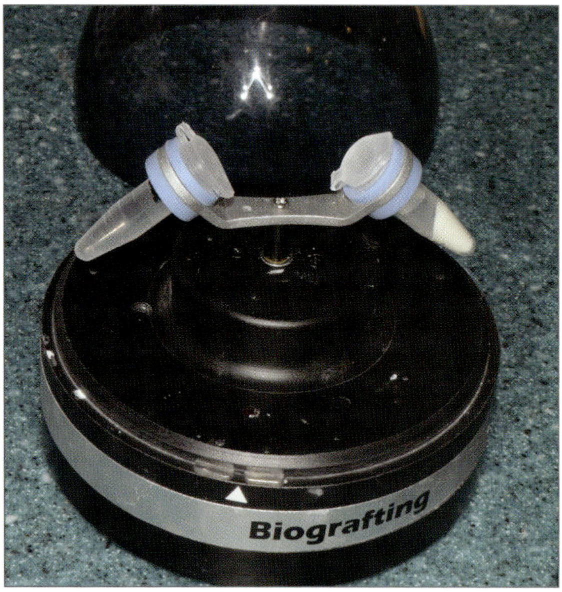

6) 여분의 증류수나 PBS 용액을 거즈와 면봉을 사용하여 수화된 OrthoMTA가 putty 정도의 점도를 나타낼때까지 물을 제거한다.

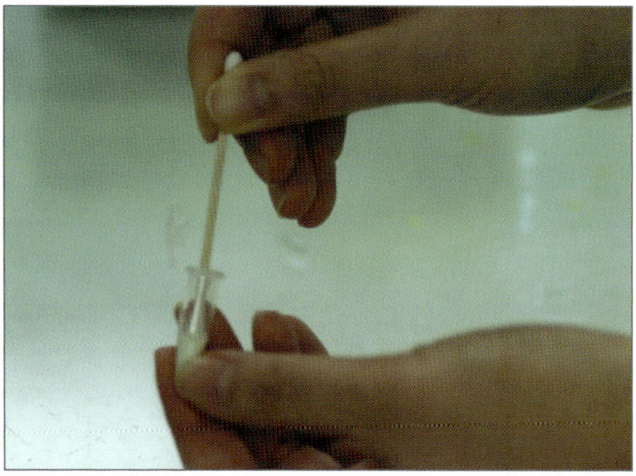

7) 수화된 OrthoMTA를 OrthoMTA Carrier의 니들 내부로 살짝살짝 밀어 넣는다.

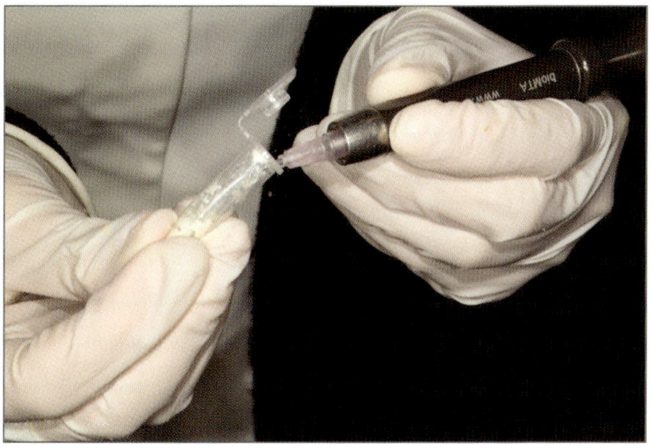

8) OrthoMTA Carrier로 OrthoMTA를 근관 입구로 주입한다.

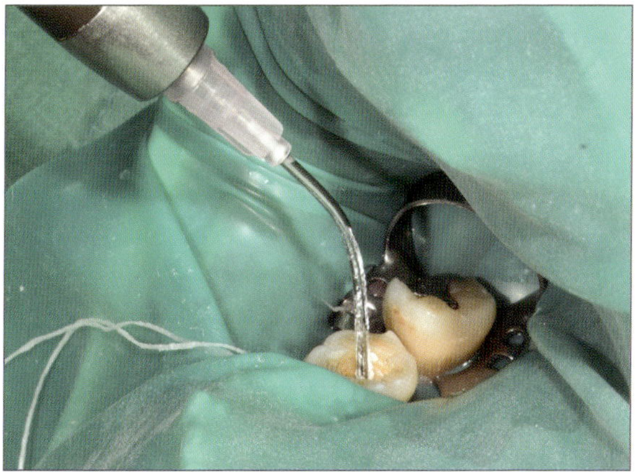

9) OrthoMTA Pluger로 OrthoMTA를 근관 내부로 가볍게 밀어 넣는다.

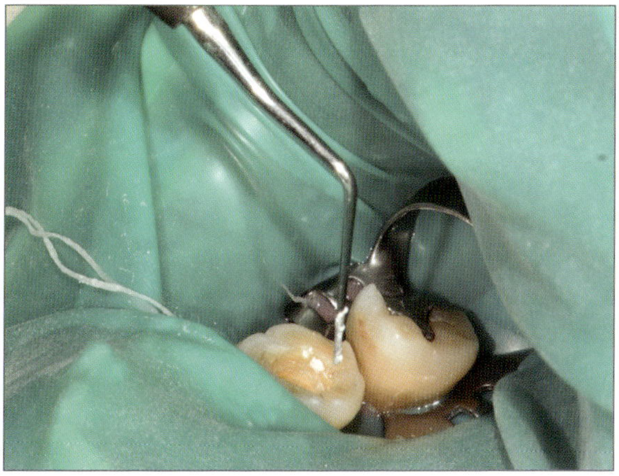

10) OrthoMTA Spreader로 OrthoMTA를 근관벽에 밀어 넣으면서 OrthoMTA Condenser가 근관장 길이까지 들어갈 통로를 확보한다.

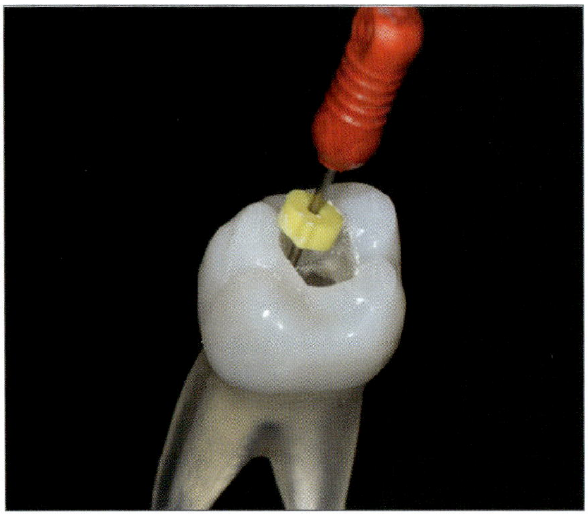

11) OrthoMTA Condenser를 근관장 길이까지 도달할 때 까지 부드럽게 밀어 넣는다.

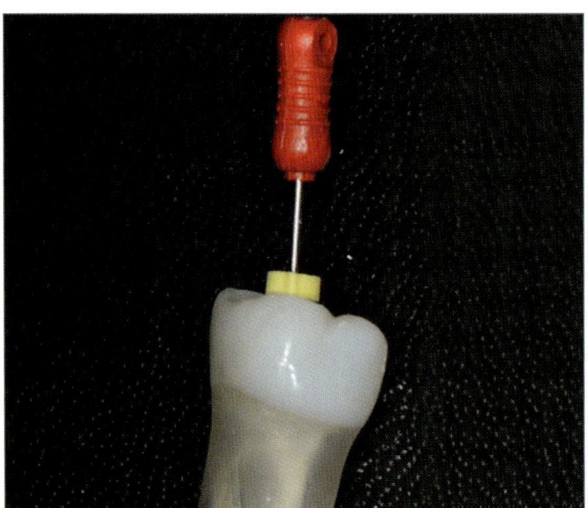

12) 소독된 OrthoMTA Condenser을 사용하여 근관충전의 준비를 한다. 이때 최종적으로 근관확대에 사용된 파일보다 한단계 가는 Condenser를 사용 한다. 최종 확대 파일이 .04인 경우 .02 기울기의 Condenser을 사용한다.

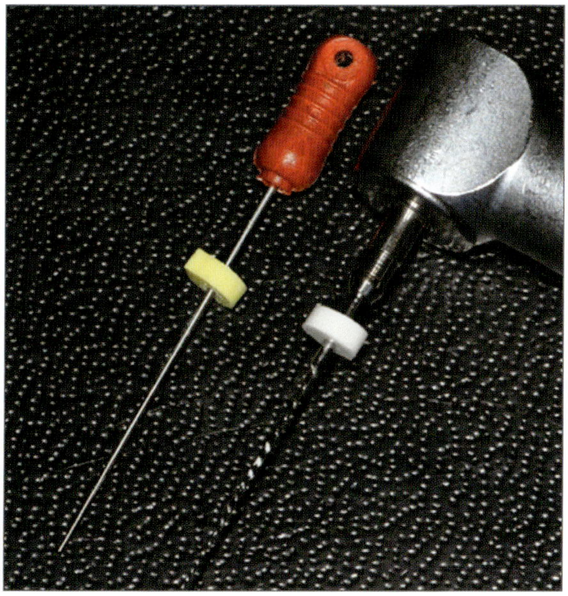

13) OrthoMTA를 근관장 보다 0.5mm 짧게 후퇴시킨다. OrthoMTA가 치근단공을 넘어가는 것을 방지하면서 적절한 Apical Plug를 형성하기 위해서이다.

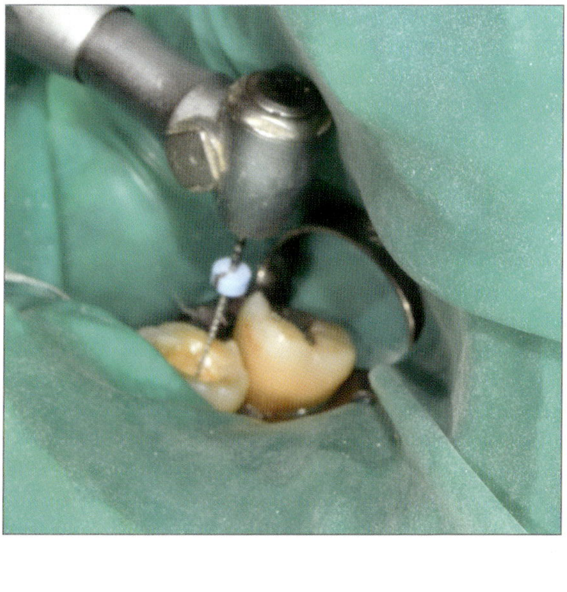

14) 유리판을 두드리는 느낌과 동시에 치관방향으로 밀리는 느낌이 나면 성공적으로 Apical Plug가 형성된 것이다.

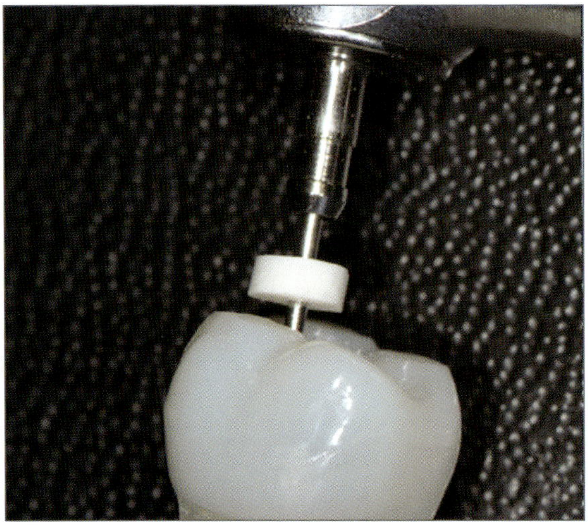

15) 계속하여 16:1 감속 앵글을 사용하여 분당 150-300rpm으로 근관충전재를 다져넣는다. 이때 고정된 위치로 계속 회전시킬 경우 과열이 될 수 있으므로 주의를 요한다.

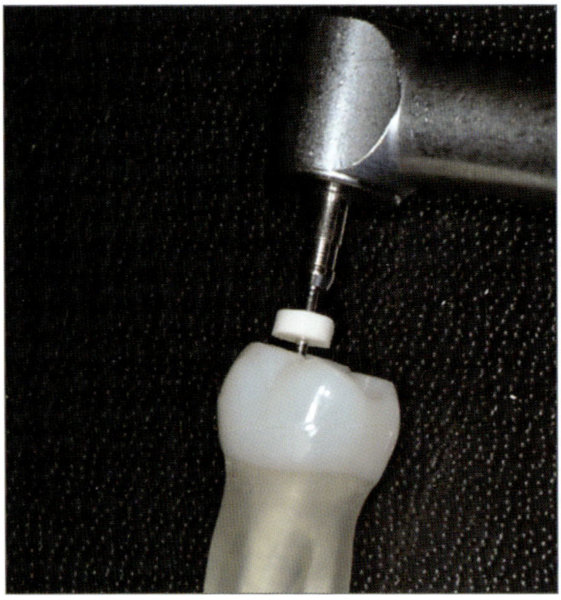

16) Plugger로 근관입구의 OrthoMTA를 근관내로 밀어 넣는다.

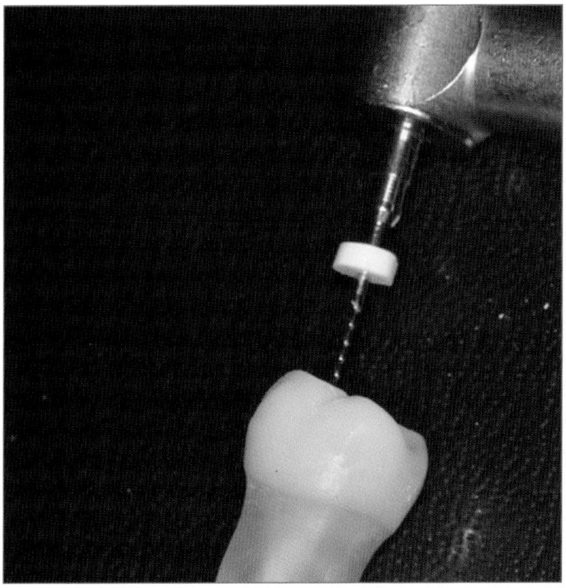

17) OrthoMTA로 근관 충전 직 후 Post를 세울 수도 있다.

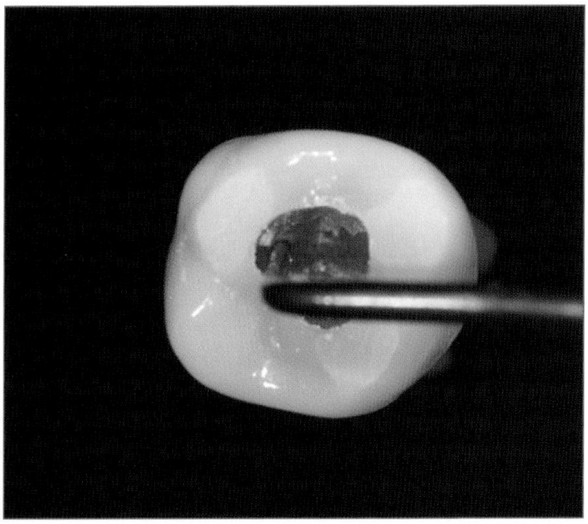

7. 치근단 절제술

- 근첨을 절제하고 인접한 치근단 조직을 소파하는 술식이다.
- 근첨을 삭제하지 않고 연조직만을 제거하는 경우에는 치근단 소파술(periapical curettage) 이라고 한다.

1) 적응증

① 새 근관치료를 했는데도 치근단 염증이 치유되지 않은 경우
② 치근단에 심한 만곡으로 인한 저충전이나 제거할 수 없는 과충전이 있는 경우
③ 근관이 심하게 석회화 되어 탐색중 치근천공의 위험에 있을 때
④ 제거할 수 없는 포스트가 장착되어 있을 때
⑤ 기구의 파절이 발생하여 제거가 안될때

2) 치료과정

마취 (ample 3~4개 정도 준비하기)
판막의 설계
치근단의 확인 및 소파
- 치근단 절제
- 역충전 와동형성
- 치근단 역 충전
- 지혈 및 골 처치
- 봉합 및 후처치

3) 치근단 절제술시 사용기구 및 재료

mirror 2개 / pincette / explorer / blade holder / #12blade / #15blade / periosteal elevator / surgical curette(#1-2, #11-12, #13-14)/ mosquito / needle holder / bone chisel / bone file / tissue forceps / 소공 / bowl / gauze / metal cup / metal tip2개 / 소독된 호일 / saline / 30cc syringe / surgical gloves / nylon silk / Buchanan condenser / plugger / retractor(#1 45도: 대구치, #2 90도: 전치부) / Ultrasonic Tip / micro mirror(CM-1: regular handle CM-6:large oval / chisel / bur / MTA / 보스민 / cotton pellet

MTA 혼합방법	1. 파우치를 개봉합니다. 2. 증류수가 들어있는 주사기를 준비합니다. 3. 파우더와 증류수 1~2방울을 혼합합니다. 4. 물기없이 퍽퍽할 정도로 혼합합니다.
MTA working time	5분
MTA setting time	4~6시간

※ 신경치료 후 주의사항 ※

1. 신경치료를 받으신 후 마취가 풀리면 치아에 통증을 느끼실 수 있습니다. 계속 통증이 있으시면 일단 진통제 등을 드셔도 무방하며, 그래도 계속 통증이 심하시면 예약 전에라도 치과에 반드시 다시 내원하시는 것이 좋습니다. 또한 신경치료 후 2-3일 간은 불편감이 지속될 수 있습니다.
2. 신경치료 후 임시로 채워 넣은 수복재는 임시재료입니다. 강도가 약하고 음식물을 드실 때 빠지거나 닳아서 파일 수 있습니다. 단단하거나 끈적한 음식물은 피하는 것이 좋습니다. 임시재료가 완전히 빠진 경우는, 치과에 내원하셔서 다시 봉해야 치료하는 부위를 보호할 수 있습니다.
3. 신경치료 하는 치아는 치아의 삭제량이 많고, 치아 내 치수나 혈관 들이 모두 제거된 상태입니다. 치아가 매우 약해져 있으므로, 딱딱한 음식물은 물론, 이전에 그냥 드시던 음식물로도 치아가 깨질 수 있습니다. 치료가 완전히 끝나서 이를 씌어주기 전까지는 반대편으로 식사하십시오.
4. 신경치료 후 입에서 약냄새가 나는 것을 느끼실 수 있는데, 이것은 신경치료를 완료하게 되면 사라지게 됩니다.
5. 신경치료한 치아는 깨지거나 쪼개지기 쉬우므로 치료 후에는 반드시 치아를 씌워서 보호해주어야 합니다.
6. 치아 내 해부학적 구조가 복잡하거나 어렵게 되어있는 경우, 통상적인 치료로는 완전한 신경치료의 효과를 얻기 어려운 경우가 있으며 이런 경우는 일단 통상적인 신경치료 후 치근단 수술 등의 추가적인 치료가 필요할 수도 있습니다.

근관치료 FAQ

•••• 신경치료 ••••

Q 신경치료는 몇 번이나 해야 하나요?

A 치료를 마치기까지는 시간이 많이 걸리고 치료과정 중 어느 정도 반응을 살펴야 하기 때문에 하루에 끝나는 경우가 거의 없습니다. 보통 3~4회, 경과가 좋지 않을 경우에는 5~6회 이상 치과에 방문하여 치료를 받게 되며 치료 중 약간의 통증을 느끼기도 합니다. 신경치료 도중 음식을 씹지 않도록 합니다. 그러나 신경치료를 하지 않았을 때 손상된 신경을 제거하지 않는 경우에는 통증이 심하게 일어나고, 치아와 주위 조직까지 감염이 일어나 치아를 뽑아야만 할 수 있으니 결과를 생각하면 꼭 필요한 치료입니다. 마음을 편하게 먹고 치료계획에 따라 신경치료를 받으시는 것이 좋겠습니다.

Q 신경치료한 이, 꼭 씌워야하나요?

A 신경치료된 치아는 치아내의 신경이 없어 혈액 및 수분, 영양분을 공급받지 못하여 치아가 약해집니다. 따라서 충격이 가해지면 치아가 금이 가거나 깨질 수 있으므로 치아 속의 신경조직은 치아내부로부터 수분 및 영양공급을 담당하고 있는데 신경치료 후에는 이런 역할을 담당할 조직이 제거된 상태이므로 치아는 전체적으로 물기를 잃은 파삭파삭한 상태로 됩니다. 이런 상태에서 잘 못 씹으면 치아는 쉽게 깨져나가겠죠? 이런 이유들 때문에 신경치료를 받은 치아는 반드시 씌어주어야 합니다. 이를 씌어주는 것까지가 신경치료의 완결점입니다.

Q 금니로 부분적으로 덮어 씌운게 아파요. 괜찮은가요?

A 금은 열전도율이 높기 때문에 처음에는 너무 찬 음식이나 뜨거운 음식을 드시면 시릴 수 있습니다. 만약 시간이 경과 했는데도 시린 증상이 지속적으로 없어지지 않으시면 충치부위가 깊어서 신경치료를 하시고 보철을 하실 수도 있기 때문에 병원으로 내원해주세요.

제6장 치과보철과학

제6장. 치과보철과학

1. 보철치료

부족한 것을 보충하여 철함 이라는 뜻으로 보철치료는 충치나 잇몸질환으로 손상되거나 빠진 치아를 회복시켜주는 다양한 치료를 말한다, 치과에서 흔히 씌웠다고 하는 치료들이 바로 치과 보철치료에 해당한다.

2. 보철의 종류

① 크라운 : 심한 충치로 신경치료를 받거나 외상으로 인해 치질의 손실이 큰 경우 치아의 모든 면을 삭제하여 금속주조체로 치아 전체를 둘러싸 치아의 형태와 기능을 회복하도록 하는 보철물을 말한다.

② 브릿지 : 상실된 치아의 주변치아를 이용해 인공치아를 만들어 연결해 주는 치료이다, 빠진 치아의 자리를 메꿔주기 위해 빠진 치아 좌우의 치아를 삭제, 이것을 다리처럼 이용하여 빠진 부분의 치아를 인공적으로 만들어주는 것이다. 건강한 주변 치아를 깎아야 하는 단점이 있다.

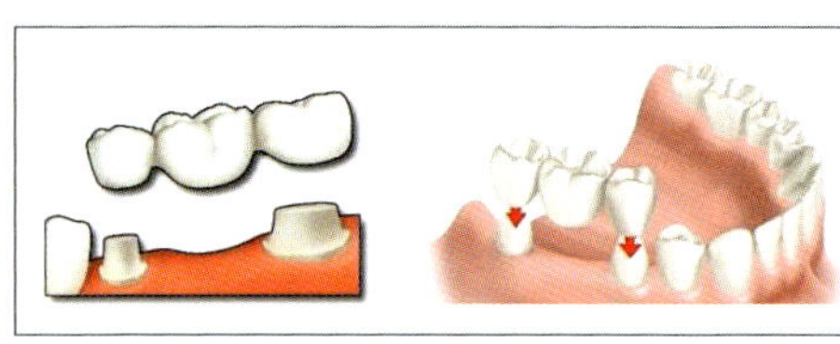

1) 골드 크라운

금은 강도가 자연치아와 비슷하고, 인체에 무해하며 부식이 되지 않으므로 최고의 치과재료로 인정받고 있으나 외관상 좋지 못하는 단점이 있으므로 어금니 쪽 치료에 주로 사용된다.

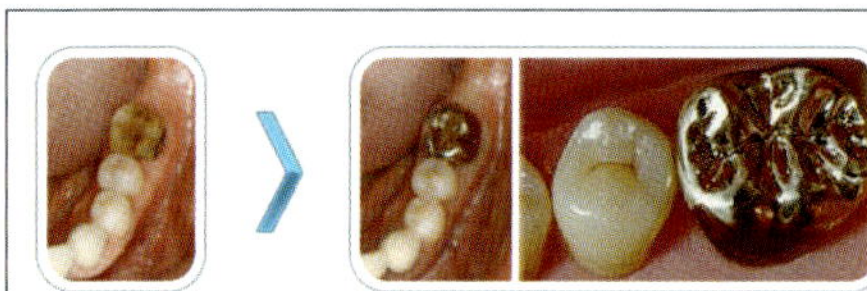

〈치료 전〉 〈치료 후〉

2) 인레이

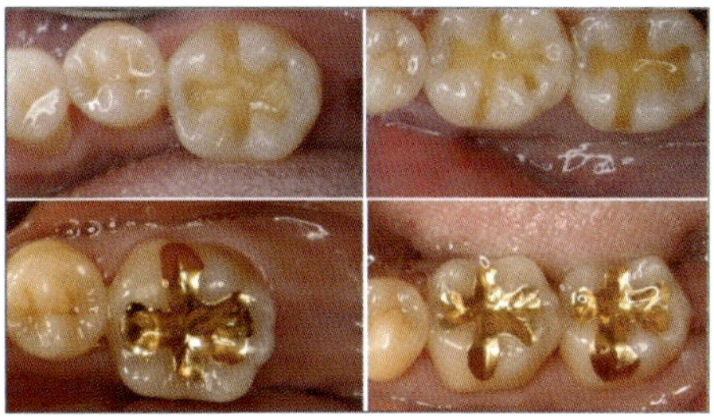

충치 치료 후 제거된 부위에 레진, 금, 세라믹 등의 보철 재료로 충전하는 치료 방법이다.

(1) **금 인레이** : 강도가 우수하므로 교합력이 센 구치부(어금니)에 충치가 생긴 경우와 인접면에 발생한 충치에 많이 사용한다. 충치를 제거하고 인상채득 후 기공과정을 거쳐 치아에 접합하므로 2회 정도 내원하여야 한다.

(2) **레진 인레이** : 기존의 복합 레진 수복 충전에 비해 강도가 강하고 더욱 정밀한 변연 적합도를 보인다.

3) PFM

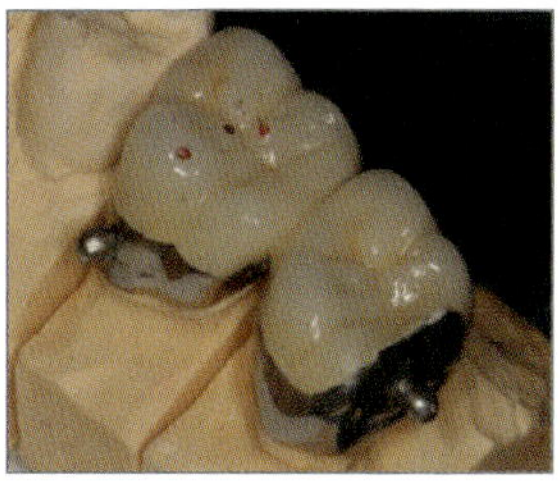

심미적이며 가격이 저렴하지만 치아 삭제량이 많고 보철물의 치은경계부의 색이 부조화가 생길 수 있는 단점이 있으며 교합력을 적게 받는 전치나 심미성을 중요시 여기는 부위에 사용하는 보철이다.

4) 지르코니아

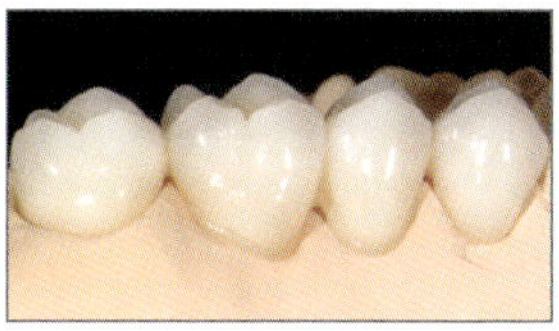

지르코니아는 인조도자기로서 단단하면서도 자연치아에 가깝다는 큰 장점을 갖고 있으며

생체적합성이 높아 염증이나 알러지를 유발하지 않고, 보철물이 탁하게 보이는 현상이 없어 심미성이 높다.

3. 보철 치료 과정

1) 병력 청취 : 환자와 대화, 설문을 통하여 건강상태 검사한 후 의무기록지에 자세히 기록한다.

2) 지대치 형성

(1) 국소 마취제로 해당 치아를 마취한다.

(2) 자연치아보다 크기가 더 커져서는 안 되므로 금속이 들어갈 양 만큼 지대치의 건전한 법랑질과 상아질의 일부를 삭제 한다.

(3) 마찰열을 줄이기 위하여 절삭효율이 높은 bur를 사용하고, 삭제부위에 냉각수를 충분히 뿌린다.

(4) 치아삭제 시 파편이 눈으로 들어가는 것을 막기 위해 보안경을 착용하는 것이 좋다. 좋은 시야와 술자의 피로를 줄이기 위하여 가끔 환자와 술자의 위치를 변화 시키는 것이 필요하다.

3) 지대축조(post & core)

치관부를 보강하기 위해 치근에 고정부를 심어주고(post) 치질을 보강하기 위한 형태를 부여하는 것을(core) 지대 축조라고 한다.

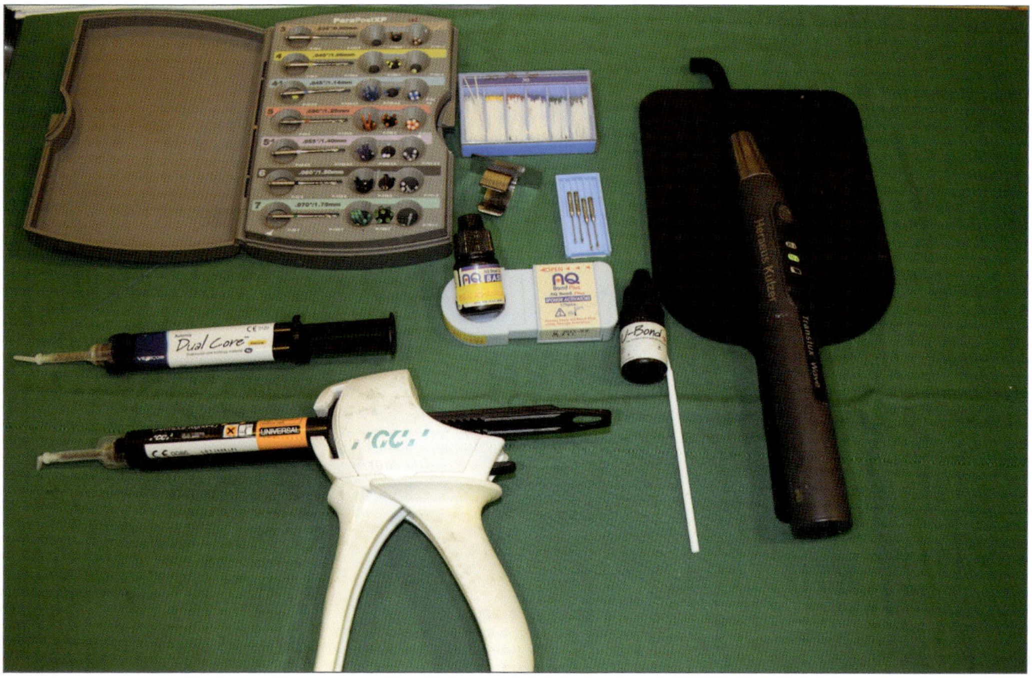

Post & core를 위한 준비 1. post 2. Low speed contra angle 3. Gate-gridden drill 4. bonding agent 5. micro brush 6. core resin 7. curing light 8. shield 9. ruler 10. paper point

※ 신경치료 후 포스트, 코어를 왜 꼭 해야만 하나요?

신경치료 시 치아의 머리 부분은 많이 약해져있는데, 보통 충치가 많이 진행되어 신경치료를 들어가는 경우에는 치질이 남아 있는 부위가 얼마 없기 때문에 더욱더 약해져 있습니다. 치질이 얼마 남아 있지 않은 상태에서 그냥 씌우시게 되면 강도가 약하여 안에서 파절되기 쉽고, 보철물의 유지력이 부족하여 쉽게 탈락될 수 있습니다.

이런 경우 조금 더 보철물을 튼튼하게 유지하며, 치아 머리 부분을 좀 더 보강하기 위해서 포스트와 코어가 필요합니다. 여기서 코어의 역할은 신경치료를 받거나 충치를 제거한 부위의 텅 빈 공간을 그냥 놔두고 씌울 수는 없기 때문에 아말감, 레진 등의 재료를 사용하여 인위적으로 치아의 머리 부분을 만들어 재현시켜 줍니다.

포스트는 치아의 양이 얼마 남아 있지 않은 경우 뿌리에 뼈대를 세워 코어를 유지할 수 있도록 잡아주는 역할을 합니다. 이런 형태의 포스트와 코어의 치료는 자연치를 뽑지 않고 살리기 위한 최후의 치료 방법입니다.

4) 치은압배

지대치 인상채득 시 치경부 변연부의 마무리 선을 정확히 인기하여 수복물의 변연 적합도를 증가시키기 위해 인상채득 전 치은을 일시적으로 퇴축시키는 치은압배가 필요 하다.

(1) 시술부위를 건조 시킨다
(2) Cord를 5cm 정도 자른 후 치아를 감싼다.
(3) 근심면에서 시작해서 원심 측으로 cord를 압배한다.
(4) 남은 cord를 자르고 끝 부위는 cord를 약간 겹치게 한다.
(5) 치은열구(gingival sulcus)에 인상재를 주입한다.

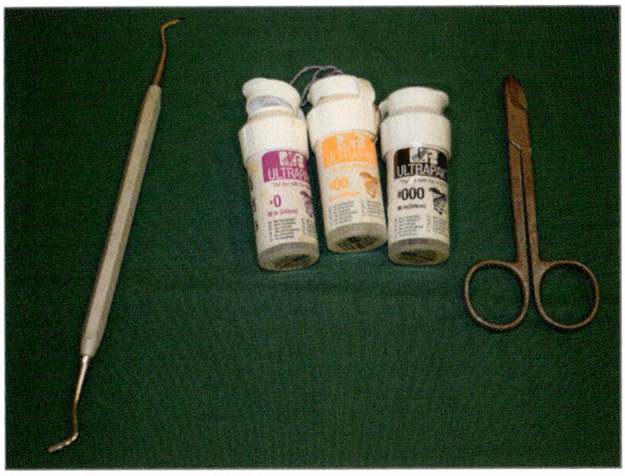

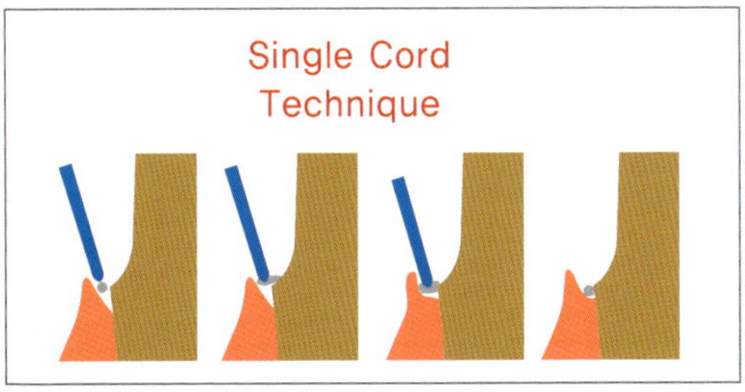

기구의 삽입로와 코드의 삽입위치

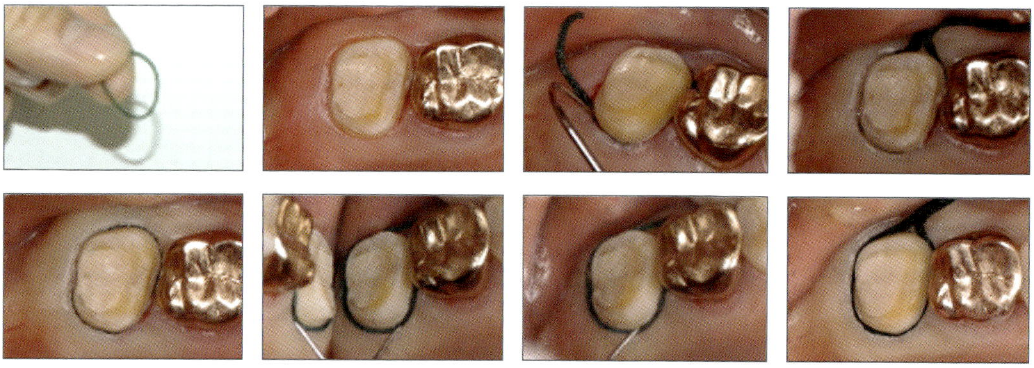

Double cord technique

주의사항

- Cord 삽입후 가능한 빨리 인상을 채득한다.
- Cord 삽입후 20분이 지난이후부터는 치은의 영구 퇴축이 일어나므로 시간이 지연되는 것을 가능한 최소로 해야 한다.

5) 인상채득

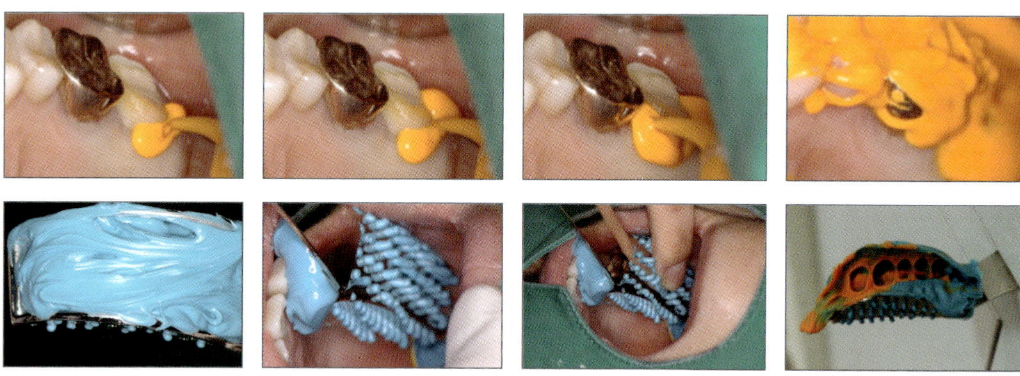

인상채득의 과정

(1) 치아와 마진부위를 완전히 건조시켜야 한다

수분, 타액, 혈액이 있으면 인상재를 밀어내어서 정확한 인상을 채득 할 수 없다.

(2) 기포가 생기지 않도록 인상을 채득해야 한다.

기포를 피하려면 한방향에서 시작해서 중간에 기포가 들어갈 수 없게 인상재가 치면을 순차적으로 흘러가듯이 주입해야 한다.

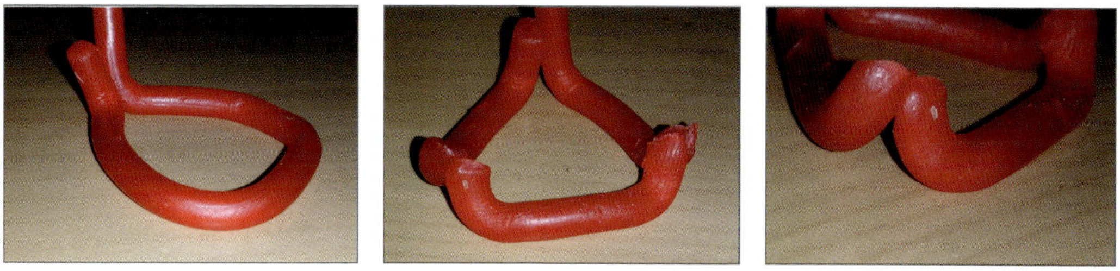

인상재를 왁스로 표현해 본 모식도로서 처음 사진처럼 인상채득면에 인상재를 지속적으로 흐르듯이 작용해 주이야 하며 중간에 떼었다가 다시 주입하면 그 부위에 기포가 발생될 수 있으므로 공기가 틈타지 않게 시린지 팁이 떨어지지 않고 인생재가 인상재 를 밀어내며 흐르듯이 연속되어 주입할 수 있도록 하여 기포 발생을 방지해야한다.

6) 임시치관

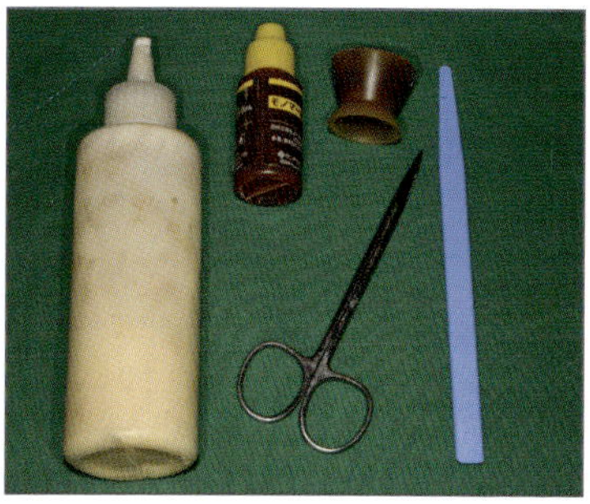

지대치 형성이 된 치아는 대합치아 및 인접치아와의 접촉관계를 상실하게 되어 최종 보철물이 완성되어 장착하기까지 그대로 방치할 경우 치아가 이동하여 crown을 장착 시 잘 맞지 않게 된다. 특히 전치부의 경우는 발음과 심미적인 이유로 지대치 형성 후 crown 이 장착 될 때까지 임시치를 장착하여 형태와 기능을 유지하도록 해야 한다.

※ 임시치아의 기능

(1) 형성 치아의 치수 보호 및 진정

(2) 지대치의 평행성 진단

(3) 결손 치아의 즉시보철

(4) 지대치의 이동 방치

(5) 심미성의 응급적인 개선

(6) 치주조직의 건강회복을 위한 환경개선

(7) 구강 청소 평가와 청소하기 쉬운 환경 만들기

(8) 치주치료를 할 때 시야를 확보할 수 있으며, 치주 외과 치료시 작업도 유리하다

(9) 치주치료 시 pack의 유지원

(10) 치주치료 기간 중 치아의 동요고정

(11) 교정장치의 고정원

(12) 최종 보철물 제작에 앞선 교합의 확립과 평가

(13) 교합고경, 발음, 저작기능의 평가

(14) 의심스러운 지대치의 예후평가

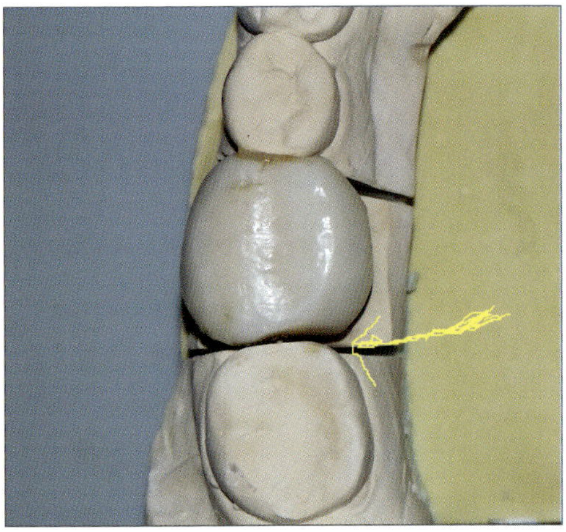

임시치아에서 컨택이 떨어져있으면 후방치아가 전진하여 최종보철물의 컨택이 맞지 않을 수 있다.

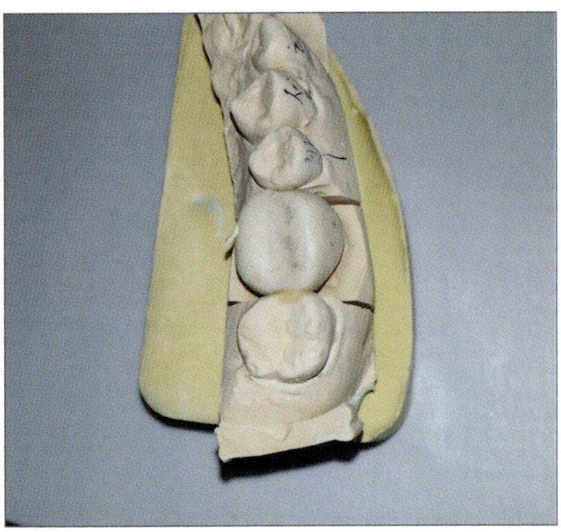

임시치아의 교합이 되지않으면 치아가 상하방향으로 움직일 수 있다

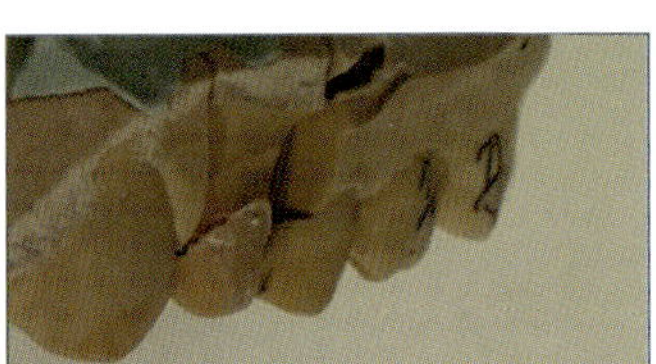
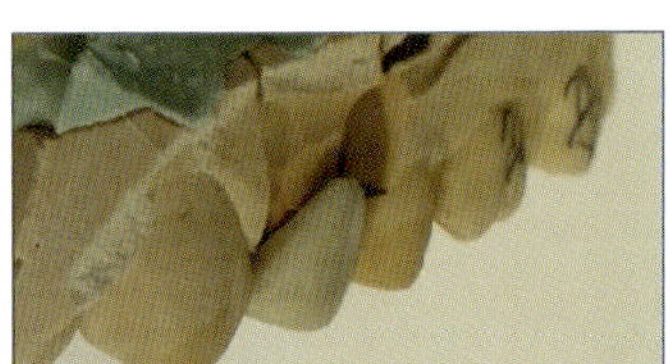
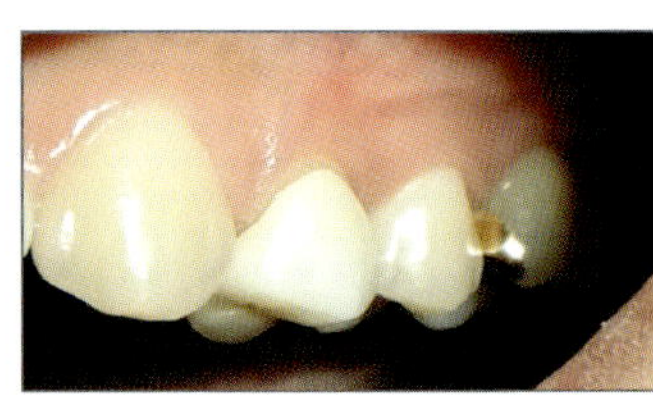

전치부에서 임시치아의 마진이 과도히 마진보다 길어지면 치은 퇴축을 유발하여 최종보철물에서 치은이 멀어지는 현상이 나타난다.

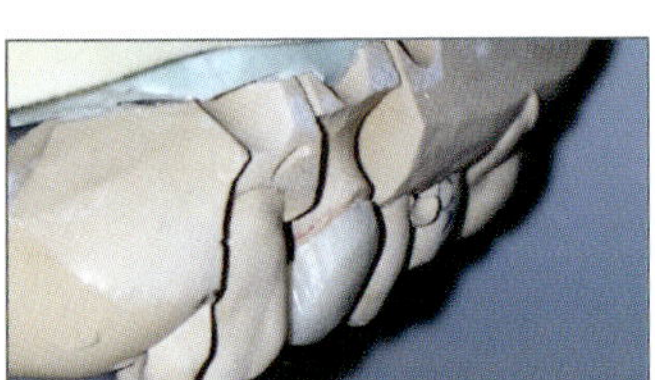
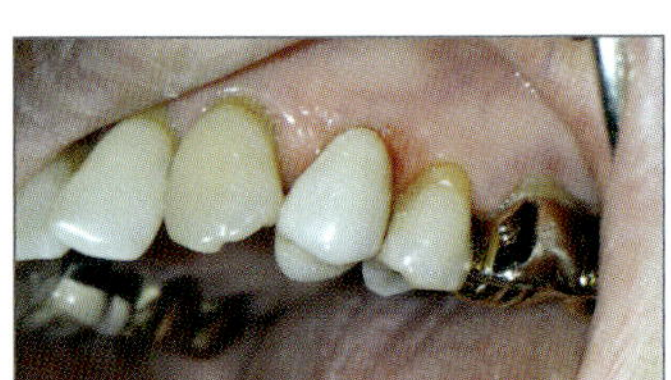

전치부 치관에서는 치은의 보호를 위하여 마진을 정확히 또는 살짝 짧게 위치시킨다.

7) 시험적합, 조정, 접착

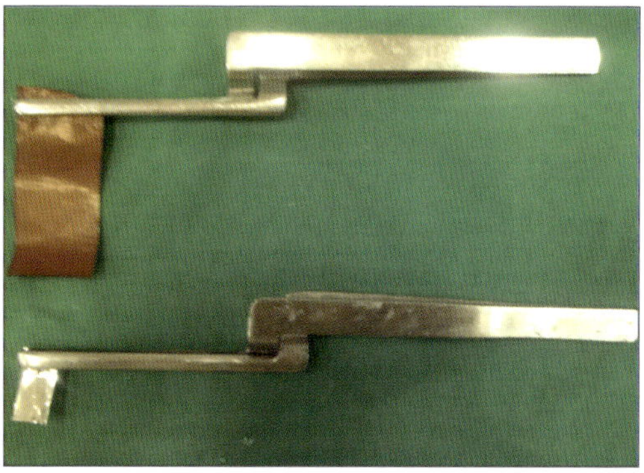

기공과정이 완료된 전부 금속관을 지대치에 접착하기 전 인접접촉, 변연 적합도, 안정성, 내부 적합성, 외형 교합 표면 마무리 상태를 충분히 검토한 후에 조정하며 시적 한다.

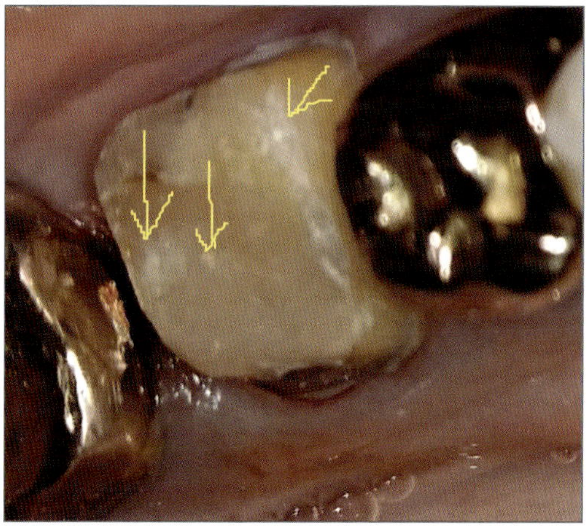

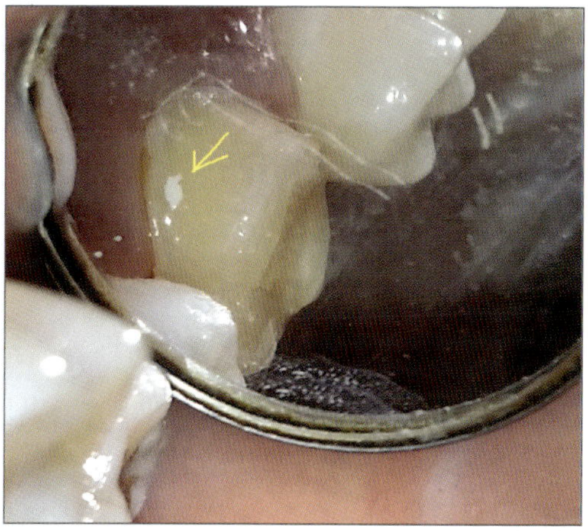

치면에 남은 작은 양의 임시 시멘트도 철저히 제거하고 최종물을 적합해보아야 보철물의 교합에 영향을 주지 않는다.

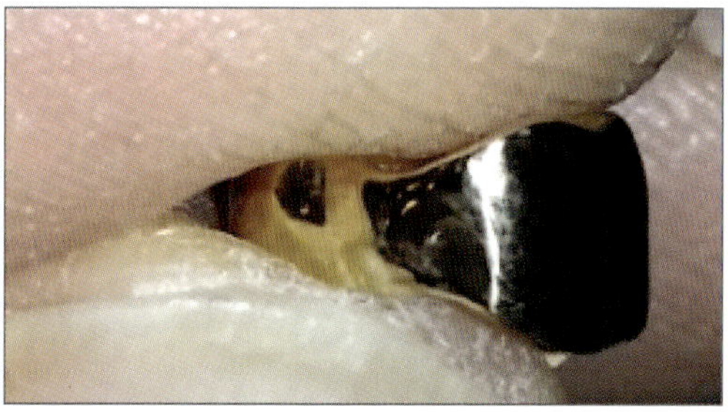

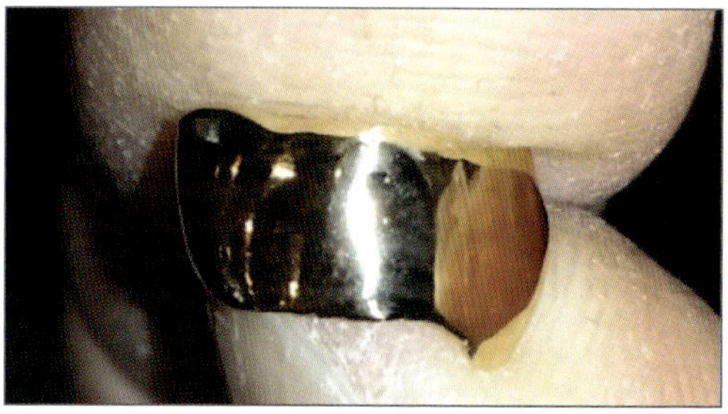

보철물의 표면은 거울 같이 반짝거려야한다. 스크레치가 남아 있으면 플라그가 침착되는 빌미를 주는 것이므로 치아와 치주건강에 악영향을 미치므로 정성을 다해서 polishing을 해주어야 한다.

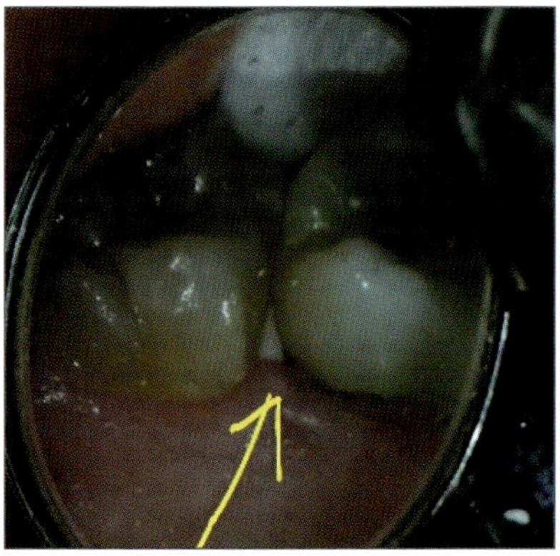 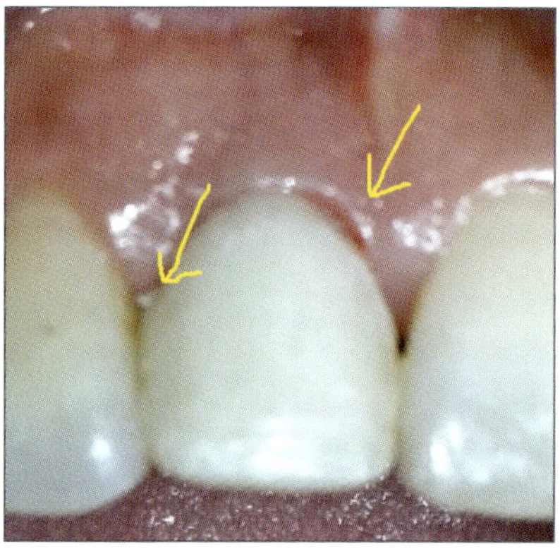

※ 중요 : 보철물에 잉여 시멘트가 남아 있는 것은 환자에게는 재앙이다. 이 시멘트는 수년 동안 극심한 치주염을 일으켜서 골소실을 동반한 치아의 발치까지 이르게 할 수도 있다. 아무리 잘 만들어진 보철물이라도 잉여시멘트의 잔존은 보철의 실패를초래하는 것이다. 시멘트의 확실한 제거는 우리의 사명이다.

4. 크라운 치료 과정

1) 구강검진 – 오래된 보철물로 잇몸퇴축과 치아 우식, 잇몸색의 변화로 보철물 교체 필요
2) 진단모형 제작 – 보철물 완성 시 형태를 모형 상에 미리 재현하여 상담, 계획 설정
   ※ 진단모형(진단 Wax up) 제작의 특징
   – 환자가 원하는 최종 결과물에 대하여 사전에 시뮬레이션을 통하여 보철물의 정밀도를 높이고 또한, 치료 후 결과를 미리 확인할 수 있다.
3) 치아삭제 - 우식부위 제거 및 치아길이 보완하여 인상채득 준비
   ※ 코드 : 1차 코드 : (#00) 2차 코드 : (#1)
4) 임시치아장착 – 인상채득 후 임시치아제작하여 일상생활의 불편함 해소
5) 보철물 제작 및 장착 – 완성된 올세라믹 크라운 장착

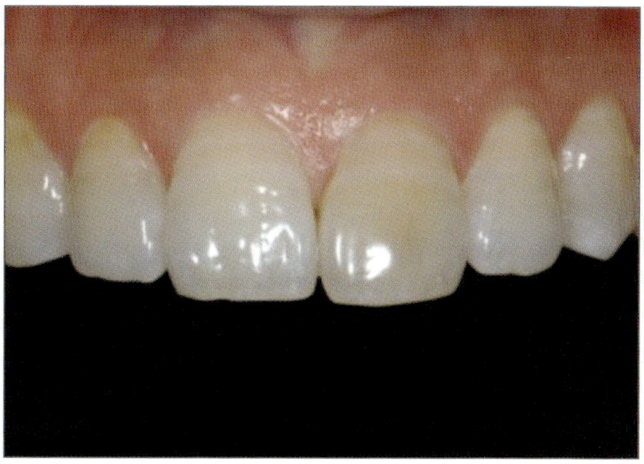

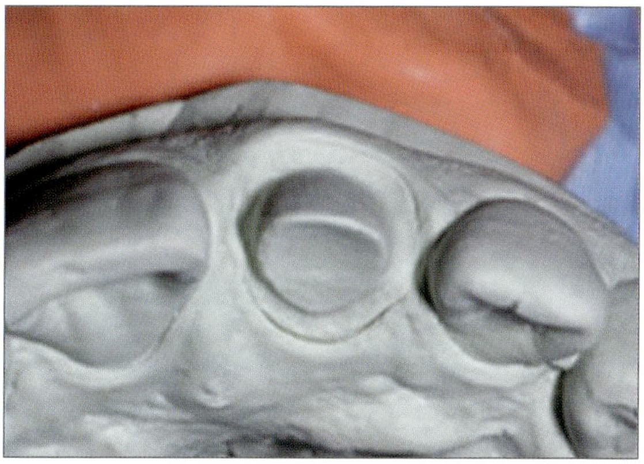

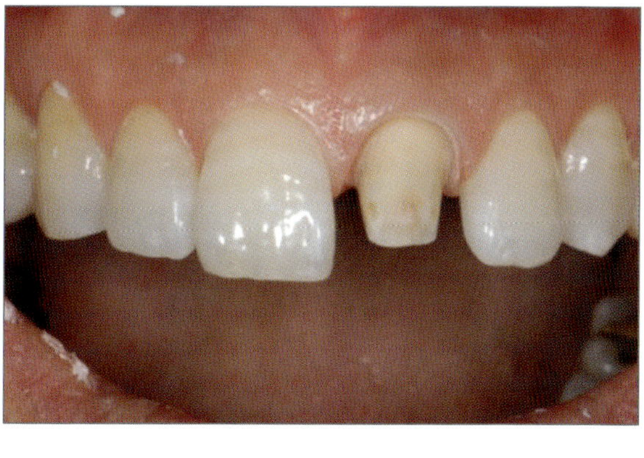

5. 라미네이트

1) 라미네이트의 특징

"얇은 판을 씌우다"라는 의미로 인조 손톱의 개념과 유사하다. 즉, 원하는 모양과 색깔 형태의 치아 모양 세라믹 박편을 치아 표면에 부착시킴으로서 손상되거나 변형, 변색된 앞니를 정상적인 모습으로 복원하는 시술이다. 치아의 삭제량이 거의 없는 보존적 치료이며, 원하는 모양과 색을 부여할 수 있어 매우 심미적인 치아성형 방법이다.

2) 라미네이트 적응증

- 전치부 치간이개인 경우
- 치아가 변색된 경우
- 전치부가 파절되거나 떨어져 나간 경우
- 총생인 경우
- 치아 크기가 다른 경우
- 전치부 모양이 이상한 경우

3) 라미네이트 장점

- 최소한의 치질만을 삭제(0.5~0.7mm)
- 색상과 모양이 거의 자연치아에 가까워 심미적으로 매우 우수
- 우수한 마모 저항성
- 교합접촉 관계를 변경시킬 필요가 없다.
- 정밀하게 시술되고 고통이 적다.
- 치주 조직과의 생체 친화성을 얻을 수 있다.
- 치질보존과 치수보호를 한다.

4) 라미네이트 술식

(1) **구강 사진 촬영 및 상담** – 시술 전 구강 사진 촬영과 진단을 한 후 치료 요구사항을 상담

(2) **알지네이트로 인상 뜨기** – 치아의 인상을 떠서 치료 후의 상태를 재현하여 환자와 치료과정을 상담

(3) **진단 wax-up 과정** – 치료를 결정하기 위해 진단하여 예상되는 결과를 보고 최종적으로 치료를 결정함

(4) **치아 최소 삭제** – 치아표면을 0.5~0.7mm 얇게 삭제하고 치아 삭제 전후 사진을 비교

하여 환자에게 최소 삭제량을 확인시켜 드린다. 시술 후 자연치아와 구분되지 않는다는 장점이 있고, 변색되거나 원하는 크기나 모양으로 가장 자연치아와 흡사한 모양을 만들 수 있다.

→ 기본기구, 라미네이트 bur kit, 네임펜 준비

(5) **치아의 색상보기** – 아름다움과 조화롭게 만들 수 있도록 여러 가지 색상을 대조하여 원하는 색상을 촬영한 후 기록한다.

(6) **임시치아 부착** – 인상을 채득한 후 제작된 임시치아를 구강 내 부착(보철물 부착까지 6~7일 소요)

(7) **보철물 부착** – 일주일 후 치과용 접착제(etching, primer, bond, monobond, variolink를 준비)로 보철물을 부착한다(자연스럽고 아름다운 심미성을 부여할 수 있으며 잇몸이 검게 변하는 염려가 없다).

5) 라미네이트 치료 과정

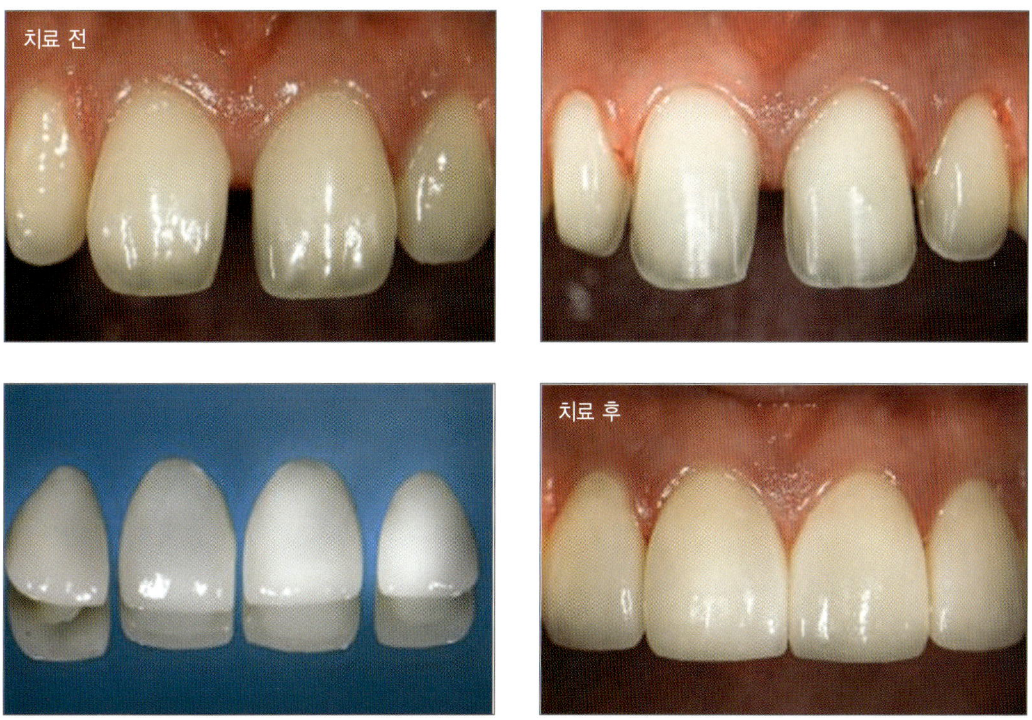

(1) **구강검진** – 치간 사이의 공간과 치아 크기의 보정 필요

(2) **진단모형 제작 및 상담** – 보철물 완성 시 형태를 모형 상에 미리 재현하여 상담, 계획

※ 진단모형(Wax-up) 제작의 특징

- 환자가 원하는 최종 결과물에 대하여 사전에 시뮬레이션을 통하여 보철물의 정밀도를 높이고 또한, 치료 후 결과를 미리 확인할 수 있다.

(3) **진단모형 제작 및 상담** - 보철물 완성 시 형태를 모형 상에 미리 재현하여 상담, 계획

※ 진단모형(진단Wax-up) 제작의 장점

- 환자가 원하는 최종 결과물에 대하여 사전에 시뮬레이션을 통한 충분한 상담에 의하여 치료완료 후 높은 만족도를 얻을 수 있다.

(4) **치아삭제 및 인상채득** - 치료의 특성상 치아의 뒷면은 삭제하지 않는다(코드:#000).

(5) **라미네이트 제작**

(6) **라미네이트 접착**

6. 부분틀니 제작 과정

(1) **지대치 형성과 인상채득** - 부분 틀니를 지지할 보철물 형성 위하여 치아삭제 후 인상채득

(2) **지대치 제작 위한 교합채득 및 악간관계 기록** - 지대치 제작을 위하여 환자의 상, 하악간의 높이와 교합측정

(3) **지대치 보철물 시적** - 부분틀니를 지지할 보철물 시적

(4) **틀니 제작을 위한 인상채득** - 부분틀니 제작을 위한 최종 인상채득

(5) **부분틀니 금속틀 시적** - 부분틀니의 금속들을 구강 내에 미리 시적하여 검사한다.

(6) **교합채득 및 악간관계 기록** - 부분틀니 제작을 위하여 환자의 상, 하악 간의 높이와 교합측정

(7) **부분틀니 완성 및 지대치 보철물 부분 영구장착** - 부분틀니를 지지할 보철물의 영구장착과 부분틀니 장착

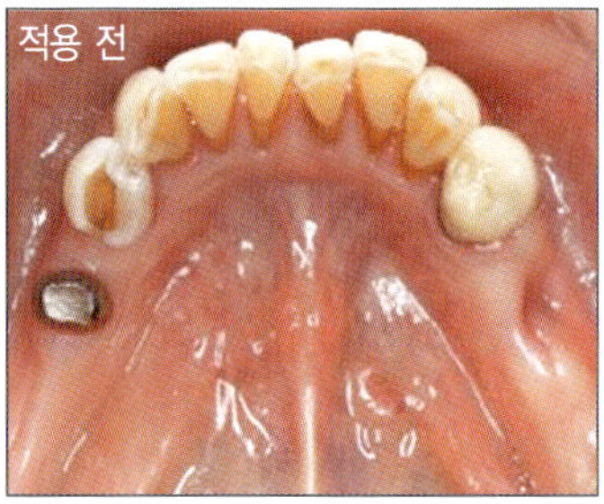
적용 전

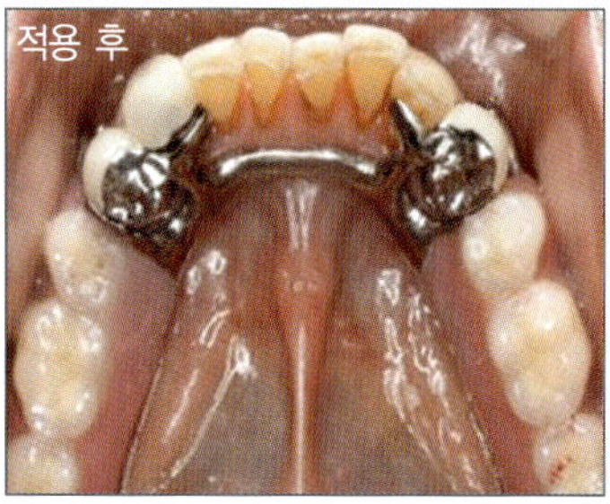
적용 후

7. 전체 틀니 제작 과정

(1) 구강검진 및 치료계획 수립 - 치조골과 잇몸의 상태 확인
(2) 개인 트레이를 위한 알지네이트 인상 및 개인트레이 제작
(3) 틀니 제작을 위한 인상채득(최종인상) - 개인 트레이를 이용하여 틀니 제작을 위한 최종 인상채득
(4) 교합채즉 및 악간관계 기록 - 틀니제작을 위하여 환자의 상, 하악 간의 높이를 기록
(5) 인공치아 배열상태 확인 - 인공치아를 배열하여 상, 하악 간의 높이, 외모, 형태 수정
(6) 전체틀니 완성 - 완성된 틀니를 장착한다.

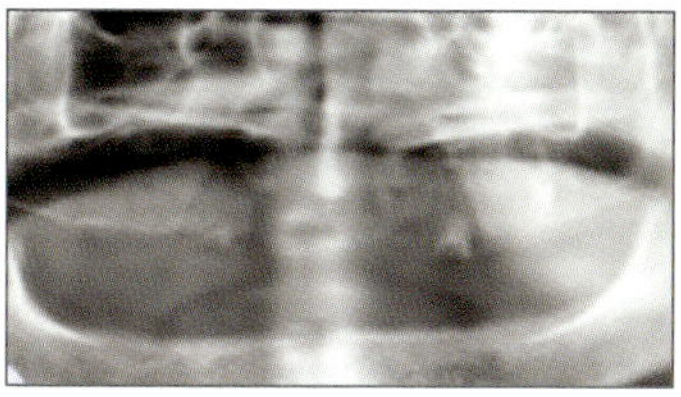
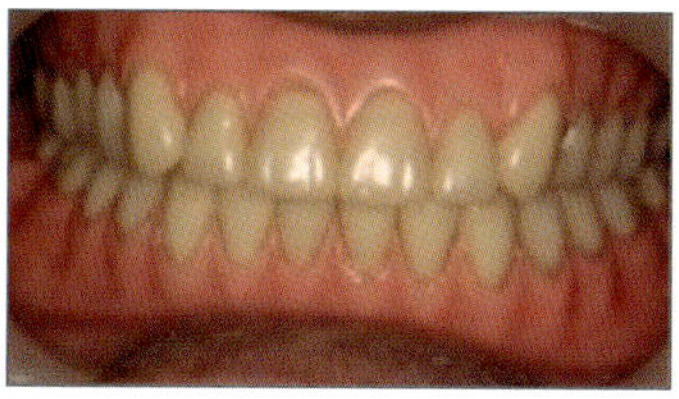

8. 자석 틀니

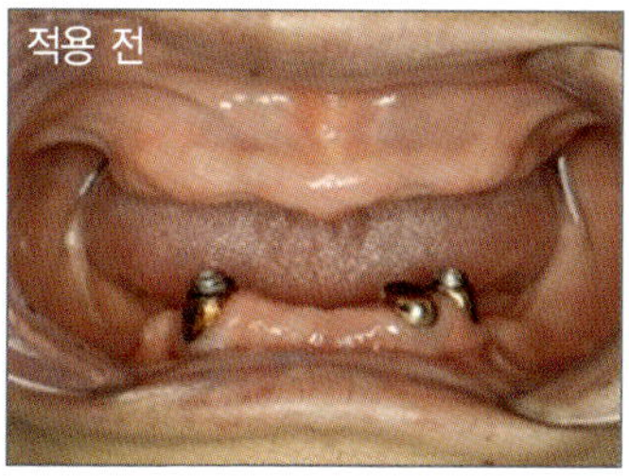

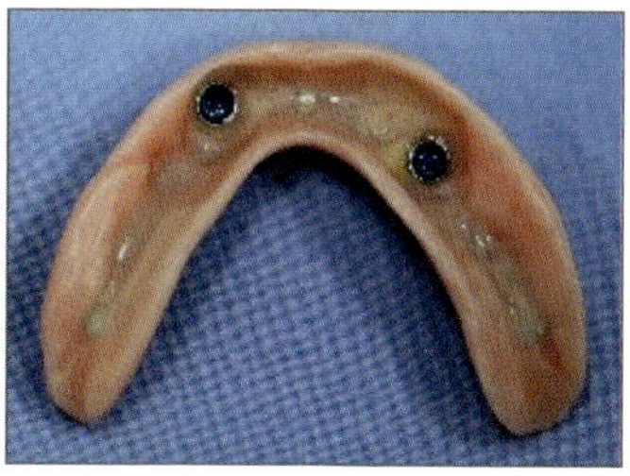
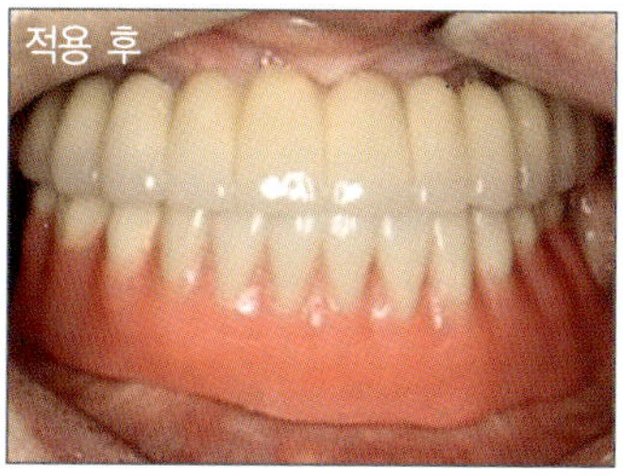

틀니사용 시 주의사항

- 처음 의치를 끼시면 잇몸에 상처가 생기고 아픈 경우가 많습니다. 심한 경우에는 의치를 빼고 계셔도 좋지만, 치과에 내원하시기 4시간 전에는 다시 끼고 오셔야 어느 부위가 아픈가를 정확히 알 수 있습니다. 어떤 경우에도 환자 자신이 도구를 이용하여 의치를 갈아내는 일이 없도록 해야 합니다.
- 처음에는 의치를 끼신 모습이 어색하게 보이더라도 시간이 지나면 점점 더 자연스럽게 보입니다. 발음이 잘 안될 때에는 책이나 신문 등을 크게 소리내어 천천히 연습하시면 대부분 수 주일내에 좋아집니다.
- 새 의치로 음식을 제대로 씹으시려면 1~6개월이 걸립니다. 딱딱한 음식은 잘게 썰어서 좌우 양쪽 골고루 천천히 씹어야 합니다. 앞니로는 음식을 자르거나 씹지 않으시도록 주의하십시오. 앞니로 음식을 자르시면 의치가 떨어지거나 잇몸이 빨리 흡수되어 나빠지기 때문이다.
- 밤에 주무실 때는 의치를 빼서 물이 담긴 그릇에 보관해 두었다가 아침에 다시 끼시는 것이 좋습니다. 잇몸도 휴식을 필요로 하기 때문입니다.
- 아래틀니를 처음 끼시고 지내시다 보면 목이 아플 경우도 있습니다. 곧 해결될 수 있으니 바로 치과로 연락하시고 방문하시기 바랍니다.
- 자연치아와 마찬가지로 의치도 깨끗이 보존하여 착색이나 음식물 침착이 안 되도록 해야겠습니다. 하루에 적어도 두번이상 잇솔질을 해야 하며 잇몸과 혀도 잇솔질 해주시고, 간식 후에도 물로 씻어주는 것이 좋습니다. 의치가 손에서 미끄러져 파절되는 것을 막기 위하여 물을 채운 그릇이나 젖은 수건을 바닥에 깔고 잇솔질을 하십시요. 너무 빳빳한 칫솔은 좋지 않습니다. 치약보다는 액체 세제(식기 세척용)을 사용하시는 것이 의치의 마모를 줄일 수 있습니다.
- 최선을 다하여 여러분의 불편한 점을 도와 드리겠지만 여러분의 노력과 협조에 따라 적용되는 기간이 크게 달라집니다.
- 잇몸은 꾸준히 흡수되어 내려 앉아 의치가 헐거워지거나 제 기능을 못하게 되므로 매년 정기적인 검사가 필요합니다.
- 내원을 원하실 때 전화주시면 편리하신 시간에 예약해 드리겠습니다.

9. 보철시 기구 및 재료

1) Aquasil Ultra LV

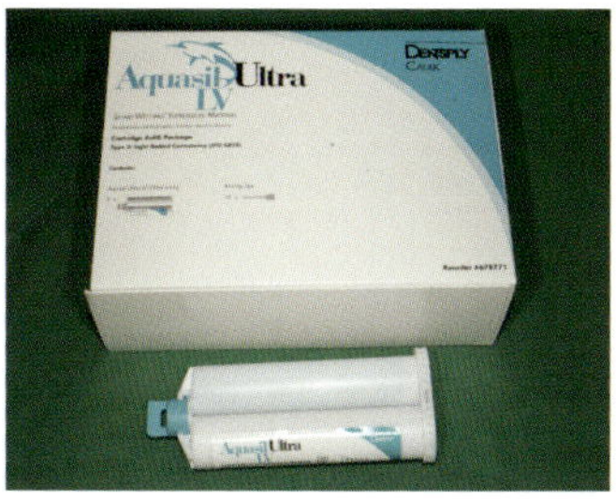

※ 제품의 특징

(1) 고친수성인상재이다.

(2) 수분이 있는 치아표면이나 모델의 형태를 세밀히 재현하여 정확한 인상채득과 모델 복제를 할 수 있다.

(3) 뛰어난 친수성을 가진 탄력성, 체적안정성, 높은 찢김 강도, 뛰어난 복원력을 가지고 있다.

(4) 카트리지 타입으로 이용할 수 있으며, 치과 탄성 인상재 규격에 적합하도록 제작되었다.

(5) 세팅타임 - 작업시간 : 2분 15초 ~ 2분 45초

- 경화시간 : 혼합 후 5분
- 혼합비 (부피비) : 카탈리스트와 베이스 비율을 1:1

2) AQUASIL ULTRA XLV

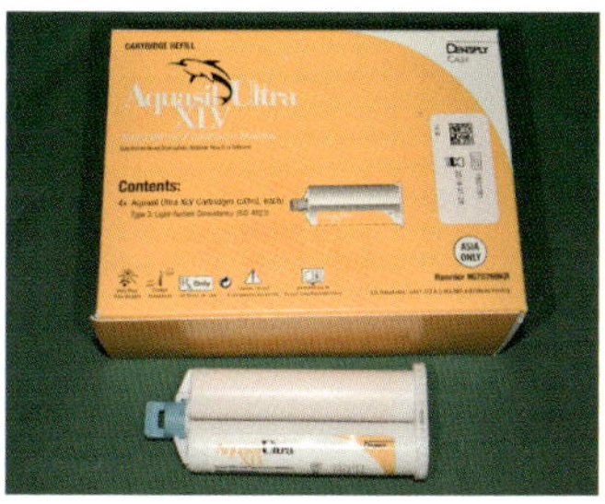

(1) 흐름성이 매우 좋아서 상악에 사용해도 유지가 가능하다.

(2) 친수성이 높아서 습윤한 상태에서도 정밀인상채득이 가능하다.

(3) 세팅타임 - 작업시간 : 2분15초 ~ 2분 45초

- 변형 복구율 : 98.0% 이상

(4) 사용 시 주의 사항

① 트레이 접착제 혹은 인상재가 눈에 장기간 노출될 경우 각막에 해를 입힐 수도 있다.

② 민감한 사람들에게 피부 접촉 알레르기와 다른 알레르기 반응을 일으킬 수도 있다.

③ 눈의 직접적인 노출에 의해 충혈 되거나 눈물이 나고 침침해 질 수도 있다. 섭취할 경우 구토, 구역질, 설사, 구강 및 목의 통증, 위의 통증 등을 일으킨다. 피부의 직접적이거나 장기간 노출될 경우에는 피부자극이 발생할 수도 있다.

3) Exadenture

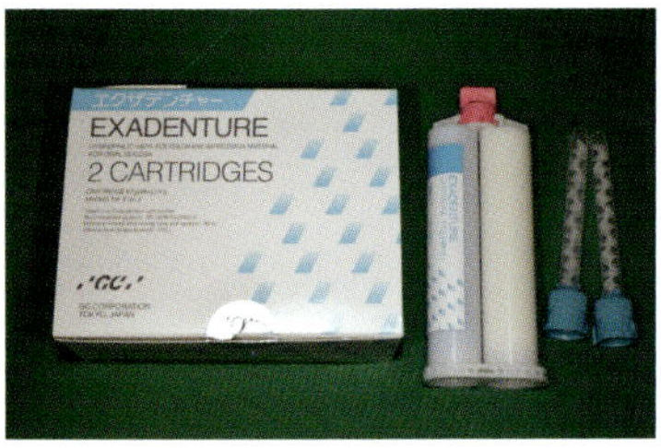

※ 제품의 특징

(1) Exadenture는 무치악 구강점막의 형상과 상변형태를 정확하게 취하기 위해서 극히 작은 인상압으로도 뛰어난 유동성을 나타낸다.

(2) 교좌인상법의 마무리인상(Wash)은 물론, 개인 TRAY를 이용한 border molding(개인틀의 테두리를 정확하게 감싸는 작업) 가능.

(3) 연화 후 paste는 쉽게 흘러내리지 않으므로 TRAY에 도포할 때와 구강 안으로 삽입 시킬 때 매우 용이하다.

(4) 양호한 친수성과 간편성, 무미, 무취. 무자극으로 환자의 부담도 적다.

TRAY TYPE(EXAHIFLEX)으로 개인 TRAY로 변연을 형상한 다음, EXADENTURE를 사용

ex) denture imp시 사용

4) Exafine Putty(GC) 엑사파인 퍼티

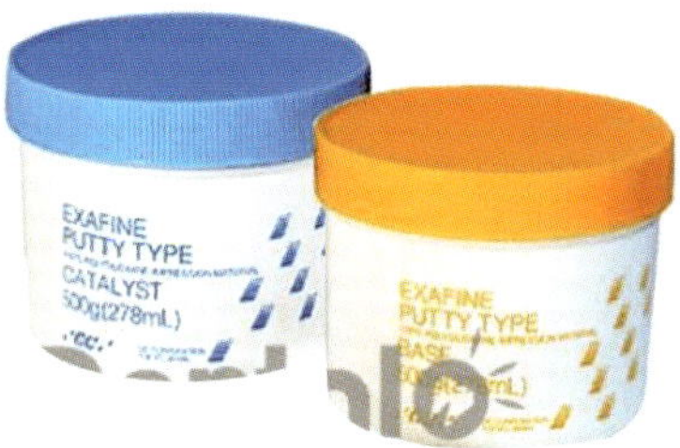

※ 제품특징

(1) 최적의 유동성을 가지고 있으며 재현성이 좋은 인상을 간단하게 채득할 수 있다. 또한 적절한 Thixo Trophy을 부여하고 있으므로 흐르는 염려가 없다.

(2) 인상채득에 소요되는 시간이 짧다. 조작여유시간은 충분히 확보하고 있다

(3) 영구변형율이 더욱 개선되어 정밀한 인상채득이 가능하다.

(4) 수축, 팽창율이 매우 안정되어 있으므로 변화가 거의 없다

(5) 복잡한 Bridge인상에 적합하다.

(6) 세팅 타임
- Total Working Time : 1분
- Setting Time : 4분
- Minimum Time in Mouth : 4분

ex)임플란트 Bridge, 자연치 Bridge 등의 impression시 사용

5) Easy Tray 이지 트레이

※ 제품정보

(1) 일회용 바이트 트레이

(2) Posterior, Sideless, Quadrant, Anterior 중 선택
ex)대합치가 있는 고정성 보철물 imp시 사용.

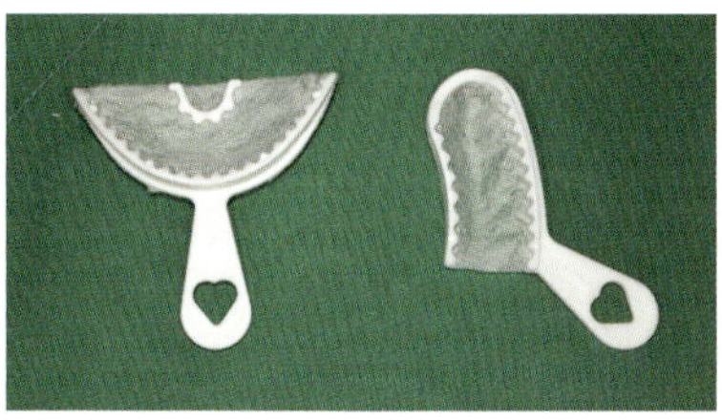

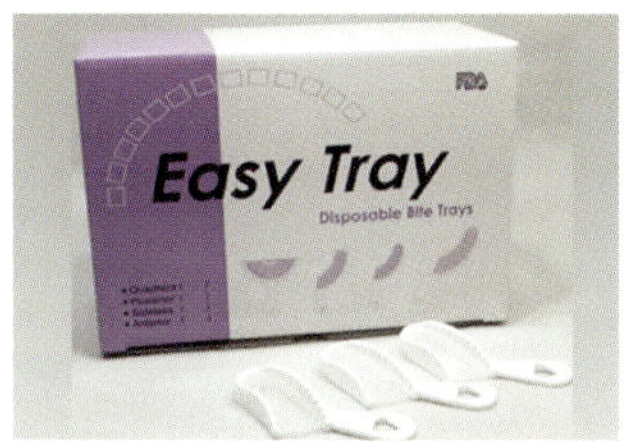

6) Ultra – pak cord 울트라 팩코드

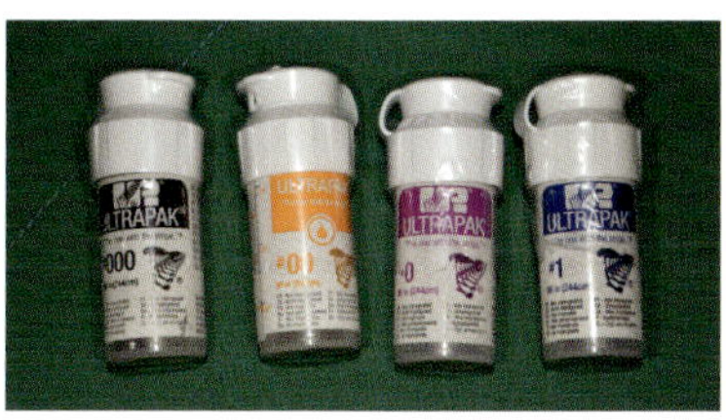

※ 제품정보

(1) 일반형 &에피네피린이 주입되어 제작된 CORD

(2) 코드 내부의 공간이 넓고 팽창이 신속하게 이루어져 강력한 치은변위를 일으킨다.

(3) 코드를 꽂고 20분이 지나면 치은퇴축이 일어나기 때문에 술후의 치은퇴축과 염증을 피하기 위하여 적당한 압배력으로 압배시간을 짧게 해야 한다.

7) Tempbond Clear

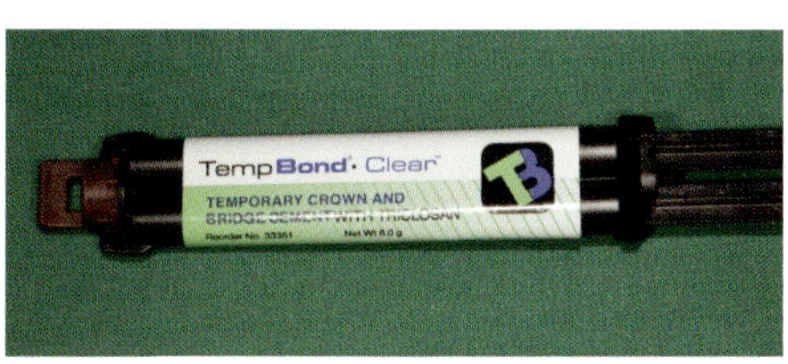

※ 제품정보

Tempbond Clear 는 레진 베이스 계열 제품으로 현재 출시된 모든 제품 중에서 투명도가 가장 높은 제품으로 최고의 심미성을 보장한다. 편리한 오토믹스 시린지타입(Automix Syringe)이며, 듀얼큐어(Dual Cure) 타입으로 안전하고 편리하다. 작업하기 쉽고 물리적 강도가 세며 프랩 잔여물을 제거하기 쉽다. 실링이 좋아 미세한 균열을 방지해 주며 기존의 템퍼러리 시멘트에 비해 향상된 본딩 유지력을 갖고 있어 임플란트 시술에도 유용하다.

용도 : 크라운, 브릿지, 인레이, 온레이 등에 임시 시멘팅이나 임시 필링에 사용한다.

※ TempBond Clear 는 라이트 큐어링 되므로 더 빠르고 편하게 사용할 수 있다.
- Setting Time : 2분

8) Fugi Plus

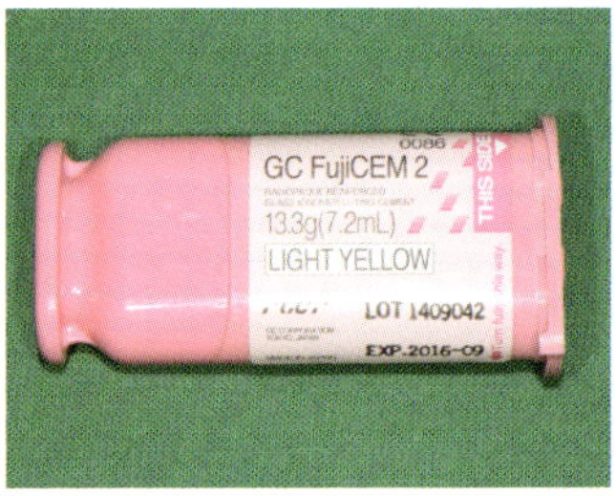

※ 제품정보

(1) 영구접착용 세멘트

(2) 크림타입의 글라스아이노머계 레진 시멘트로 치질과의 강력한 접착력과 생체친화성, 불소 방충성을 가지며 필요한 만큼의 양을 누구라도 정확한 비율로 혼합할 수 있다.
- Setting Time : 2분

9) Fuji TEMP

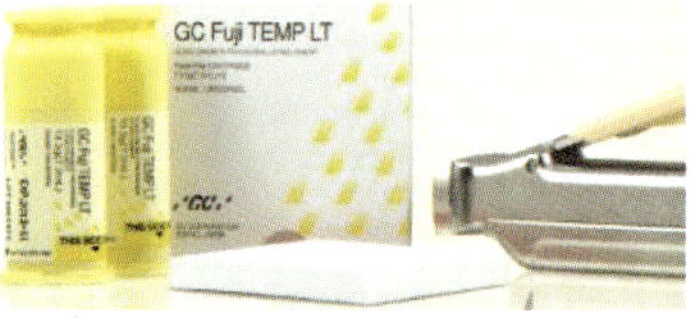

※ 제품정보

(1) GI의 우수한 생체친화성으로 연조직에 자극이 없다.

(2) 6㎛ 의 얇은 피막두께로 보철물이 들뜨지 않는다.

(3) 잉여시멘트를 쉽게 제거할 수 있다.
- Setting Time : 2분

10) ADHESIVE

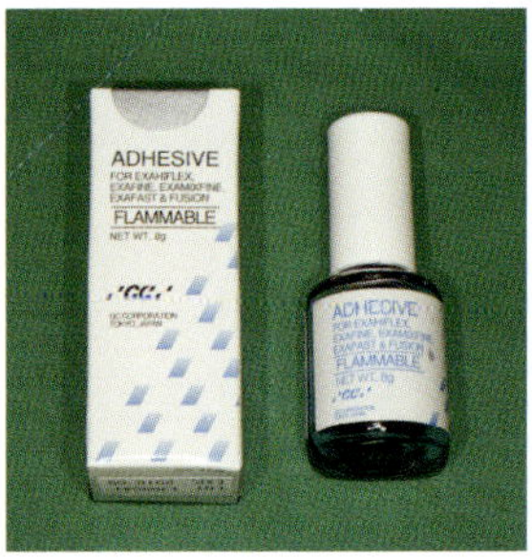

※ 제품정보

Tray와 rubber를 잘 붙게 해준다.

11) Direct Resin

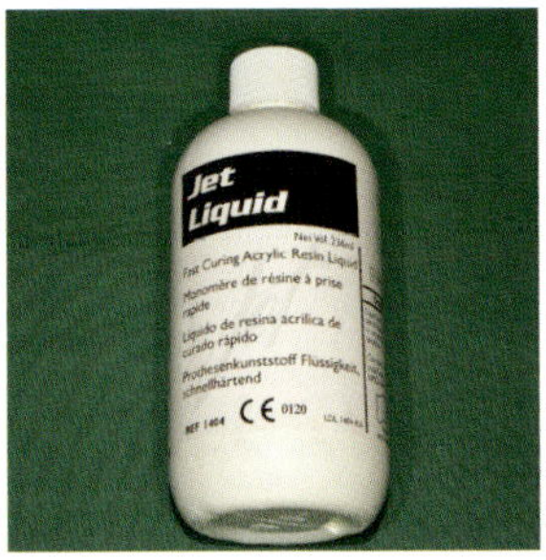

템포러리 크라운 제작을 위한
다이렉트 레진

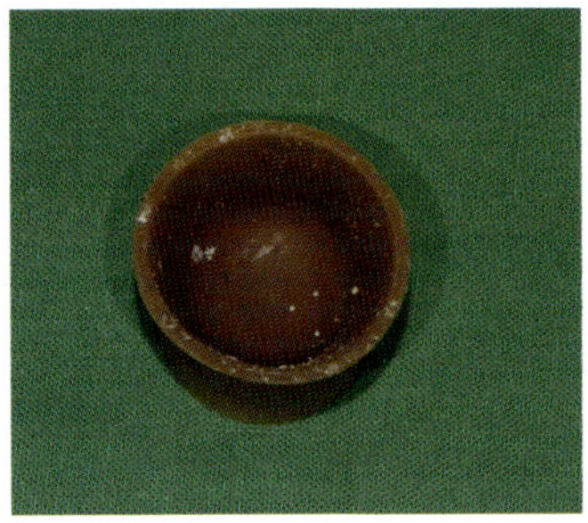

〈Dappen dish small〉
레진믹스 시 사용

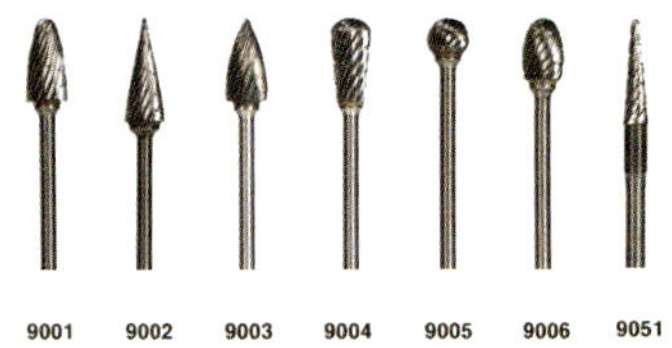

〈Denture bur〉

12) Prep bur, inlay bur

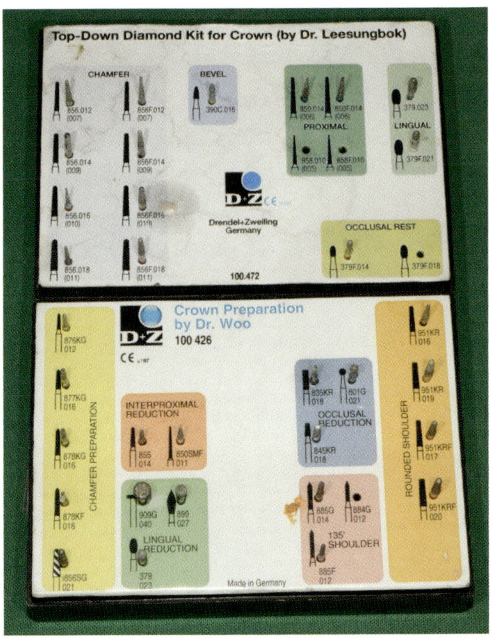

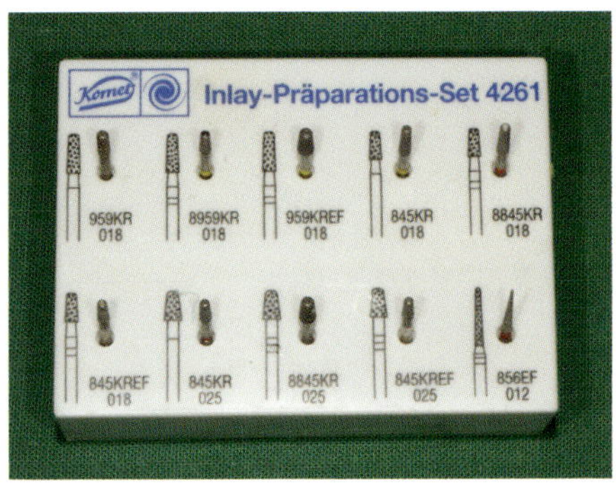

13) Bur

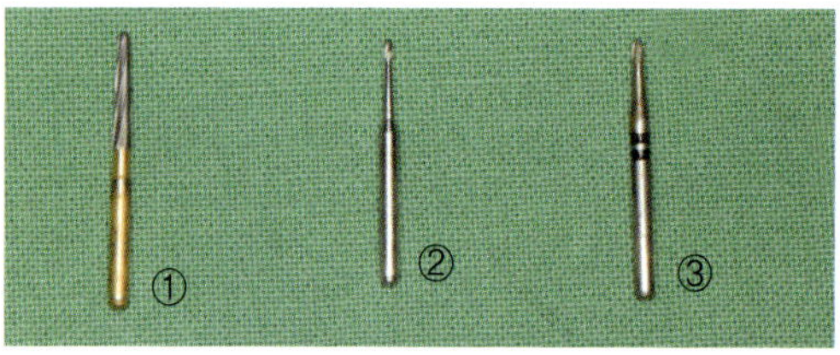

① Endo – Z bur : 근관치료를 위해 사용하는 것으로 bur의 끝부분에 절삭력이 없어서 치수강 아래를 뚫지 못하고 치수강 옆면만 삭제할 수 있는 bur

② 아말감 바 : Amalgam 충전 시나, 근관치료 임시충전제 제거 시 사용

③ 메탈커팅 바 : 주로 보철물 제거 시 사용

14) Diamond point

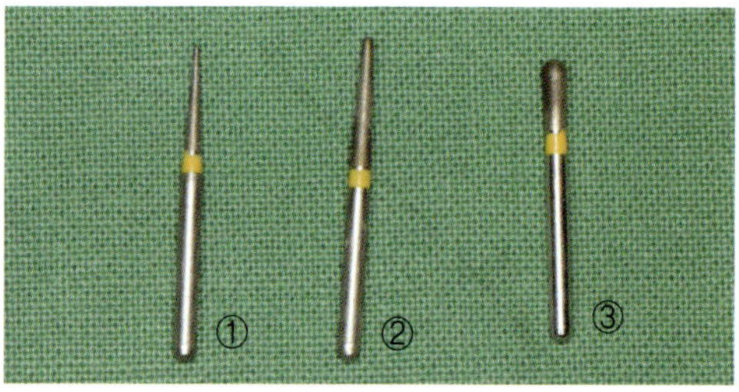

Head 부위에 절삭다이아몬드 입자를 붙인 절삭용 회전기구. 핸드피스 앵글이 끼워서 사용한다. 금관수복, 복합레진 수복을 위한 지대치 형성에 주로 사용한다.

다이아몬드 버는 다이아몬드 입자의 크기에 따라서 거침(Coarse) 중등도(Medium) 고움(미세 Fine) 매우 고움 (극미세, Very fine)의 단계로 분류한다.

(1) 모양에 따라

① Knife Edge
② Chamfer
③ Club

(2) 색깔에 따라
(거칠기에 따라)

- 파랑 – Coarse 콜스
- 빨강 – Medium미듐
- 노랑 – Fine파인, Finish피니쉬

15) 기타기구

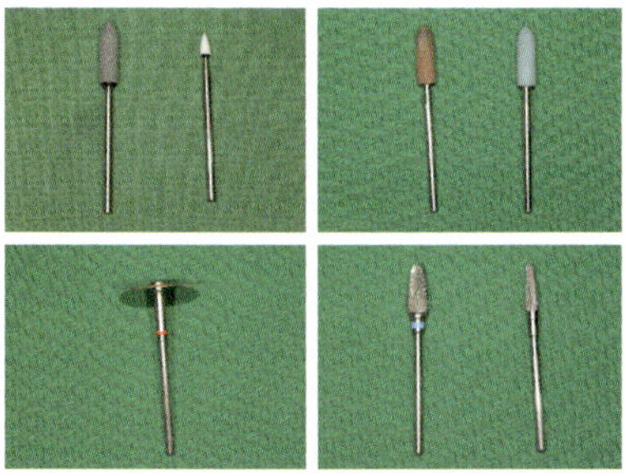

(1) Stone

수복물을 다듬거나 교합을 조정하는 등 최대의 마모력이 필요할 때 사용. green stone, white stone 이 있다.

(2) Rubber

Amalgam, metal, gold, porcelain 의 연마를 위해 이용된다.

(3) Disc

금속을 절단하거나, 치아 인접면 삭제에 이용된다.

(4) Denture bur

Acrylic resin의 의치나 교정장치 등의 삭제에 주로 이용된다.

16) Crown Remover

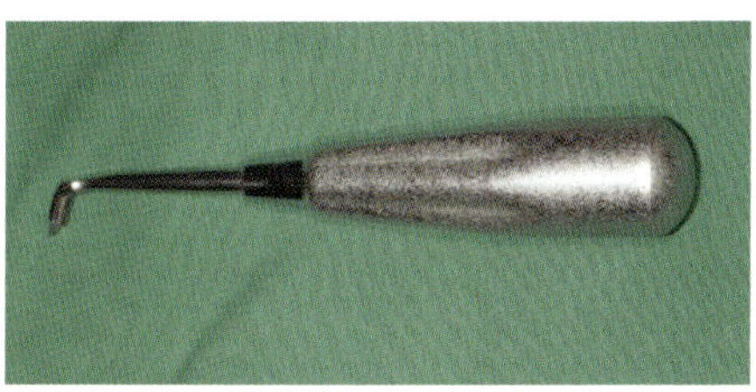

※ 제품정보

제거하기 어려운 크라운을 쪼개서 쉽게 제거할 수 있도록 한 기구로써, 먼저 컷팅 한 크라운에 틈새를 낸 후 그 틈으로 본 기구의 한쪽 포인트를 집어넣고 비틀어 주면 크라운이 쪼개지게 된다(십자형, 일자형).

17) Crown removing plier : 보철물의 교합면에 직경 1.5mm의 구멍을 만들어서 제거한다

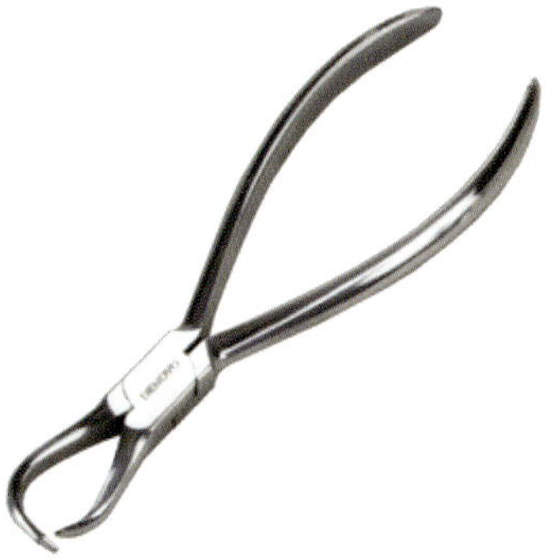

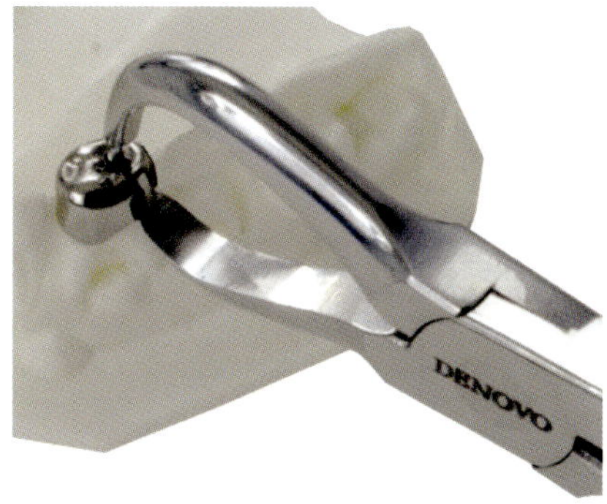

18) Crown splitting plier

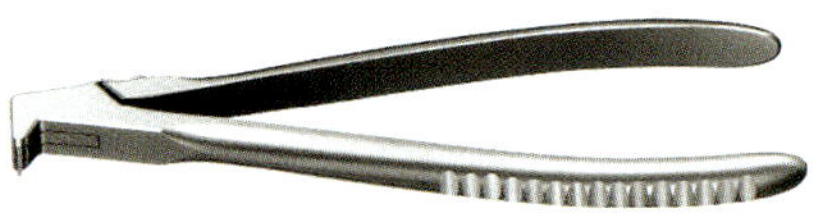

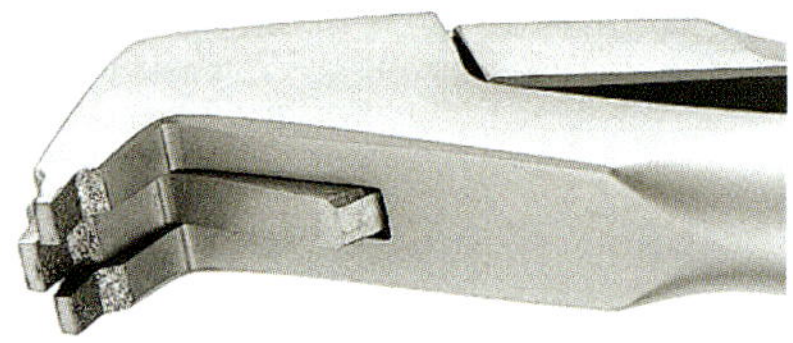

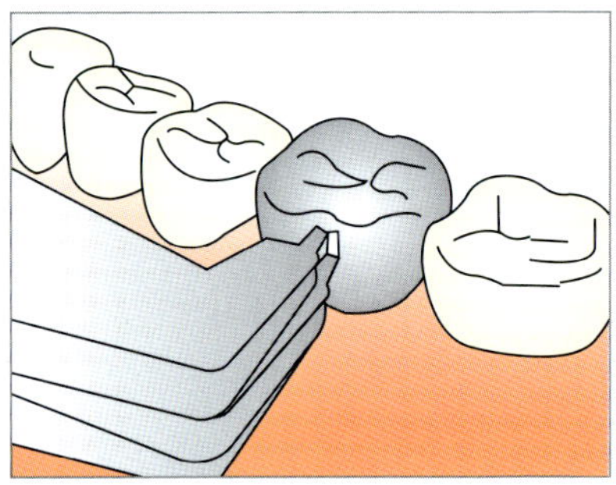

19) Expasyl

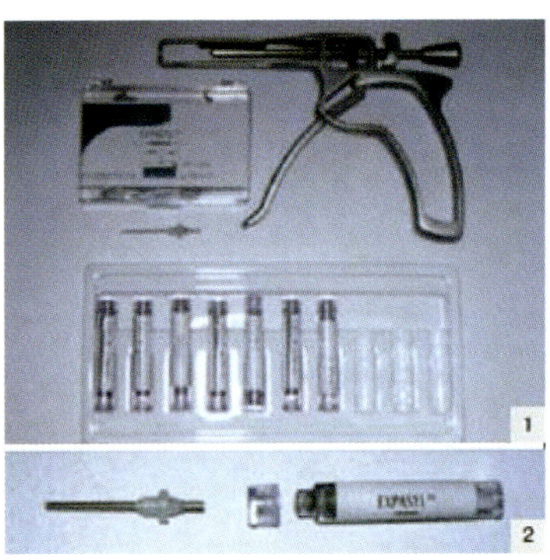

건조한 상태로 선명하고 잘 분리된 치경부 margin을 얻기 위하여 사용되는 연고타입.

기존 코드타입 제품의 사용 없이 단 한 번의 적용으로 2~3분 후, 임시치은압배를 손쉽게 얻음. 통증이 거의 없이 마취 불필요. 인상채득을 위한 Sulcus를 유지시켜줌.

※ Expasyl Injector 사용설명서

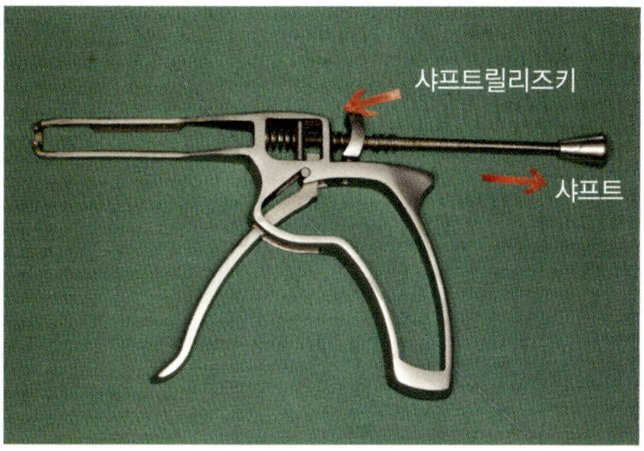

(1) 먼저 인젝터의 샤프트릴리즈키를 눌러준 후, 샤프트를 뒤쪽으로 완전히 잡아당겨 준다.

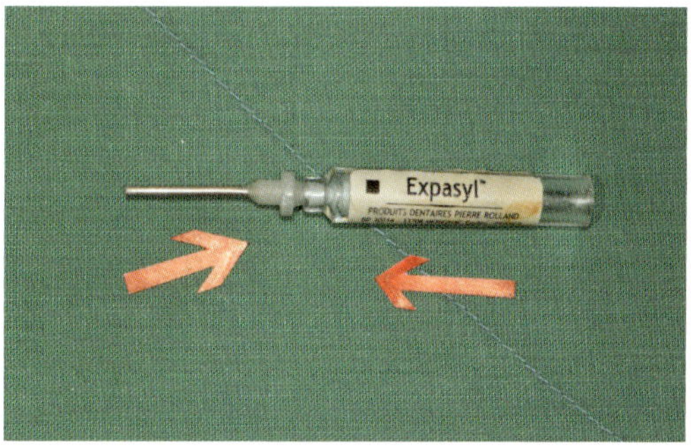

(2) 구입한 expasyl 캡슐의 뚜껑을 벗겨낸 후 사진과 같이 팁의 끝부분을 캡슐의 홈에 삽입한다.

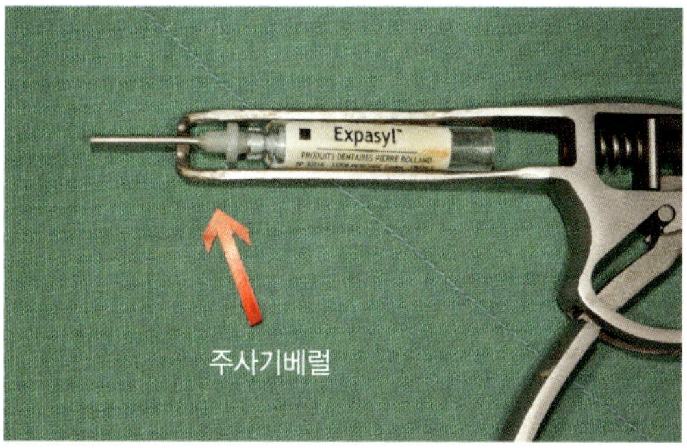

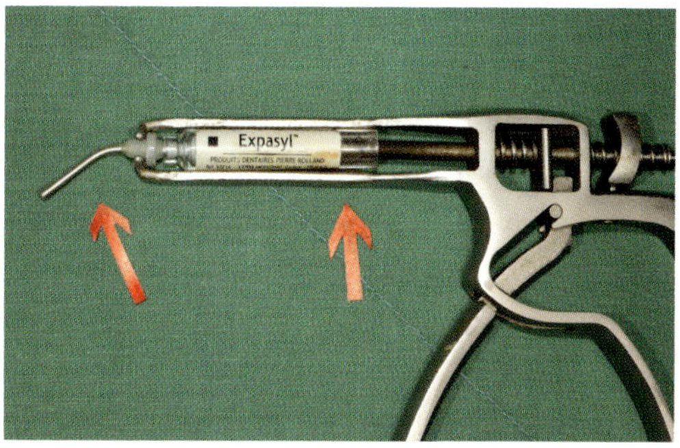

(3) 팁과 결합된 캡슐을 사진과 같이 팁부분이 주사기베럴의 끝부분에 먼저 삽입되도록 하고 주사기 배럴 내에 안정적으로 놓여지면, 방아쇠를 당겨 샤프트가 전진하도록 하여 캡슐을 잡아준다. 그리고 손으로 팁을 원하는 각도로 구부린다.

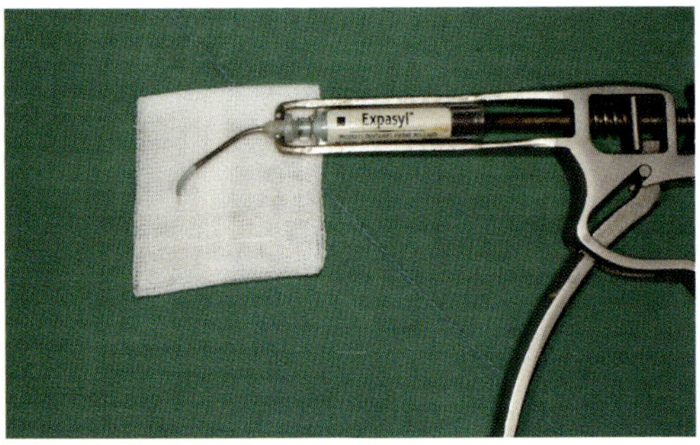

(4) 아래의 사용방법에 따라 인젝션을 시행한다.

① 준비된 치아를 세척 후 살짝 건조한다.

② 팁을 gingivgo에 가깝게 대고 sulcus 부분에 Expasyl paste를 서서히 주입한다.

③ Expasyl 연고가 sulcus에 충분히 채워지도록 1초당 2mm 속도로 천천히 주입한다.

④ 주입 후, 바로 핀셋으로 코튼팔렛을 집어 주입된 paste를 가볍게 1~2회 눌러준다.

⑤ 지혈 정도에 따라 1분에서 2분가량 유지시킨 후, air-water로 깨끗이 Expasyl 연고를 제거해 주면서 동시에 잔류물을 제거한다.

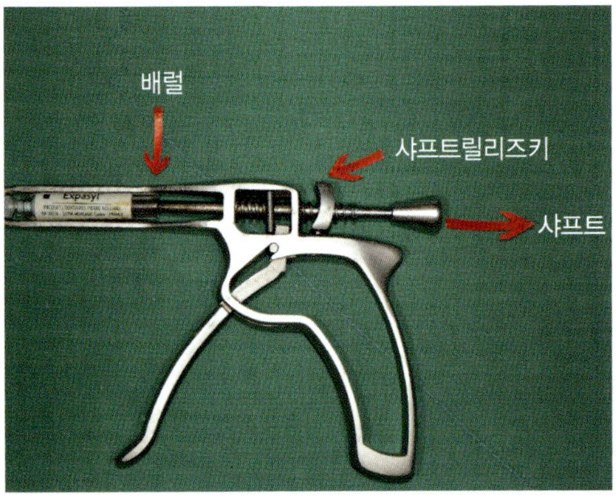

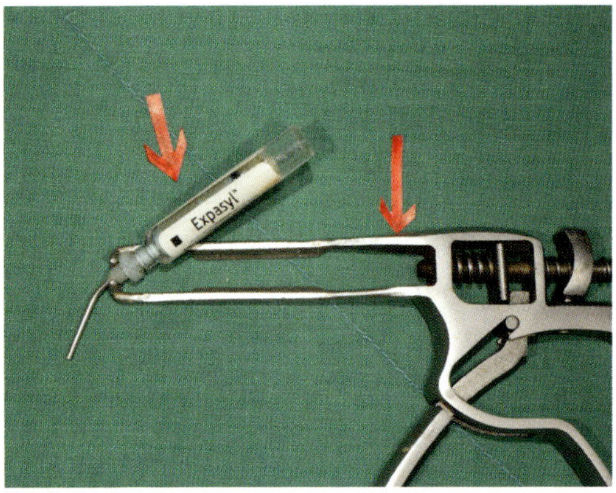

(5) 사용 후 캡슐과 팁의 제거

왼쪽 그림과 같이 샤프트릴리즈키를 누른 후 샤프트를 뒤로 이동시켜준 후, 오른쪽 그림과 같이 팁의 끝부분을 손가락으로 잡아 조금 틀어주면 자연스럽게 팁과 캡슐이 배럴로부터 유격이 생기며 분리된다. 이때 캡슐을 잡아 배럴로부터 분리한다.

※ 사용상 주의사항

(1) 팁은 일회용으로써 재사용하지 않는다(멸균불가).

(2) 정해진 용도로 사용하고 임의로 분해하지 않는다.

18) CROWN GRIPPERS

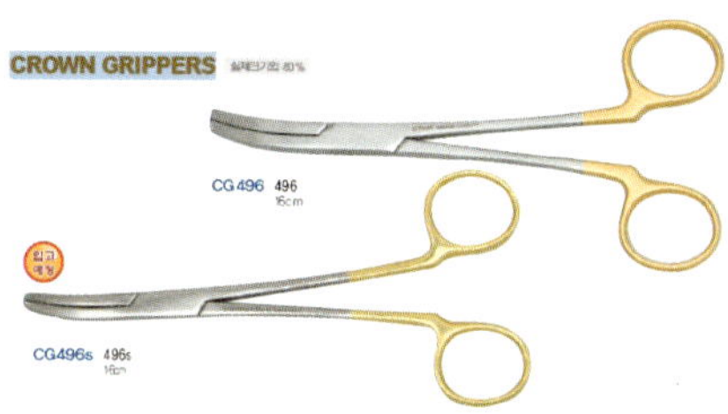

※ 제품정보

(1) 손쉽게 잡히고 세팅과 제거가 쉽다.

(2) 크라운 제거 및 세팅, 작은 보철물 팔리싱 할 때 사용하면 편리하다.

(3) 크라운, 포세라인 등의 물체를 잡아야 할 때 사용이 편리하다.

(4) 크라운 후크가 필요하지 않아 후크를 제거할 필요가 없다.

(5) 이젝터의 사용 불필요로 인해 충격에 대한 불편함이 해소된다.
(너무 강하게 사용할 경우 포세라인이 깨지거나, 크라운에 눌림 자국이 생길 수 있다.)

19) Crown thickness gauge

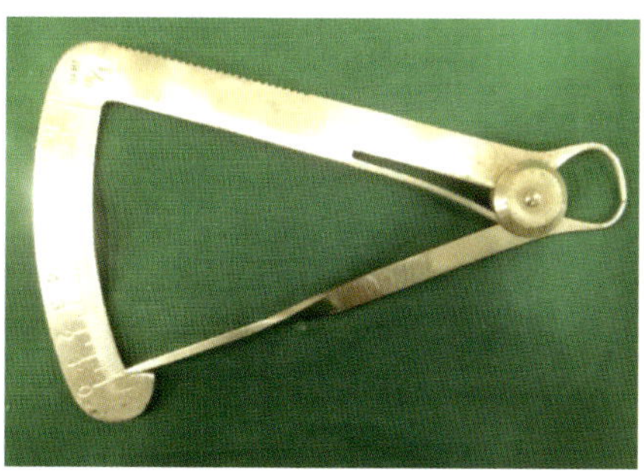

메탈의 두께를 측정할 때 사용 되서 크라운 조절이 너무 얇아지는 것을 막아준다.

10. 보철치료후 환자교육

1) 임시치관 장착 시 주의사항

- 임시치관은 치료할 치아를 보호하고 2차 감염을 예방하며 최종 보철물 장착 전까지 치아의 이동을 방지할 목적으로 장착하기 때문에, 질기거나 끈끈한 음식물 섭취 시 주의하여야 하며, 탈락 시에는 즉시 내원해 다시 임시접착을 하도록 하여야 합니다.

2) 보철치료 후 주의사항

보철물의 접착제가 완전히 굳으려면 약 24시간 정도 소요됩니다.

- 이 시간 동안은 딱딱하거나 끈적거리는 음식물에 주의해 주세요.

(1) 보철물은 원래의 치아만큼 강하지가 않아요.

- 때문에 매우 단단한 음식 (얼음, 뼈, 병뚜껑 따기 등)은 피해주셔야 합니다.

(2) 과민반응이 일어나실 수 있습니다.

- 뜨겁거나 차가운 음식에 대한 가벼운 과민반응이 있으실 수 있는데 걱정하지 마세요. 보철물의 온도 전달이 빨라 치아의 신경이 일시적으로 놀라는 것 (충혈된 상태)이며 몇 주에 걸쳐 점차 사라집니다.
  또한 보철물을 끼운 후 3~4주는 관찰 기간이라고 보는데 과민반응이 6주 이상 지속된다거나 정도가 심하다면 내원해 주세요.

(3) 정기적인 내원이 중요해요.

- 보철물 주위에 발생하는 문제들이 초기에 발견된다면 쉽게 해결될 수 있지만 시간이 많이 지났다면 치료를 다시 하거나 더 힘든 다른 치료가 필요할 수도 있어요.

보철 FAQ

●●●● 라미네이트 ●●●●

Q 치료기간과 치료 중 일상생활 가능여부가 궁금합니다.

A 치료기간은 약 일주일정도 예상하시면 되고, 치료 중 일상생활은 당연히 가능합니다. 붓거나 멍들지 않고 또한 디자인된 임시치아를 하기 때문에 주위사람들에게 티 나지 않게 치료가 가능합니다.

Q 치아삭제 후 늙어서 고생하지 않나요?

A 치아삭제로 생길 수 있는 문제들을 예상하여 사전에 정확한 치료를 시술하여 불편감을 미리 방지하도록 하고 있습니다. 또한 시술 후에는 정기검진을 해서 장기적으로 문제없이 지낼 수 있도록 하고 있습니다.

Q 시술 후 모양이 마음에 들지 않으면 어쩌죠?

A 시술 전 환자에게 충분히 모양을 보여주며 상담을 하게 됩니다. 또한 만일 모양에 불만족을 느낄 경우 '만족할 때 까지' 재제작을 할 수 있습니다. 치아성형이지만 라미네이트도 성형 후 환자가 만족하는 것이 중요하기 때문에 환자가 만족할 때까지 다시 제작을 합니다.

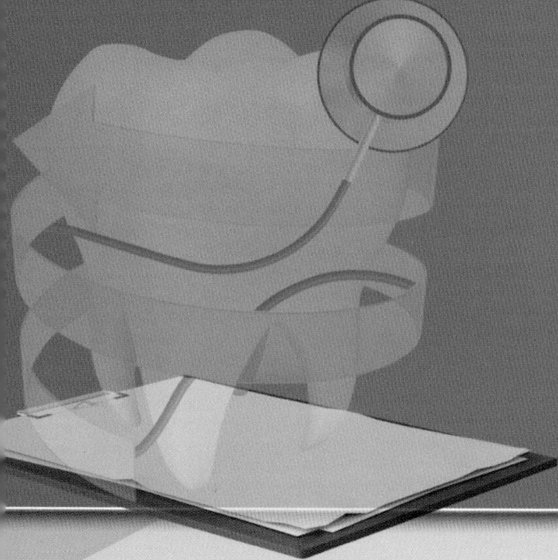

제7장 구강외과학

제7장. 구강외과학

1. 구강외과(oral surgery) 란

구강은 해부학적으로 안면의 2/3를 차지하는 상악골과 하악골로 둘러싸여 있고 입술, 치아, 잇몸, 혀, 구강저, 협점막 구개, 이하선, 설하선, 소타액선, 많은 근군으로 구성된다. 기능적으로는 소화기의 입구인 동시에 보조 호흡기도를 이루고 저작기능, 연하기능, 구음기능, 소화, 미각 등의 제기능을 지닌다.

구강외과는 이를 구강기능에 관련한 외과적 기능을 다루는 것이고 부위적으로는 상악, 하악을 포함한 안와로부터 안면 밑의 대부분과 소속 림프절을 포함한 쇄골 위의 경부를 대상으로 하는 치료체계이다.

2. 구강외과에서 이루어지는 진료

- 구강암의 예방 및 치료
- 악골(위턱,아래턱,얼굴뼈) 재건술
- 얼굴 기형증(두개악안면 기형,주걱턱 기형)성형술
- 안면골 골절치료
- 구순구개열(언청이)수술
- 악관절증(턱관절질환)의 치료
- 인공치근(임플란트)식립
- 구강내 제반질환, 안면미용 성형수술
- 침샘 질환, 구강 및 안면신경질환
- 보철 전 성형수술
- 사랑니 발치

3. Simple extraction

※ 시술전 '발치 시술에 대한 수술 동의서' 의 내용을 설명하고 서명을 받아야 한다(p120. 참조).

술식 및 기구 준비
1) 국소마취 - 기본기구(mirror, pincet, explorer), injection syringe, 일회용 needle, 마취용 ample 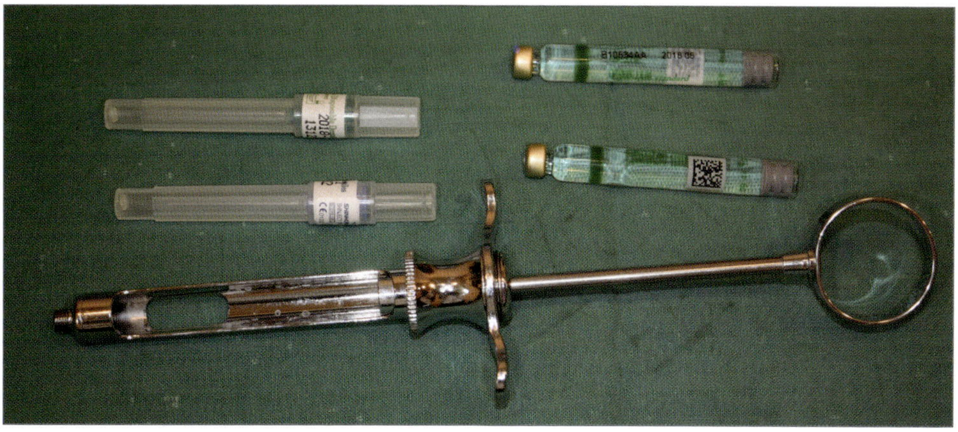
2) 구강내외 소독 - 히비탄(구강 외), 포타딘, 헥사메딘(구강 내), 소공포(구강내외 소독 후)
3) 치주인대 절단
4) 환치의 탈구 및 발치 - Forcep, elevator 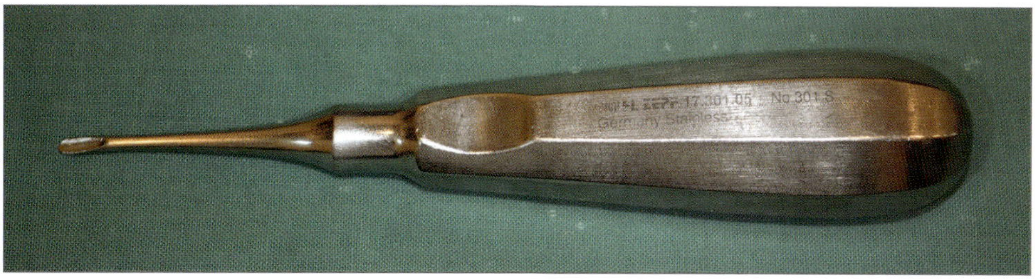
5) 근첨 또는 치주병소의 소파 - Surgical curette
6) 창상세정 - 30cc syringe, saline, metal cup, metal suction tip
7) 지혈 - Gauze

4. Surgical extraction

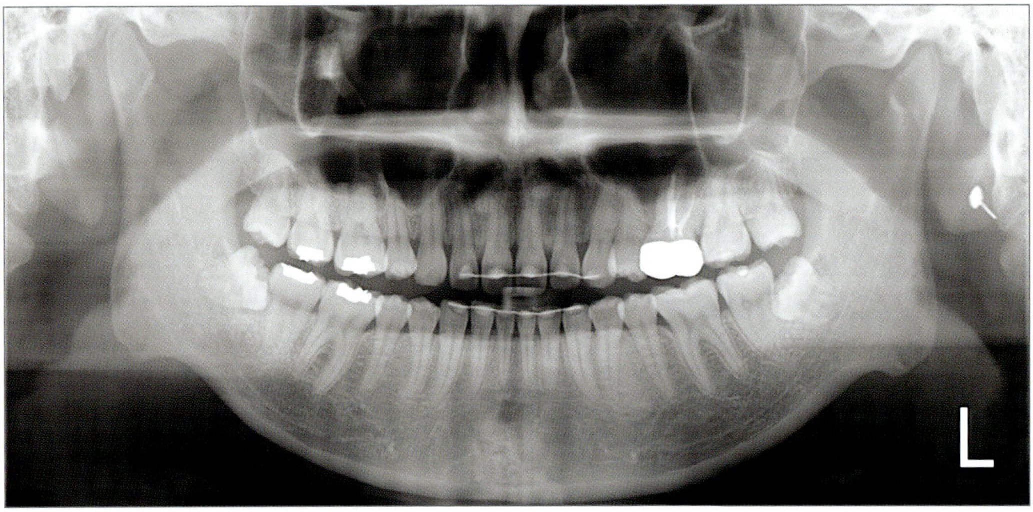

하악 제3대구치의 뿌리가 신경과 근접한 파노라마 사진

※ CT 촬영 필요 : 발치하기 전 환자에게 발치 후 생길 수 있는 일시적 신경마비 등에 대한 합병증 설명필요

※ 시술전 '발치 시술에 대한 수술 동의서' 의 내용을 설명하고 서명을 받아야 한다(p120. 참조).

술식 및 기구준비	환자 management
1) 국소마취 - 기본기구(mirror, pincet, explorer), inject syringe, 일회용 needle, 마취용 ample 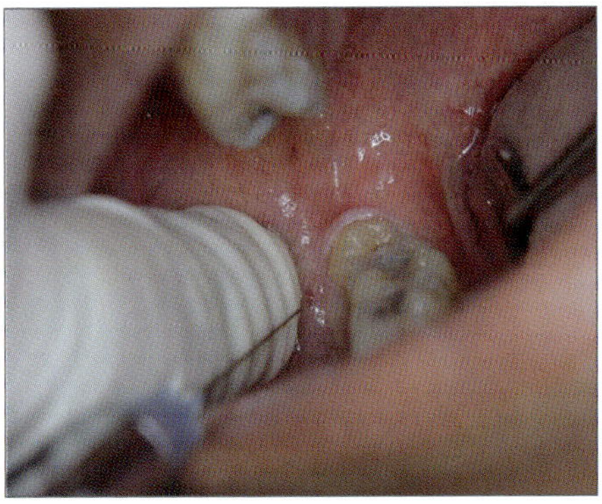	"○○님, 마취하겠습니다. 조금 따끔하실텐데요. 갑자기 움직이지 마십시오."

술식 및 기구준비	환자 management
2) 구강내외 소독 - 히비탄(구강 외), 포타딘, 헥사메딘(구강 내), 대공포(구강내외 소독 후)	"입 주변과 구강 안을 소독해드리고 소독된 포로 얼굴을 덮을 텐데요. 포위로 손을 올리지 말아주세요."
3) 치주인대 절단 및 절개 - Scalpel handle, scalpel (#15 주로 사용) 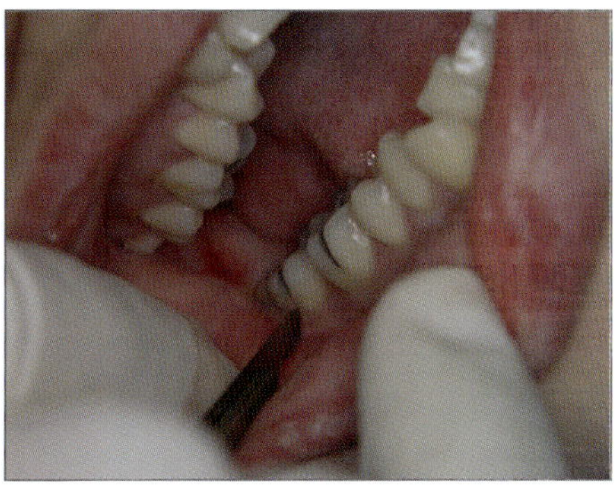 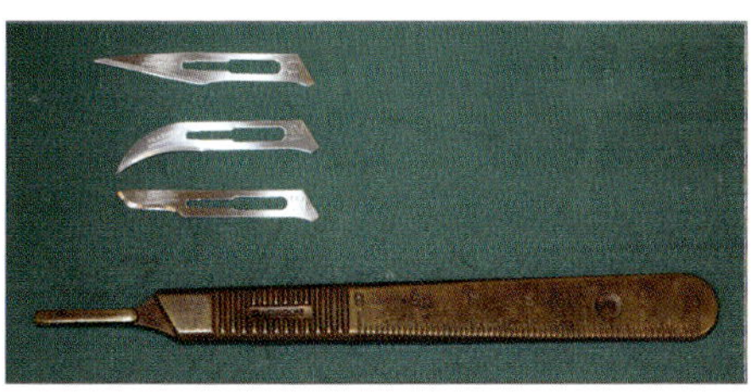	
4) 점막골막판 박리 - Seldine, periosteal elevator(술자용, 어시스턴트용) 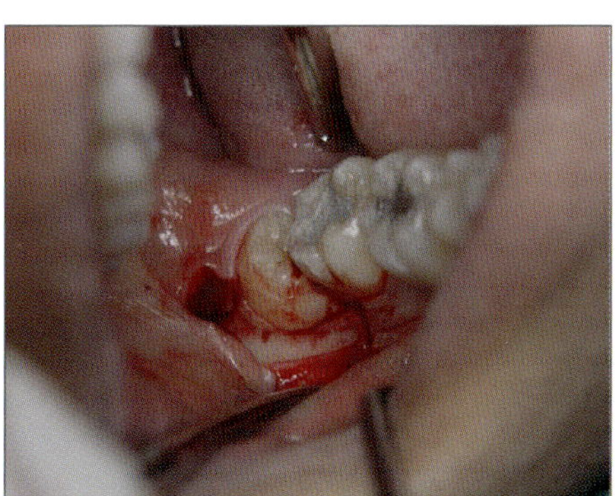	

술식 및 기구준비	환자 management
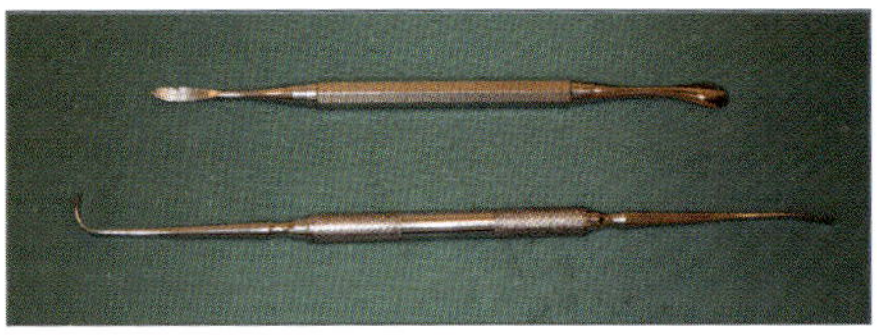	
5) 골삭제 및 치아분리 – 핸드피스, surgical bur(fissure, round) 소독 시에는 술자나 보조자가 잡는 곳부터 시작해 아래로 순차적으로 닦아주며 닦은 솜으로 소독한 곳을 두 번 문지르지 않는 것이 원칙이며, 수술 시작 바로 직전에 해준다. Anti-wipe tissue or 알콤솜 사용 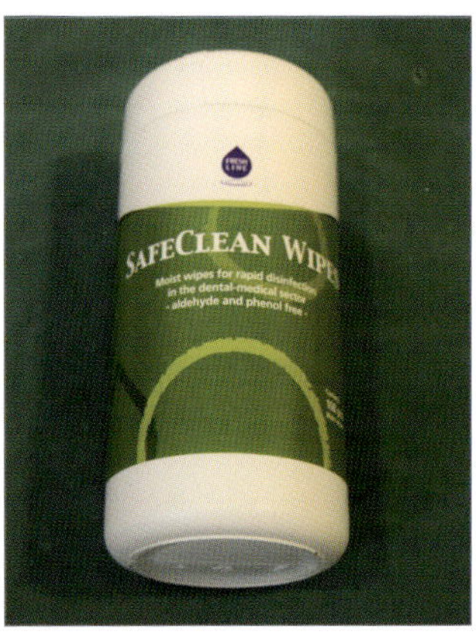 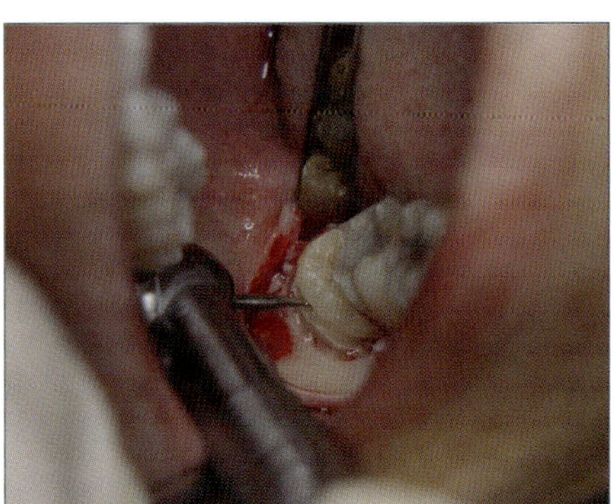	"○○님, 물이 나올 텐데요. 숨은 입으로 쉬지 마시고 코로 쉬시고, 안되시거나 불편하시면 왼손 들어 표시해주세요."

술식 및 기구준비	환자 management
6) 환치의 탈구 및 발치 - Elevator(straight, curved-좌우 한 쌍), hemostat(mosquito, Kelly) 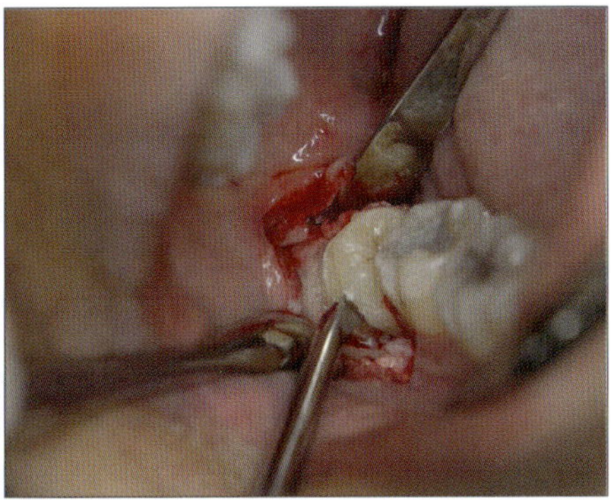 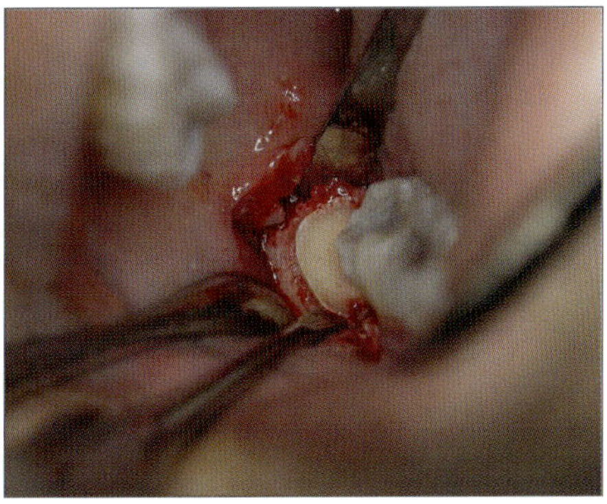 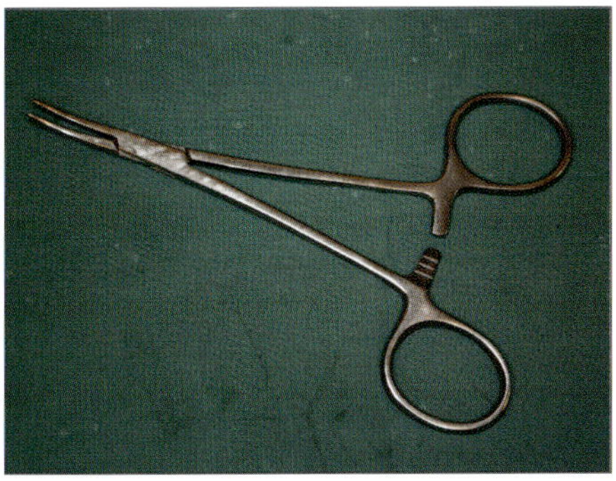	"아랫턱에 힘을 주시구요, '딱' 하는 소리가 나도 놀라지 마십시오."

<table>
<tr><th>술식 및 기구준비</th><th>환자 management</th></tr>
<tr><td>7) 병소소파 – Surgical curette
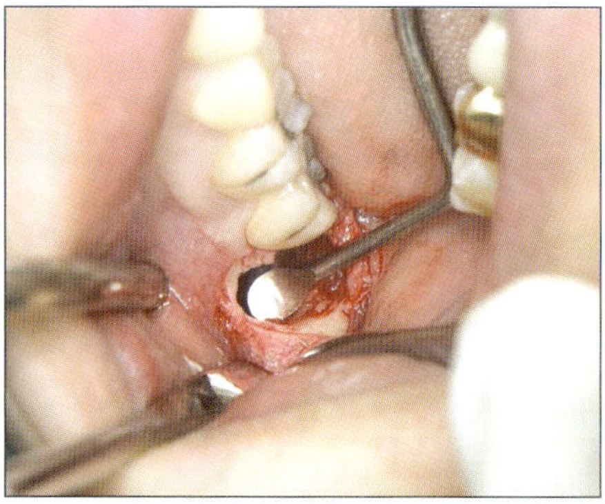
8) 창상세정
– 50cc 일회용 syringe, saline, metal cup, metal suction tip
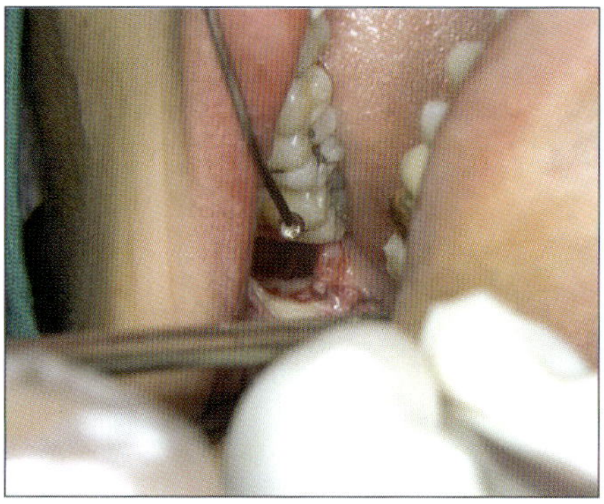</td><td>“치아는 잘 빼주셨구요. 빼신 부위 소독해 드리겠습니다.”</td></tr>
<tr><td>9) 봉합
– Needle holder, tissue forcep, silk, dean scissor
* Silk는 대부분 3-0나 4-0 black silk를 준비해 놓는다.</td><td></td></tr>
</table>

술식 및 기구준비	환자 management
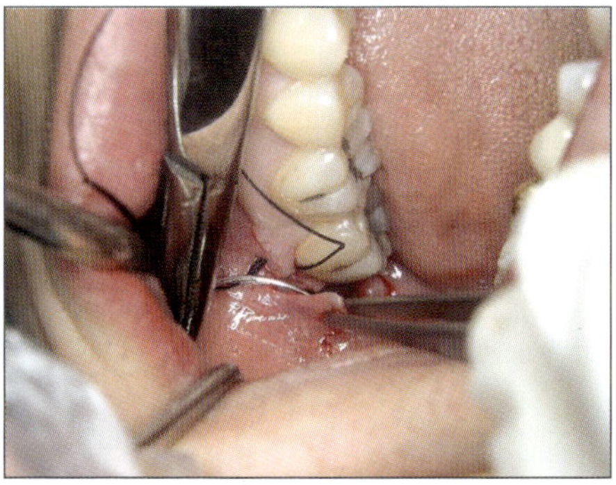 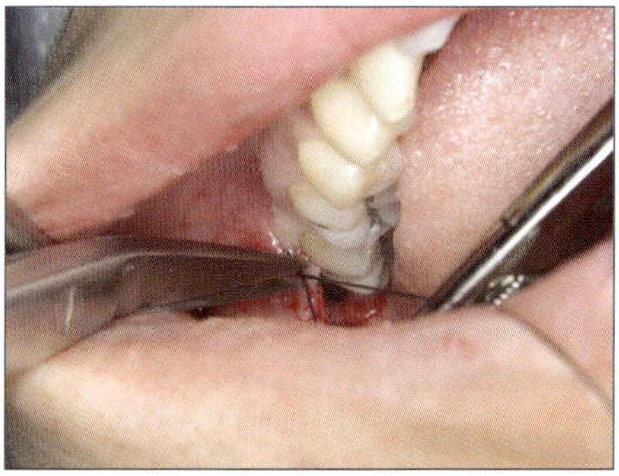	
10) 지혈 – gauze	"다 끝나셨습니다. 거즈를 꽉 무시구요. 침이랑 피는 뱉지 마시고 다 삼키시고 나오세요. 앞에서 주의사항을 설명 드리겠습니다."

국소마취 후 주의사항

- 위쪽을 마취한 경우 약 1시간 정도 감각이 없어져 무의식 중에 볼을 씹을 수 있으므로 주의 하셔야 합니다. 특히 아래쪽 턱을 마취한 경우 입술, 혀, 볼 등 모든 부위가 약 3시간 가량 감각이 없어지므로 씹지 않도록 세심한 주의가 필요합니다. 이 시간에는 먹을 것을 가능한 드시지 마시고 시장한 경우 마시는 것으로 대체하십시오.
- 마취한 부위를 씹었을 경우에는 24시간 후에 볼이나 혀가 하얗게 헤지지만 부작용은 거의 없습니다. 다만 2차 감염이 되지 않도록 상처 부위를 따뜻한 식염수로 세척하고 청결을 유지해 주십시요. 심한 경우에는 연락해 주시기 바랍니다.

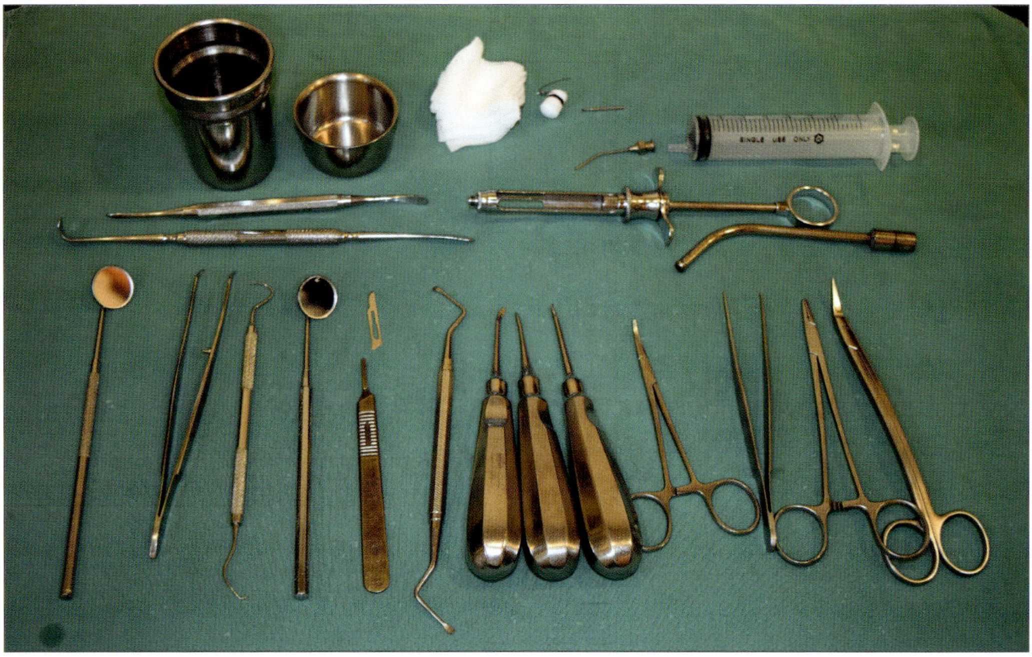

※ 발치 후 환자에게 주의사항에 대해 숙지를 시킨다.
발치 다음날 dressing 약속을 잡아드리고 일주일 후에 stich – out(봉합사 제거) 약속을 잡아준다.

발치 후 주의사항

- 발치 후에는 다소의 부기와 동통이 있습니다. 반드시 치과의사의 처방 및 지시에 따르십시오.
- 솜이나 가제는 단단하게 꼭 물고 있어야 하며 약 2시간 후에는 빼십시오.
- 침이나 피는 절대로 뱉지 마시고 삼키십시오.
- 마취로 인하여 입술이나 혀가 마비되어 깨무는 경우가 많으므로 특별히 주의하십시오.
- 치료받은 부위에 손가락을 대거나 혀로 빨지 마십시오(빨대도 사용 금지).
- 발치 후 냉찜질은 20분 간격으로 2일간 계속 하십시오.
- 발치 후 3일째 부터는 온찜질을 데지 않을 정도로 해 주십시오.
- 제대로 식사를 하지 못할 경우에라도, 우유나 쥬스 등을 이용하여 충분한 수분을 섭취해 주십시오.
- 지나친 운동이나 온수 목욕은 삼가하십시오.
- 약은 시간에 맞춰 복용하시고 술, 담배 등은 수술 후 1주까지 삼가하시고 더운 음식, 자극성 음식은 2~3일 후에 드십시오.
- 위와 같은 주의사항을 지켰는데도 출혈이나 동통이 계속될 시엔 반드시 의사에게 연락하십시오.

5. Alveoloplasty (치조골성형술 및 골류절제술)

비정상적인 형태를 가지고 있는 치조골 형태를 완만하고 부드럽게 만들어 줌으로써 환자의 불편감을 없애고 의치장착 등의 추가적인 치료를 진행할 수 있도록 도와주는 술식

- Denture 제작 시 치조골의 예리한 부위를 제거하여 교합압에 의한 궤양방지
- 골류(torus), 골융기 제거
- 다수치 발거 시 치근 사이의 날카로운 중격 제거

술식 및 기구 준비
1) 국소마취 - 기본기구(mirror, pincet, explorer), injection syringe, 일회용 needle, 마취용 ample
2) 구강내외 소독 - 히비탄(구강 외), 포타딘, 헥사메딘(구강 내), 소공포(구강내외 소독 후)
3) 치주인대 절단 및 절개 - Scalpel handle, scalpel(#15주로 사용)
4) 점막골막판 박리 - Periosteal elevator(술자용, 어시스턴트용)
5) 날카로운 치조골 제거 - Bone roungeur, bone file, chisel & mallet, 핸드피스, round bur 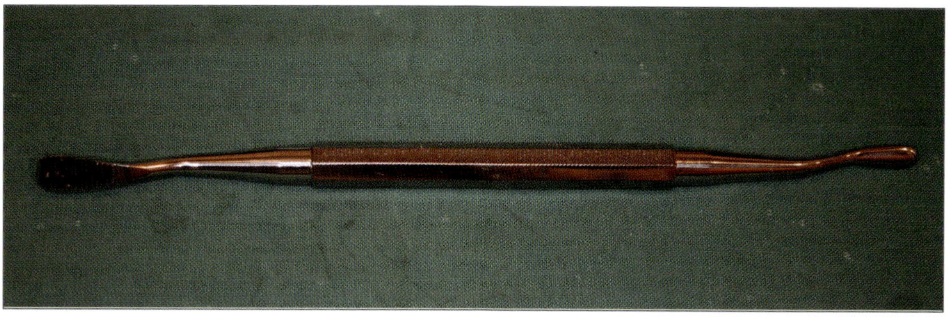 - Bone file

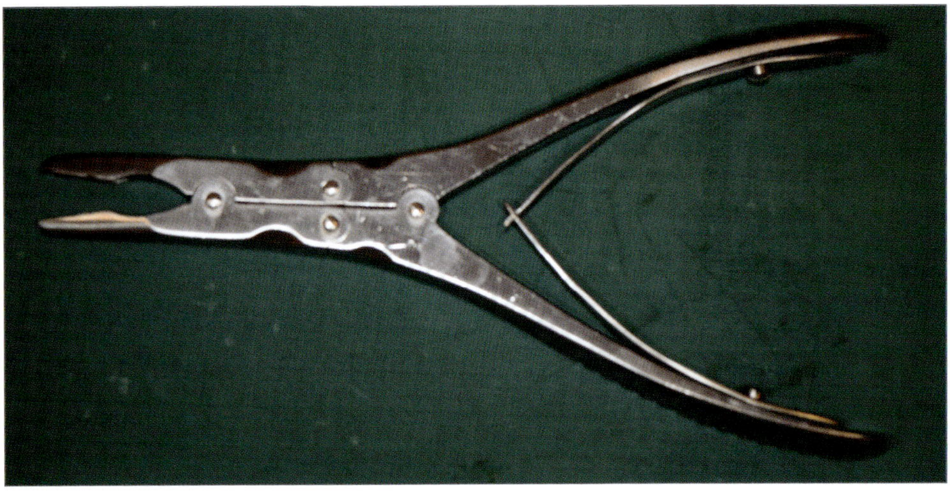

– Bone roungeur

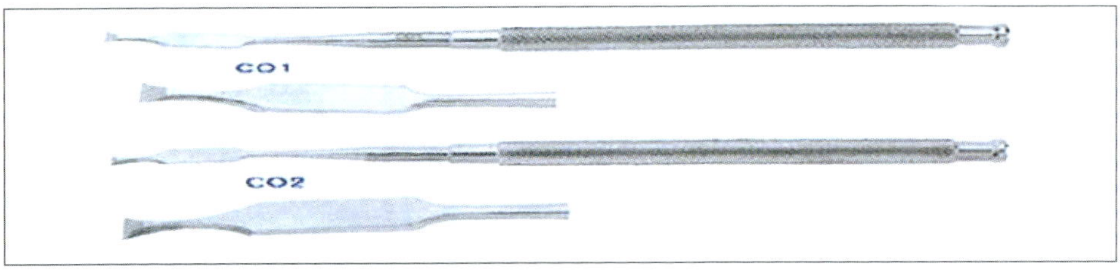

– Bone chisel

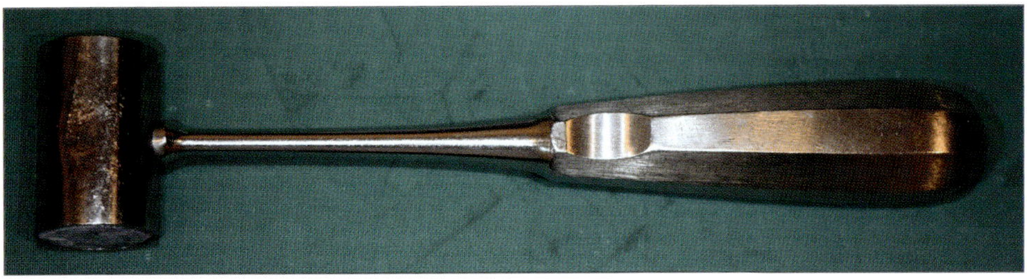

– Mallet

6) 창상세정

– 50cc 일회용 syringe, saline, metal cup, metal suction tip

7) 봉합

– Needle holder, tissue forcep, silk(3-0 or 4-0 black silk, dean scissor)

8) 지혈 – gauze

6. 절개, 배농수술 (I & D)

안면부에 농양이 심한 경우 이의 급격한 증상 호전을 위해서 시행하는 치료

점막 혹은 피부를 절개하고 농이 있는 부위까지 길을 인위적으로 만들어 주어서 이 통로를 이용해서 배농을 시키는 방법

술식 및 기구 준비
1) 국소마취 - 기본기구(mirror, pincet, explorer), injection syringe, 일회용 needle, 마취용 ample
2) 구강내외 소독 - 히비탄(구강 외), 포타딘, 헥사메딘(구강 내), 소공포(구강내외 소독 후)
3) 절개 및 배농 - Scalpel handle, scalpel(#15주로 사용), mosquito, surgical curette ※ 절개 시 suction tip을 절개하는 부위 근접하게 대준다.
4) Irrigation - 50cc 일회용 syringe, saline, metal cup, metal suction tip
5) Drain 삽입 - Silastic drain(suture) - Nu-gauze(suture 안 함)
6) Wound dressing

7. Apicoectomy(치근단 절제술)

치근단 농양이 심해서 통상적인 치료에 의해서 완치가 되지 않는 경우나 근관치료를 시행하였던 치아에서 재발을 한 경우 그리고 치근단 육아종이 있거나 치근단 낭종이 있어 통상적인 근관치료만 가지고는 완치가 되지 않는 경우에 시행

술식 및 기구 준비
1) 국소마취 - 기본기구(mirror, pincette, explorer), injection syringe, 일회용 needle, 마취용 ample
2) 구강내외 소독 - 히비탄(구강 외), 포타딘, 헥사메딘(구강 내), 소공포(구강내외 소독 후)
3) 치주인대 절단 및 절개 - Scalpel handle, scalpel(#12, 15 주로 사용)
4) 점막골막판 박리 - Seldine, periosteal elevator(술자용, 어시스턴트용)
5) 치근단 농양 제거 - Surgical curette, 핸드피스, round bur
6) 제거한 부위에 약제로 누공을 폐쇄
7) 창상세정 - 50cc 일회용 syringe, saline, metal cup, metal suction tip
8) 봉합

8. 외과 assistant의 checking point

※ 외과 = 관혈적(觀血)시술이므로 환자를 위한 최적의 치료를 최단 시간동안 시행해주어야 한다.

1) 소독과 오염에 대한 이해(contamination)와 주의사항

- 기구 준비시 물을 쏟아 기구가 젖으면 전체를 교체
- 어시스트 중 소독되지 않은 글러브가 소독된 술자의 글러브에 닿으면 오염
- 기구 전달시 포셉이 상차림 포에 닿으면 오염

2) 기구 및 수술 준비

- 각 술식에 대한 이해, 술자에 따른 술식 변화와 이해, 기구 이름 숙지
- 지연될수록 피가 나고 환자 상태 및 예후에 영향

3) 술중 어시스트

- 자세는 스탠딩이 기본, 익숙해지면 앉아서 해도 무방
  (기본적으로 수술부위를 보면서 어시스트하는 것이 필요, 그래야 술자가 무엇이 어떻게 필요한지 알 수 있음, 그러나 자신이 잘 보려고 과도히 당겨서 술자나 환자가 불편감이 생기면 안됨, 그 때는 느낌(feeling)으로)
- Assist가 많이 도와 줄수록 술자가 빨리 진행 및 마무리 → 결국 assist가 편함
- 역할 : 술자 시야 확보(suction, light, retraction) 및 주변 조직 보호(elavator, mirror 등), 술식 도움
- 주의사항 : 오염에 대한 주의, 석션하지 말아야할 것에 대한 숙지

4) 술후 care(환자 입장, 술후 주의사항)

- 거즈 바이트시 마지막 석션
- 수술 완료후 에이프런 제거, 입주변 닦아주기
- 주의사항 설명(지혈, 부종, 감염, 기타 등 / 상악동 수술후 주의사항은 별도)
- 상태 확인 후 이동(사진촬영이나 대기실) – 기립성 저혈압 등 고려

발치 시술에 대한 수술 동의서

A. 발치 후 즉시 발생할 수 있는 합병증의 종류

1. 사랑니 주위 연조직의 손상
2. 치아, 치조골, 상악결절 및 하악골 골절
3. 상악동과 개통
4. 상악동염의 발생
5. 인접치의 손상 및 인접 보철물의 탈락
6. 치아, 혈액, 보철물 등의 기관 흡인이나 위로의 흡입
7. 출혈 가능성

B. 발치 후 어느 정도의 시간이 경과한 후 발생할 수 있는 합병증

1. 거즈를 잘못 물었거나, 혈병 파괴시 출혈이 계속될 수가 있습니다.
2. 뺨이나 입술에 멍이 들 수가 있습니다.
3. 건조와가 발생할 수가 있습니다.
4. 감염 및 봉와직염이 발생할 수도 있습니다.
5. 하치조신경이나 설신경이 손상되어 안면 피부 감각이상이나 치아, 잇몸, 혀의 감각이상이 발생할 수도 있습니다.
6. 동통과 부종이 발생할 수도 있습니다.
7. 일시적으로 개구쟁애가 발생할 수도 있습니다.
8. 연하곤란이 있을 수가 있습니다.
9. 감기나 몸살기운이 일어날 수도 있습니다.

▶ 나는 자신의 건강에 대하여 알고 있는 모든 것을 담당의에게 알렸으며, 이것은 특이체질, 알레르기, 고혈압, 당뇨병, 출혈소인, 심장병, 신장병, 간질환, 폐렴, 악관절장애, 마약사고, 약으로 인한 사고, 그 밖의 건강에 대한 것을 포함합니다.

▶ 나는 발치 후 흡연, 음주, 과로 등이 잇몸이나 뼈의 치유에 나쁜 영향을 줄 수 있으므로 맹세코 자제할 것과 치유의 촉진을 위해서 구강청결을 유지할 것에 동의합니다.

▶ 나는 수술 후에 발생할 수 있는 합병증에 대하여 담당의로부터 충분히 설명을 들었고, 본 수술로 인해서 불가항력적으로 야기될 수 있는 합병증 또는 환자의 특이체질로 우발적 사고가 일어날 수도 있다는 것을 사전 설명으로 충분히 이해하며 수술에 협력할 것을 서약합니다.

▶ 나는 합병증에 대하여 담당의에게 민, 형사상 책임을 묻지 않을 것에 동의하며 아울러 수술하는데 동의합니다.

20　　년　　월　　일

환자 또는 대리인(환자의　　　　　　) : ____________ (인)

주소 및 전화번호 : ______________________________

____

담당의사 : ______________________________ (인)

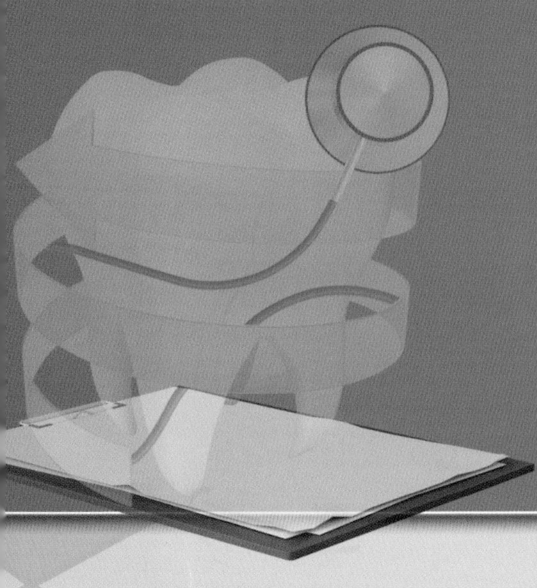

제8장
치주과학

제8장. 치주과학

잇몸병은 치과질환에서 가장 치명적인 병으로서 현재 만족스러운 치료법이 없으며 성인이 치아를 잃게 되는 주요 원인이다. 전신건강 측면에서도 잇몸질환이 있으면 만성염증이 신체 내에 존재하기 때문에 백혈구 등이 증가 되며. 이 증가 된 백혈구는 혈관을 약하게 하여 혈전을 만들고 혈액을 끈끈해지게 한다. 잇몸의 느슨해진 모세혈관을 통해 세균이 혈관에 흘러가 혈관을 망가뜨리고 이렇게 망가진 혈관을 보수하느라 더욱 혈관이 좁아지고 막히거나 한다. 그리하여 잇몸병 환자는 협심증, 동맥경화, 심근경색 등 심혈관 질환과 뇌경색으로 중풍 등 을 일으킬 위험이 매우 높다. 당뇨환자는 잇몸질환을 일으킬 가능성이 매우 높으며 잇몸병이 악화되는 속도가 매우 빠르고, 상호작용으로 잇몸병이 기존의 당뇨병을 더욱 악화시킨다. 또한 임산부들에게 있는 잇몸병은 조산의 위험을 높힌 다고 알려져 있다. 그러므로 환자나 치과의사가 어느 치과질환보다 잇몸병에 심혈을 기울여 예방하고 관리해야 한다.

치주질환은 오랫동안 증상이 없이 만성으로 진행되며, 치아가 시리거나, 붓거나, 치아가 움직이는 자각 증세가 있어 치과에 방문하면 이미 때가 늦어 보기에는 멀쩡한 치아를 빼야만 하는 경우가 많다. 그리고 잇몸질환은 특정치아 보다 잇몸 전반에 진행되기 때문에 많은 치아를 한꺼번에 빼기도 한다.

1. 잇몸질환이란?

잇몸이나 치아 뿌리(치주인대, 백악질), 잇몸뼈(치조골) 등에 염증이 생기는 병으로 치아 자체의 질환이 아니라 치아 주위조직의 병이다.

일반적으로 간략하게 설명하면 충치와 마찬가지로 당분이 함유된 음료나 음식을 먹으면 생기는 당분막에 세균이 침착되어 세균막(플라그,Plaque,치태)이 치아나 치아뿌리에 형성된다. 이 세균덩어리, 세균막의 세균과 세균의 독소가 잇몸에 침투하여 염증 반응을 일으키며 이 염증반응으로 인해 치아를 감싸고 있는 자신의 잇몸뼈(치조골)가 녹게 되는 것이다. 잇몸질환의 정도는 당뇨나 흡연, 유전적인 요인등의 전신적인 요인과 플라그와 치석 등의 국소적인요인에 의해 좌우 된다. 그러므로 잇몸질환을 예방 하려면 당조절이나 금연 등의 전신적인 요인을 향상시키고 플라그와 치석등 국소적인 요인을 제거해야 한다. 칫솔질로 바로 제거되지 못한 플라그가 오래 방치되면 석회화되어 치석(Tartar,Calculus) 이되고 치석의 표면은 플라그가 더 강력하게 부착되어 만성적인 염증과 치조골 파괴를 일으킨다.

2. 잇몸질환 예방

현재 과학수준으로는 확실하고 만족하게 상실된 뼈를 재생하기 불가능하기 때문에 잇몸질환은 예방이 최선의 방법이다.

예방방법은 세균막의 즉각적인 제거(칫솔질, 치실, 치간칫솔, 구강청정액사용 등)와 치석의 제거(스켈링,클리닝)이다.

풍치는 성인이 치아를 상실하는 가장 큰 원인이므로 잇솔질만 잘하고 스켈링만 정기적으로 하면 평생 치과에 큰 신세 질 일이 거의 없고 임플란트나 틀니 등 하느라 고생하고 경제적 부담이 되는 일이 없을 것이다.

3. 잇몸질환의 치료

잇몸질환의 치료 목표는 잇몸뼈를 더 이상 내려가지 않도록 하는데 있으므로 치료원리는 잇몸뼈를 내려가게 하는 주요 국소적 원인(플라그와 치석)을 완전히 없애고 다시는 이것들이 부착되지 않도록, 칫솔질을 잘 할 수 있는, 잇몸형태를 만들어 주는 것이다. 혹자는 잇몸약을 먹어도 치료 될 수 있다고 생각하는데 잇몸약은 한국에서만 광고되어 팔리는 일종의 소염 진통제로 근본적인 치료제라 할 수 없다. 피부에 돌이 박혀있는데 소염진통제 먹어 잠시 진통을 못 느낀다고 치료된것은 아니다. 그냥 돌만 빼주면 약 없이도 피부가 스스로 낫는 이치와 같다. 잇몸에 돌(치석)이 끼어 있는데 이를 제거하지 않고 어떤 약으로도 잇몸염증이 나을 수 없고, 치석만 제거하면 시간이 가면 인체 스스로 낫게 된다. 잇몸치료의 일반적 순서는 다음과 같다.

1) 스켈링과 치근면활택술

스켈링은 모든 잇몸치료의 첫 단계이며 가장 중요하다. 이는 잇몸병의 원인인 치아와 치근표면의 치근막(plague,치태)과 치석을 제거하고 그 후에 잘 부착되지 않도록 그 표면을 매끄럽게 하는 치료이다. 통증의 여부에 따라 마취를 하기도 한다.

2) 재검사

스케링과 치근면 활택술이 끝난 뒤 6-8주 뒤에 다시 구강검사를 하여 칫솔질 상태와 스켈링 결과를 평가하여 잇몸수술이 필요한지, 스켈링을 다시할지, 칫솔질 교육을 강화할지, 치료목표를 달성하였으니 정기관리만 필요한지를 정한다.

3) 잇몸수술

치은 소파술이나 치주판막 수술이 있는데 잇몸에서 깊숙히 치석이 존재하여 스켈링으로 제거하지 못한 치태(plague)와 치석 및 염증조직을 마취하에 수술적으로 제거하든지 잇몸을 열어 직접 눈과 현미경으로 확인하며 보면서 모두 제거하는 방법이다. 필요한 경우 스스로 구강 위생 관리가 쉽도록 치조골과 잇몸 형태를 개선 시켜 주기도 하고 잇몸 뼈가 파괴된 양상에 따라 뼈 이식을 하거나 잇몸조직이 재생되도록 유도하는 치조골 재생 수술(Regeneration)을 하기도 한다. 치조골 재생술 이외의 통상적인 수술의 목표는 잇몸병이 더 이상 진행되지 않고 현재의 잇몸뼈 높이를 유지할 수 있도록 하는데 있다.

재검사시 일반적으로 잇몸에서 탐침을 넣어 그 깊이(치주낭, pocket)가 4-5mm(서울대 치주과 기준) 가 넘으면 잇몸을 열지 않고는 뿌리에 붙은 치석을 완전히 제거하는것이 매우 어려우므로 대부분 잇몸수술을 하는것을 권한다.

이때 잇몸을 제껴 치석 제거를 완전히 하고 칫솔질이 잘될 수 있게 잇몸형태를 개선 시키는데 많은 경우는 잇몸뼈에 묻혀있지 않은 치아뿌리에 칫솔모가 접근할 수 있게 잇몸을 잘라내 준다.(치주낭축소수술.Pocket Reduction surgery). 그리하여 치주낭이 2-3mm 이내가 되어야 보통의 칫솔질로 플라그를 제거할 수 있어 잇몸뼈가 더 이상 내려가지 않고 잇몸건강을 유지 할 수 있다.

4) 정기적인 구강검사와 스켈링

일반인이 아무리 잘 닦아도 부족한 부분이 있기 마련이므로 정기적으로 스켈링을 하는것이 좋다. 잇몸상태에 따라 3-6개월 간격으로 정기적인 검사와 함께 스켈링을 받는것이 경제적으로나 구강건강상 유리하다.

※ 잇몸질환의 자가진단 ※

■ 다음과 같은 증상들이 있다면 잇몸 질환을 의심해보아야 한다.

- 입냄새가 심하게 난다.
- 잇몸이 붓거나 붉게 변한다.
- 이를 닦을 때 잇몸에서 피가 난다.
- 잇몸 주위에 둔한 통증이 자주 반복된다.
- 잇몸에서 고름이 나온다.
- 잇몸이 들뜬 느낌이 든다.
- 이와 이 사이가 벌어지고 음식물이 잘 낀다.
- 잇몸이 아래로 내려가고 충치가 없는데도 찬 것을 먹으면 이가 시리다.
- 이가 흔들리고 딱딱한 것을 씹기가 힘들다.
- 잇몸이 근질거린다.

5) Scaling(스켈링)

딱딱한 물질을 긁어내거나 비늘을 벗긴다는 뜻으로 치아의 표면에서 접합상피의 상부에 있는 치석을 제거하는 시술법을 말한다.

구강 내의 자연 치아나 인공 치아에 부착된 경성 침착물(치석과 같은 딱딱한 침착물)이나 연성 침착물(치면세균막, 음식물 잔사 및 외인성 색소)을 물리적으로 제거하고 치아 표면을 활택하게 함으로써 거칠어진 치아 표면을 매끄럽게 하거나 재부착을 방지할 목적으로 하는 예방 술식이다. 일반적으로 6개월마다 치면 세마를 하는 것이 이상적이며 치면세균막이나 치석이 많이 부착되는 사람은 3개월 주기로 하고, 칫솔질이 잘 되고 구강 위생 상태가 양호한 사람은 12개월 주기로 치면 세마 처치가 필요하다

(1) 의사의 지시 하에 파노라마 촬영, 잇몸치료 필요여부 결정 후 스켈링을 시행한다.

(2) 환자분께 주의사항 설명(스켈링의 간단할 술식과, 목적, 지각과민 증세, 치아동요등 설명)

(3) 필요한 기구들: 초음파 스켈러, 식염수, 러버컵과 연마제, H_2O_2등

※ 치주 치료를 위한 준비

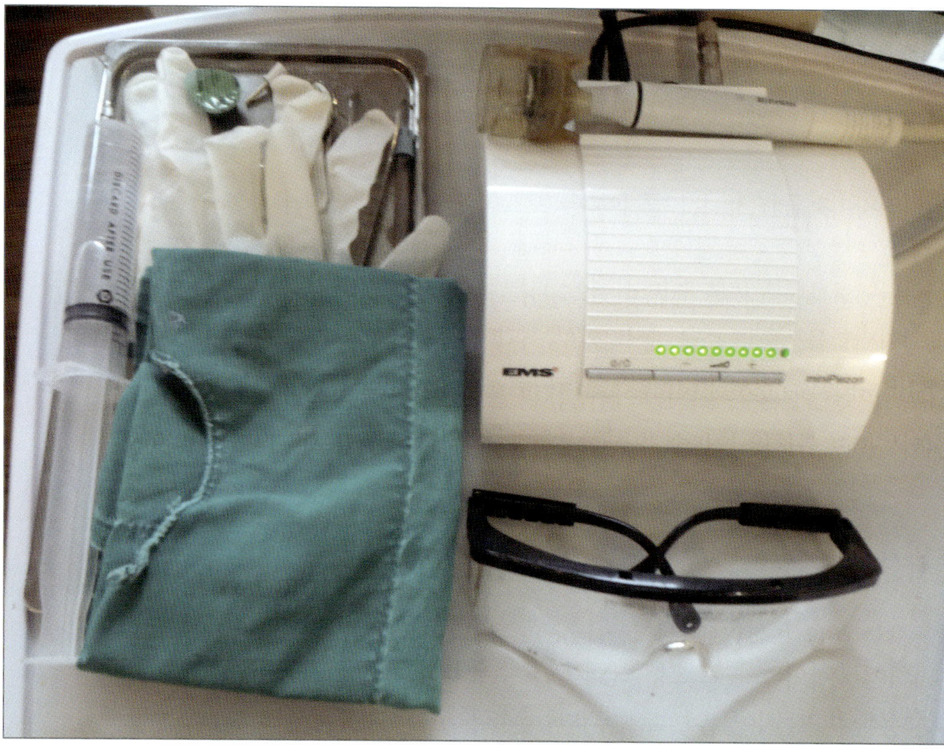

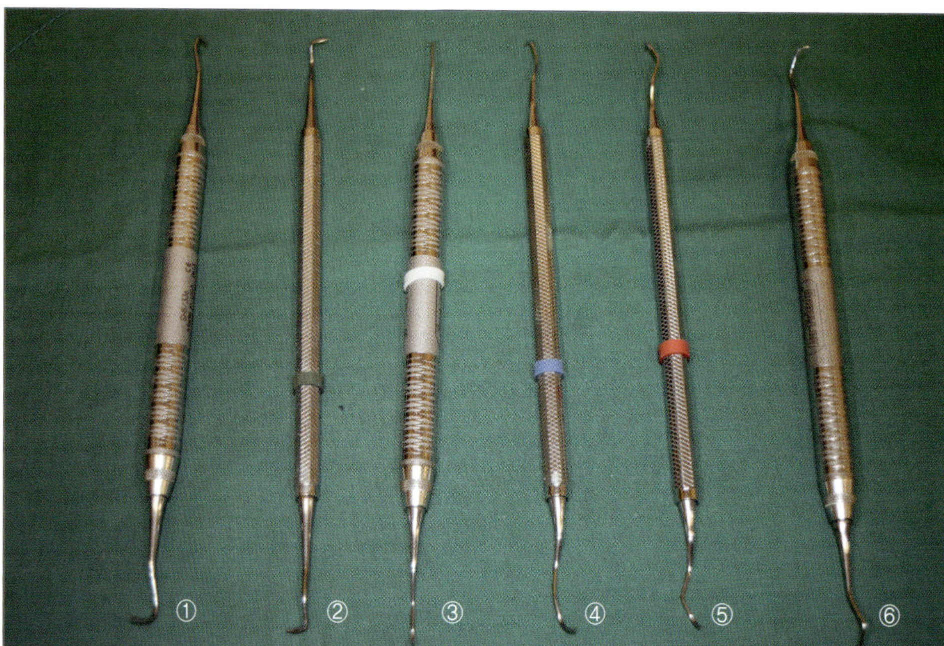

- Sickle scaler : 주로 치은연상 치석을 제거하는 데 사용되고, 치은연하로 1mm이상 내려 가서는 안되며 당기는 동작(pull stroke)으로 사용한다.
  첫 번째 사진(①)은 전치부 sickle이고, 두 번째 사진(②)은 구치부 sickle이다.
- Curette scaler : 치은연하 치석제거, 변성된 백악질의 제거 및 활택, 그리고 치주낭 내면의 염증성 연조직을 제거할 때 사용되는 기구이다.
  큐렛 스케일러는 일반형(universal)과 특수형(gracey)의 두 종류가 있는데, 일반형 큐렛은 모든 치아에 사용될 수 있다. 반면 gracey 큐렛은 특수형 큐렛의 대표적인 것으로 각 치아의 치면에 잘 적합될 수 있도록 각이 져있다.
  Gracey 큐렛은 적용 부위별로 다음과 같이 구분된다.
  No.1-2, 3-4는 전치부, No.5-6은 전치와 소구치부, No.7-8, 9-10은 구치부 협.설면, No.11-12는 구치부 근심면, No.13-14는 구치부 원심면, No.15-16은 구치부 근심면, No.17-18은 구치부 원심면에 사용된다.
  세 번째 사진 (③)은 Universal curette
  네 번째 사진 (④) Gracey 1-2
  다섯 번째 사진 (⑤) Gracey 11-12
  여섯 번째 사진 (⑥) Gracey 13-14 이다.
- Universal curette : 전체 치아에 사용하며, 양쪽에 날이 있고 날 부위의 형태는 직선, 날 전면과 연결 부위의 각도는 90도로 당기는 동작에 사용한다.
- Gracey curette : 특정 치아의 특정 부위에 사용하며, 한쪽 날에만 날이 있고 날 부의의 형태는 만곡되어 있다. 날 전면과 연결 부의의 각도는 60-70도 당기고 미는 동작에 사용한다.

| 잇몸치료 전 · 후 사진들 |

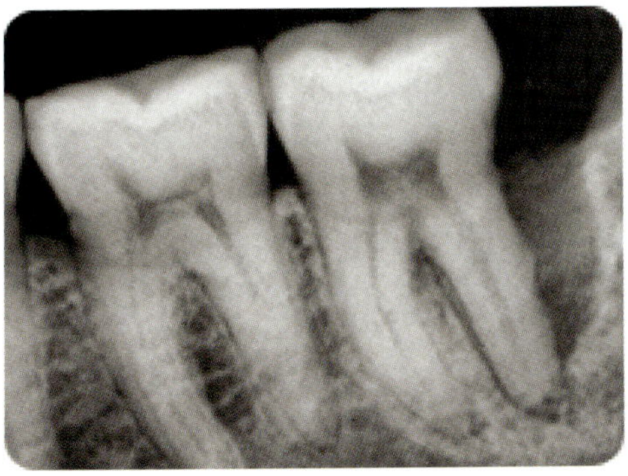

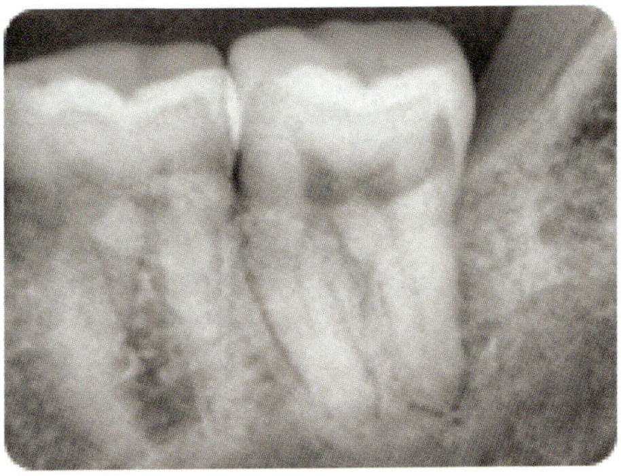

치료 후 약 3개월 경과

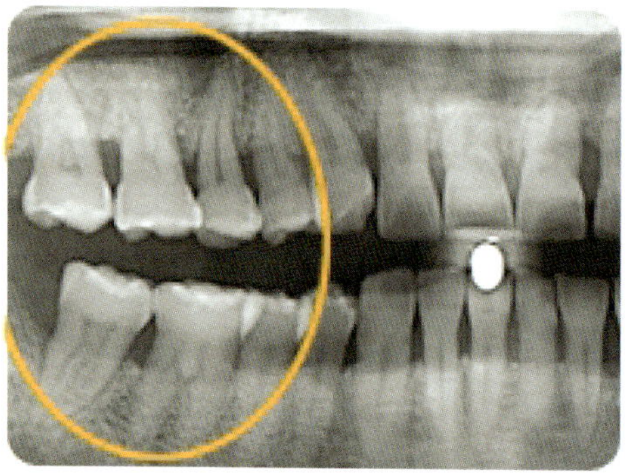

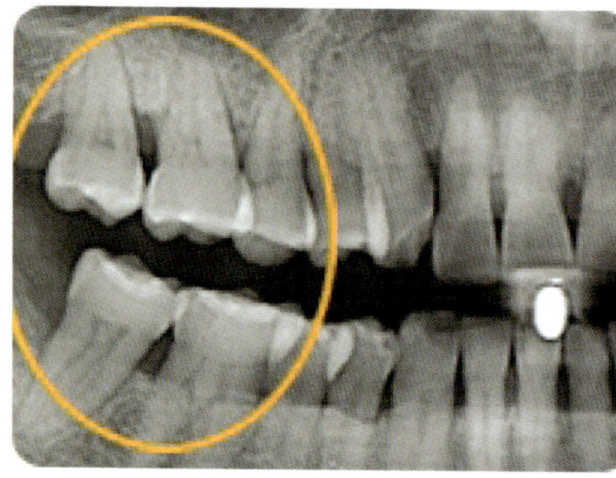

치료 후 약 4개월 경과

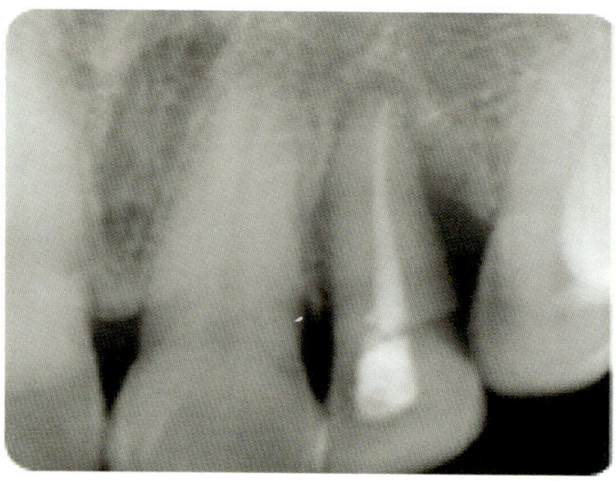

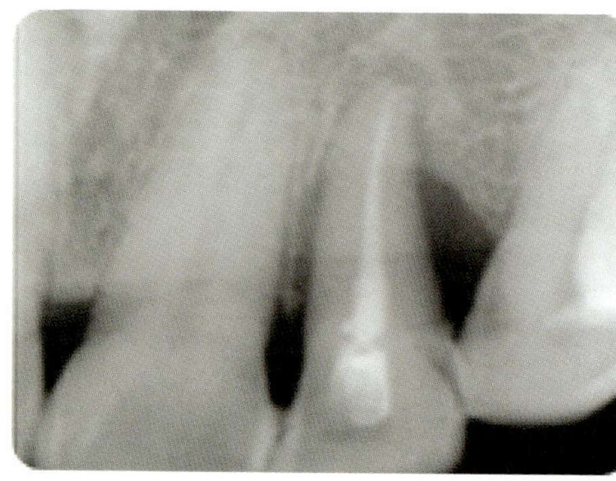

치료 후 약 3개월 경과

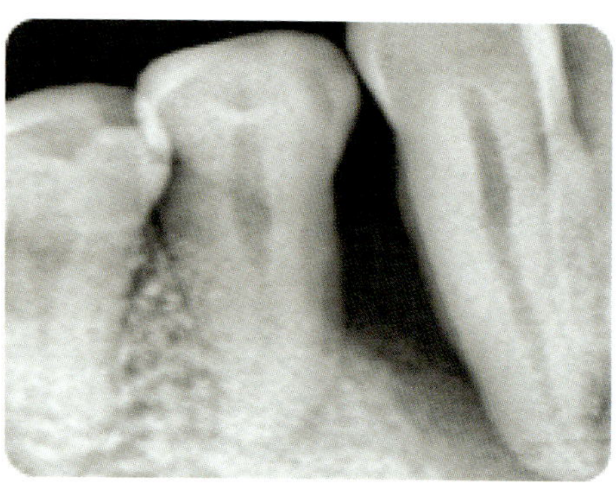

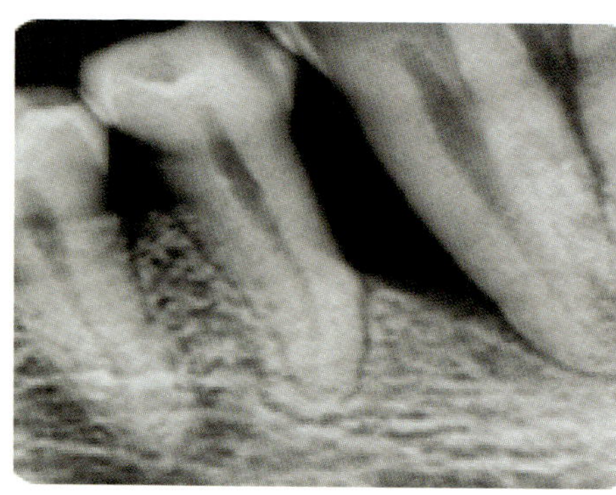

치료 후 약 7개월 경과

6) 색소침착 제거술

잇몸의 색소침착은 원인별로 크게 내인성과 외인성으로 구분한다. 내인성은 혈액의 헤모글로빈과 멜라닌(melanin)의 침착에 의한 것으로 알려져 있다. 멜라닌 색소 침착은 인종에 따라 발생빈도에 차이를 보여 백인에게는 거의 나타나지 않지만, 흑인과 동양인에서는 흔한 것으로 보고되고 있다.

색소를 없애기 위한 치료법에는 잇몸의 표면을 긁어내는 방법과 레이저를 이용한 방법 등이 있다. 시술을 했더라도 시간이 지나면 다시 색소 침착이 발생할 수 있으므로 평균 3~5년 주기로 한번씩 시술을 해주면 유지된다. 물방울레이저를 이용하여 최소침습, 최소의 통증으로 최대의 효과를 볼 수 있다.

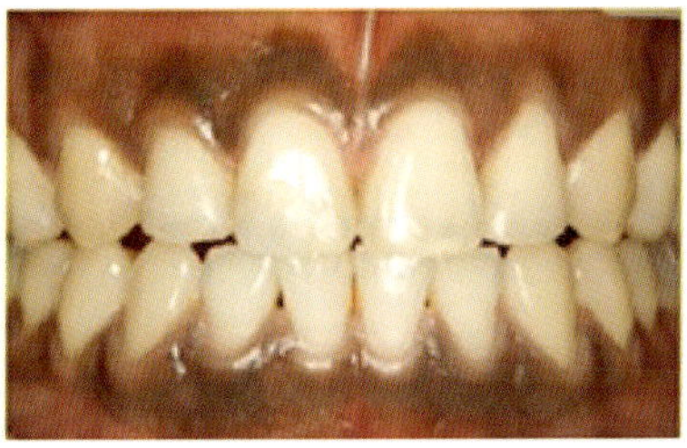
수술 전

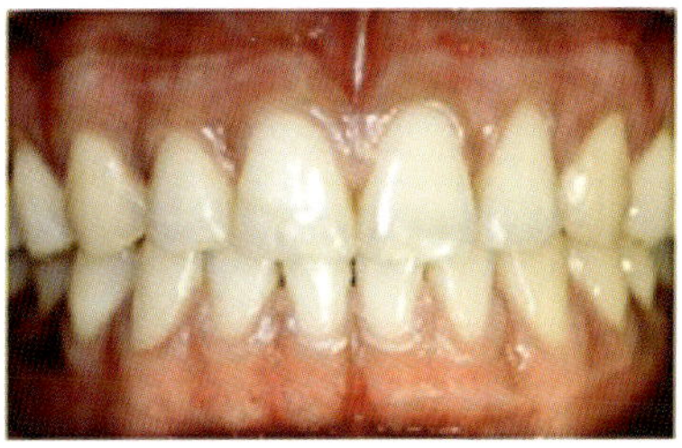
수술 후

7) 유리치은 이식술

잇몸 건강을 유지하기 위해서는 부착치은, 즉 치아에 바로 접해있고 잇몸뼈와 단단하게 붙어있는 잇몸의 폭에 신경 써야 한다. 부착치은의 양이 적으면 음식물을 씹기가 어렵고, 볼과 잇몸을 연결하는 근육이 당길 때 저항하기 힘들어질 뿐 아니라 치태의 침착을 일으킨다. 이런 부착치은을 늘리기 위한 방법으로는 유리치은 이식술이 있다.

유리치은 이식술을 받으면 잇몸이 복원돼 치아가 덜 시리고, 외부 자극에 큰 영향을 받지 않으며 심미적인 만족감과 자신감을 갖게 된다.

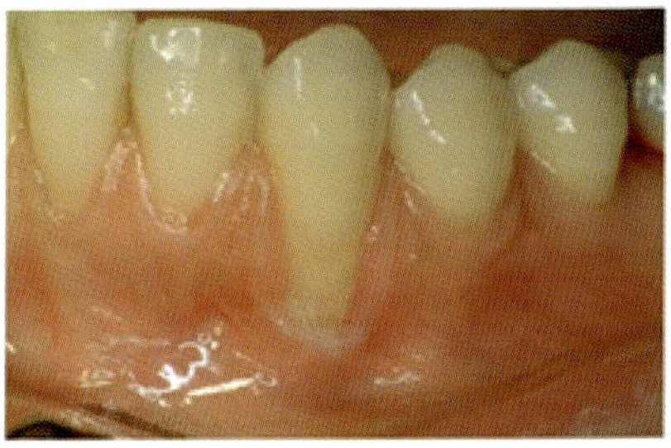
수술 전

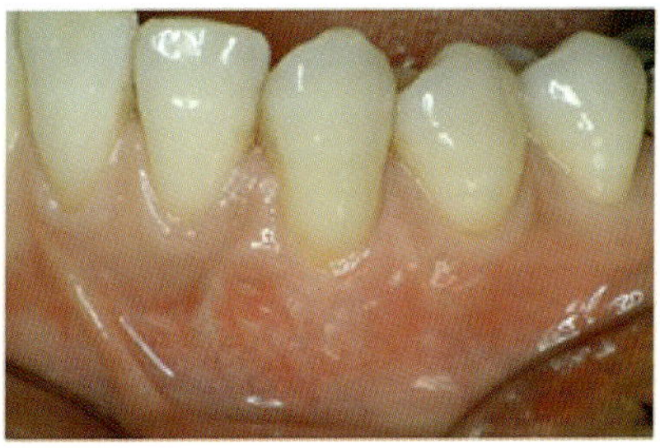
수술 후

8) 치근 피개술

잇몸이 내려가서 치아 뿌리가 보이는 현상을 치은 퇴축이라 하는데, 이는 잘못된 양치질 습관, 외상, 치주 질환 등에 의해 발생한다. 치은 퇴축은 치아에 시린 증상을 일으키며, 뿌리에 충치가 생기는 치근우식증을 일으킬 수 있다. 게다가 치아가 유난히 길어보이게 해 외형적으로도 보기에 좋지 않다. 치은 퇴축을 해결하기 위해서는 잇몸으로 치아뿌리를 덮는 치근 피개술을 고려해볼 수 있다.

소대, 즉 볼과 잇몸, 혀와 잇몸을 연결하는 부위가 잇몸의 가장자리에 가깝고 높게 위치한 경우에도 치은퇴축이 발생할 수 있다. 또 소대형태에 이상이 있으면 앞니 사이가 벌어지고 혀의 운동이 제한되거나 발음이 부정확해질 수 있다. 따라서 소대에 이상이 있는 경우에는 소대절제술을 시행한다.

9) 치관 연장술

잇몸이 치아를 많이 덮고 있을 때는 치아가 짧고 답답한 느낌이 들 수 있다.또 웃을 때 잇몸이 많이 노출돼 미용상 좋지 않다. 이런 경우 치아의 길이를 늘려주는 치관 연장술을 고려해 볼 수 있다.

치관 연장술은 잇몸을 아래로 내려 봉합해 전체적인 조화를 맞추는 방법으로, 잇몸 아랫부분에 충치가 있거나 치아가 깨진 경우, 치아의 수복이 불가능한 경우에도 치관 연장술이 필요하다.

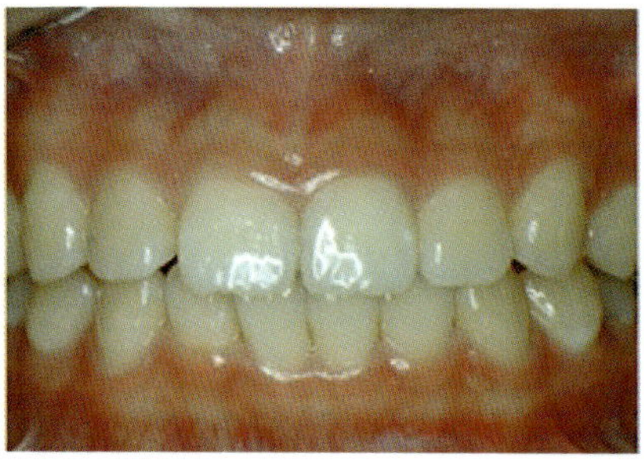

수술 전

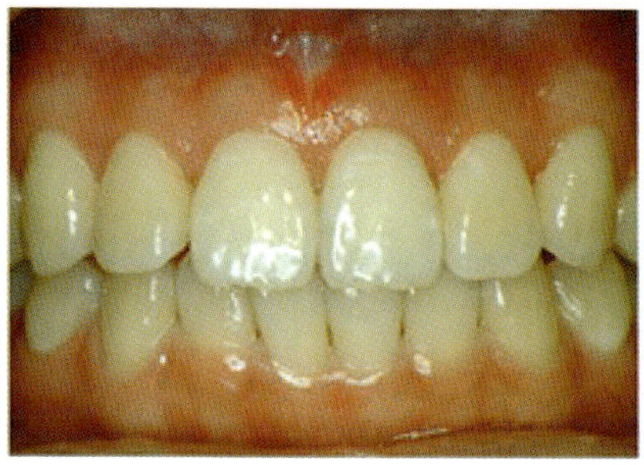

수술 후

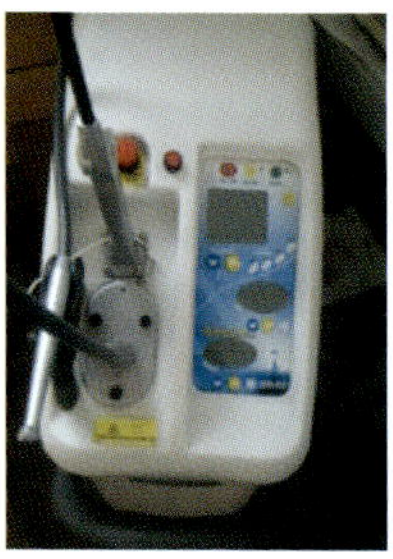

물방울레이저를 이용하여 시술하면 정밀하고 최소의 통증으로 치료를 할 수 있다.

10) 치주고정장치

치주고정장치(periodontal splint)는 치아가 손상을 받거나 치주질환에 의하여 동요되는 치아를 안정시키기 위하여 고정하는 장치이다.

적응증 : 치주고정장치는 환자가 저작시 편안감을 증진시키기 위해 과도하게 동요되는 치아를 고정시키고자 할 때와, 급성, 만성 치주염으로 치아의 동요가 심할 때, 치주수술과 같은 외과적 치료 시 치아동요도가 증가할 경우에 실시한다.

※ 목적은 다음과 같다.

(1) 치아를 안정시킴으로 인해 치주조직에 대한 외상을 최소화 시킨다.
(2) 치아동요도를 감소시킨다.
(3) 합력을 분산시킨다.
(4) 치아 인접접촉면을 회복시켜서 식편압입을 방지한다.
(5) 치아의 이동 및 과맹출을 방지한다.
(6) 저작기능을 증진시킨다.
(7) 불편감이나 동통을 해소시킨다.

※ 제작시 기본원칙은 다음과 같다.

(1) 고정장치 장착 전 교합조정을 시행한다.
(2) 고정장치를 할 경우 건강한 치아가 충분히 포함되어야 한다.
(3) 치은,입술,혀,협점막 등에 자극을 주어서는 안 된다.
(4) 가능한 심미적이어야 한다.
(5) 구강위생술식을 방해하지 않아야 한다.
(6) 발음에 장애를 주어서는 안 된다.
(7) 고정장치를 할 때 치아삭제가 필요한 경우 제작 전 보철과 의사에게 동의를 구하는 것이 좋다.

제9장 치아미백

제9장. 치아미백

1. 치아 미백술의 방법

1) 실활치 미백술

- 근관치료한 치아를 표백하는 방법이다.
- 치수실 내부에 미백제를 적용하므로 치관 내 미백술 또는 내부 미백술이라고 한다.
- 실활치 미백술식의 종류

(1) 자가 미백술(walking bleaching)

- 효과적이고 안전하며 방법이 쉬움
- 자가 미백 술식

① 과붕산 나트륨과 물(식염수, 마취액)을 되직하게 혼합

② Amalgam carrier에 담기

③ 치수실에 넣음

④ Caviton 또는 IRM으로 가봉

※ 과붕산 나트륨에 30%과산화수소를 혼합하면 효과는 더 빠르지만, 안정성 및 치주 조직에 대한 부작용(화학적 화상, 치근 외흡수) 때문에 흔히 사용하지는 않음

⑤ ① ~ ④ 과정을 반복하여 치아 색조가 회복되면 복합레진으로 근관와동을 충전

(2) 열 촉매법에의한 미백술

- 치수실 내에 30% 과산화수소가 포함된 미백제를 넣고 열을 가해 미백효과를 촉진하는 방법이다.
- 치주 조직에 손상을 줄 위험이 있어 흔히 사용하지는 않는다.

2) 생활치 미백술

- 생활치의 치관 외부(법랑질 표면)에서 시행되므로, 외부 미백술 또는 치관 외 미백술이라고도 한다.

(1) 열 미백술

- 법랑질 표면에 30% 과산화수소를 적용한 후, 촉매로서 열을 가하거나 열과 광선을 동시에 가하는 재래식 방법이다.
- 치주 조직의 손상을 방지하기 위해 러버댐으로 치아를 잘 격리해야 한다.

(2) 법랑질 미세 연마술

- 미백제를 사용하지 않고 산 용액(18%의 염산)과 퍼미스를 혼합하고 법랑질 표면을 연마하며 탈회시킴으로써 변색부위 법랑질의 표층을 제거하는 술식이다. 치은 등 주위 연조직 보호에 유의해야 한다.

(3) 레이저 미백술

- 아르곤 레이저, 이산화탄소 레이저, 다이오드 레이저 등이 사용된다. 특수한 레이저 장비가 필요하며 드물게 사용된다.

2. 가정용 미백술(Home Bleaching)

가정용 미백술이란?

마우스 가드, 또는 나이트 가드라 불리는 개인용 트레이를 치과에서 환자의 치열에 맞게 제작하고 사용법을 교육하여 환자가 집에서 미백제를 트레이에 담아 착용하는 술식이다.

1) 가정용 미백의 장점

- 설비투자가 필요하지 않는다(미백제와 미백장치 시트만 입수하면 고가기기를 구입하지 않더라도 개시 가능하다).
- 순측, 설측, 협측, 구개측을 가릴 것 없이 전 치열이 대상이 된다.
- 투명감 있는 자연에 가까운 색조로 위화감을 주지 않아 만족스러운 결과를 얻을 수 있다.

(※ 하지만 모든 증례에서 해당되는 것은 아니다. 테트라싸이클린을 복용한 환자의 경우

치아 형성 시에 치아의 변색을 가져올 수 있는데, 심한 테트라싸이클린 변색은 거의 갈색이나 회색을 띠게 되며, 보통의 경우 약물이나 광선을 이용한 치아미백으로 약간은 밝게 할 수 있지만 심한 경우는 라미네이트 등을 이용한 영구미백을 하여야만 한다.)

- 가정에서 하는 처치이므로 심리적 부담이 적다.
- 환자 자신이 처치하므로 경영 효율성도 높아지고, 체어 타임도 크게 절약된다(일주일 간격으로의 체크와 상담의 소요시간은 20분 정도면 충분하다).
- 얇은 미백용 장치를 사용함으로써 구강 내의 위화감 또는 악관절에의 영향을 경감한다.
- 고농도의 과산화수소를 함유하고 있지 않으므로 안정성이 높다.
- 환자의 경제적 부담이 적다.
- 치질을 삭제하지 않고도 색조가 개선된다.
- 이차우식을 유발하지 않는다.

2) 가정용 미백의 단점

- 미백과정의 직접 감시가 안된다.
- 즉시 효과가 나타나지 않는다.
- 대상자 자신의 실행에 정확성을 기할 수 없다.
- 약제, 미백장치에 대한 위화감으로 실행 불가능한 경우가 있다.
- 과민반응이 일어날 확률이 있다.
- 시간이 오래 걸린다.

3) 가정용 미백의 술식

① 변색의 원인을 파악하고 적응증인지 금기증인지 감별 진단한다.
② 구강 내의 진찰 및 치관의 변색상태를 관찰한다.
③ 치료 개시 전 상태의 사진 촬영, 술 전의 색조를 평가하고 기록한다.

주의사항 매일 상태변화를 관찰하고 있는 환자는 개선된 상태에 눈이 익숙해져 객관적으로 개선도를 평가할 수 없기 때문에, 술자는 술 전의 자료를 제시하고 차이를 인식시킨다.

④ 치석제거와 치면세마
⑤ 외인성의 치면 부착물을 제거한 후 다시 진단한다.
⑥ 치료계획을 작성한다.
⑦ 미백용 장치의 제작을 위한 알지네이트로 인상채득 한다.

⑧ 장치가 나오면 변연을 마무리하고, 장치를 환자의 구강 내에 맞추어 본다.
⑨ 환자 스스로 미백제가 주입된 장치를 장착하게 하고, 사용법과 주의사항을 전달한다.
⑩ 치료효과를 평가한다.

가정용 미백장치 사용법과 주의사항

① 하루에 2시간 이상 착용합니다. 식사 중에는 착용하지 않습니다.
② 장치를 끼기 전에 이를 잘 닦고 이 사이사이를 치실이나 치간칫솔을 사용하여 깨끗하게 닦습니다. 장치를 착용하지 않을 때에는 찬물에 깨끗이 씻어 건조시켜 보관합니다.
③ 화장솜이나 면봉 등을 사용하여 치아사이를 잘 건조시킵니다.
④ 장치 안쪽에 미백제를 정량만큼 바릅니다.
⑤ 장치 밖으로 빠져 나온 미백제를 칫솔이나 면봉 등을 사용하여 닦아내도록 합니다.
⑥ 미백제가 든 장치를 구강 내에 장착할 때 밖으로 흐르지 않도록 주의하면서 잘 맞게 끼웁니다. 이때 나오는 겔은 삼키지 않도록 합니다.
⑦ 2시간 이상 지난 후에 장치를 빼시고 다시 양치하시기 바랍니다.
⑧ 치료초기에는 일시적으로 시린 증상과 불편감과 타액량이 증가할 수 있습니다.
⑨ 담배, 커피, 홍차, 녹차 같은 색소 침착이 될 수 있는 음식의 섭취를 금합니다.
⑩ 미백제는 냉장고에 보관합니다.

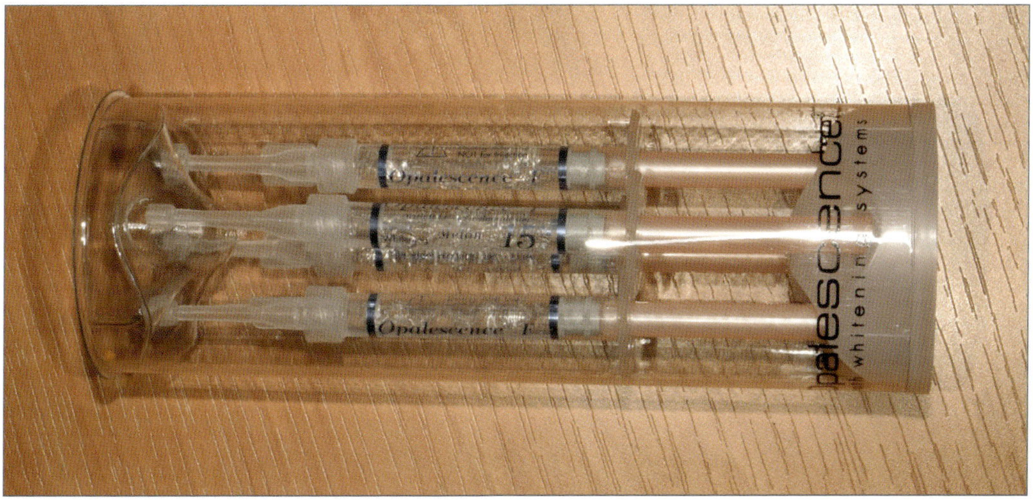

Home Bleaching 용액

3. 전문가 미백술식(Office Bleaching)

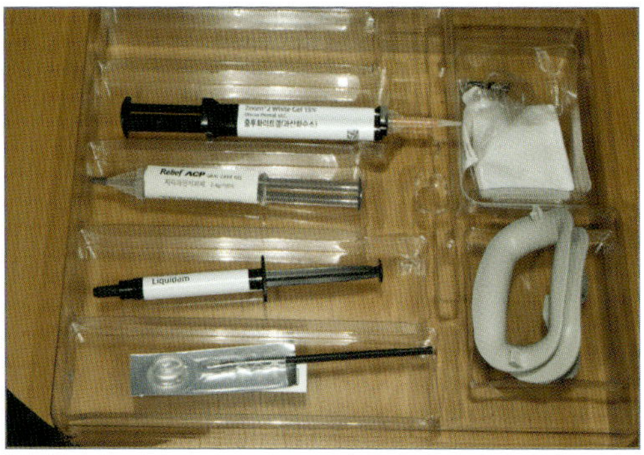

Zoom 2 kit의 내용물

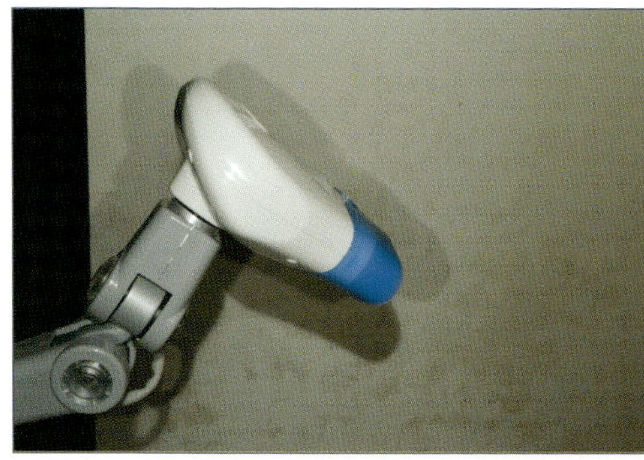

LED 미백기

전문가 미백 술식과정		
Step 1	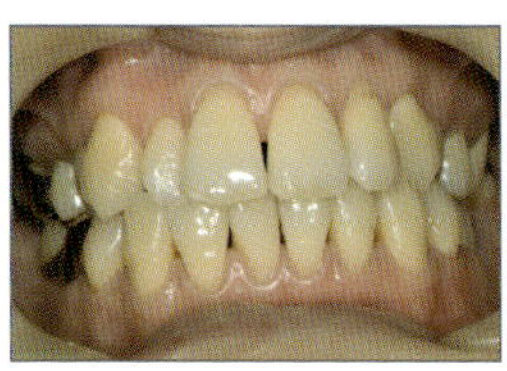	미백전 치아색깔 촬영하기 - 치아의 전 후를 비교하고 미백의 진행정도를 측정하기 위해 처음 방문 시 사진을 촬영한다.
Step 2	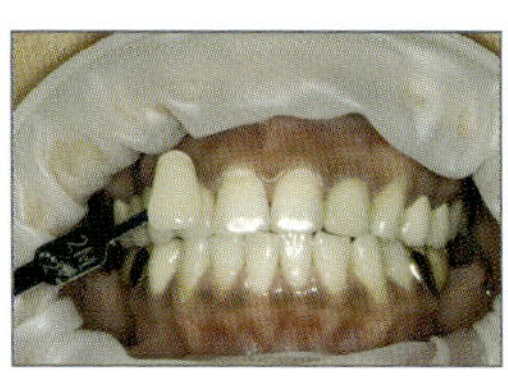	치아색깔 측정 - 치아의 색상 기준표를 기준으로 하여 원래 상태의 치아색을 촬영한다.
Step 3	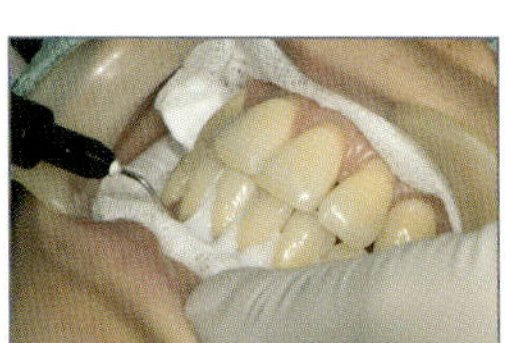	치아 표면 세척 및 잇몸보호제 도포시작 - 치아 표면에 묻어 있는 음식물 잔사와 플라그를 제거 한다.
Step 4	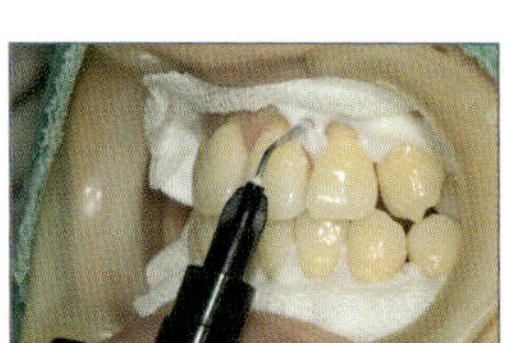	잇몸 보호제 바르기 - 고농도의 미백제가 잇몸에 닿으면 잇몸이 상할 수 있으므로 치아와 잇몸의 경계부위에 보호제 LC Block - out resin을 바른 후 curing한다.

Step 5	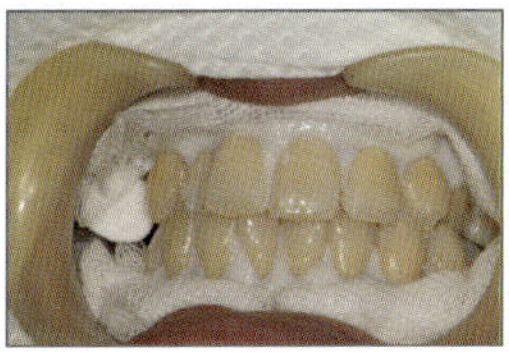 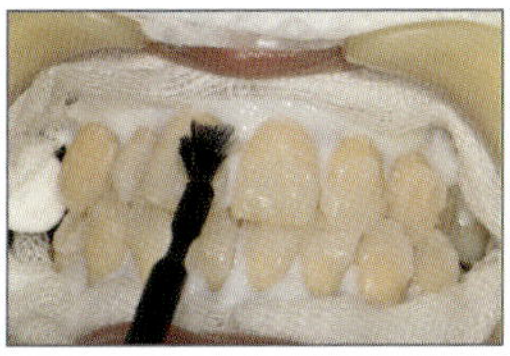	미백제 바르기 - 분리한 치아에 미백제를 바른다.
Step 6	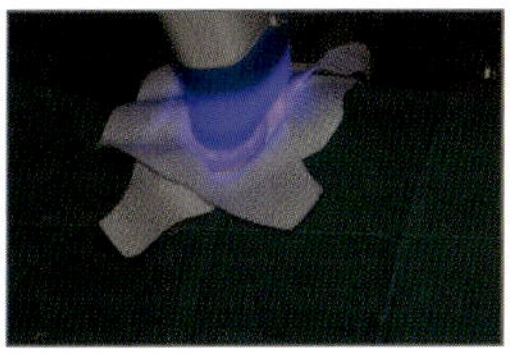 - LED 광선 조사	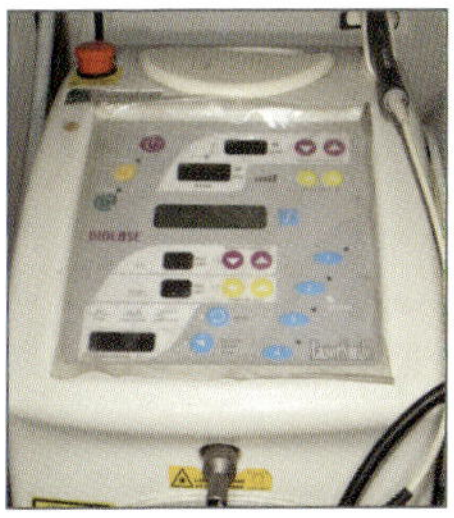 레이저 광선 조사 - 광선으로 치아에 바른 미백제를 쬔다(한악 당 4번 정도 반복한다). 레이저 치료기로 한악 당 4번씩 조사한다. 이때 환자의 치아에 직각으로 조사하도록 한다.

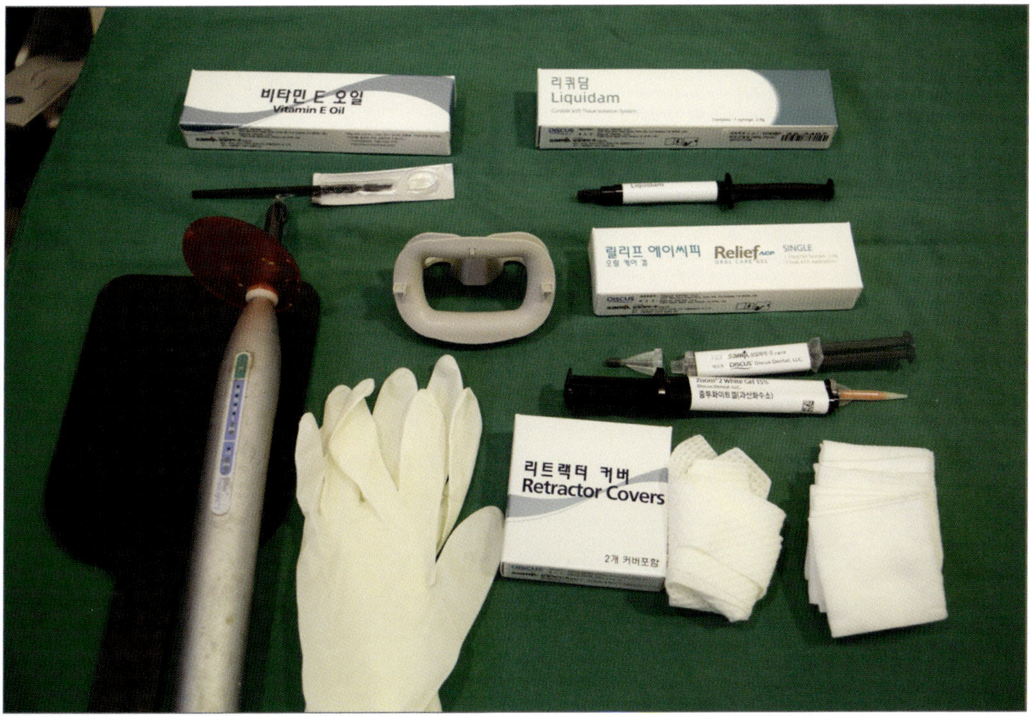

진문가 미백을 위한 준비

미 백 FAQ

Q 미백제를 삼켜도 괜찮은가요?

A 걱정마세요. 미백제를 1.0L 페트병으로 한 통을 한꺼번에 마시더라도 생명에는 지장이 없습니다. 미백제는 위에 들어가면 희석되어 산도가 변합니다. 따라서 활성이 떨어져서 인체에 별다른 영향을 주지 않지요.

Q 시중에서 파는 미백제나 미백 치아는 효과가 있나요?

A 시중에서 구입할 수 있는 미백제나 미백 치약에 들어있는 미백제는 농도가 아주 낮으므로 보조적인용도로 사용할 수는 있으나 이것만으로 미백효과를 얻기는 어렵습니다.

Q 자가미백을 하다 실수로 틀에 구멍을 냈어요. 다시 틀에 맞추어야 하나요?

A 잘 때 이를 갈면 미백 틀에 구멍이 날 수 있습니다. 틀에 구멍이 나면 미백제가 셀 수 있으므로 다시 제작하는 것이 좋습니다.

Q 스케일링만으로도 이가 하얗게 바뀌나요?

A 스케일링은 이 표면의 플라크과 니코틴, 치석을 제거하는 것입니다. 니코틴이 많이 착색된 이는 니코틴을제거하면 하얗게 보이기도 하지만, 스케일링은 미백치료와는 다른 잇몸예방 과정이므로 치아 안에 색소가 쌓여 색깔이 변한 경우라면 미백효과를 기대할 수 없습니다.

Q 미백을하면 똑같이 하얗게 되어야 하는 것 아닌가요? 앞니는 하루만에 하얗게 되었는데, 나머지 이들은 아직 변화가 없어요. 다른 이들도 하얗게 되는건가요?

A 이의 두께나 색소 침착 정도에 따라 변화의 차이가 올 수 있습니다. 보통 앞니보다 송곳니가 늦게 변하지만 정확한 기간 동안 미백을 하면 전체적으로 하얗게 바뀝니다.

미백 FAQ

Q 집에서 미백치료를 시작한 지 2주 되었는데, 몰라보게 하얗게 바뀌었어요. 그런데 왜 미백치료를 몇 주 더 하라고하나요?

A 집에서 미백치료를 완전하게 하려면 적어도 6주 정도는 해야 합니다. 하지만 보통 그 정도까지 견디기가 힘들어서 3주 정도에 치료를 끝내는 사람도 있습니다. 하지만 치료를 오래 할수록 효과가 오래 지속되므로 빨리 원래 색으로 돌아오는 것을 막기 위해 치료를 더 하라고 권하는 것입니다.

Q 집에서 하는 미백을 했는데 이가 시려요. 계속 미백장치를 껴야 하나요?

A 사람에 따라 정도의 차이는 있지만, 이가 시리고 아플 수 있습니다. 이것은 치료과정에서 나타날 수 있는 증상으로 치료가 끝나면 없어집니다. 하지만 이가 많이 시리면 틀을 끼우고 있는 시간을 단축하거나 하루 정도 쉬었다가 다시 시작합니다. 그래도 이가 계속 시리면 담당의사와 상의해보세요.

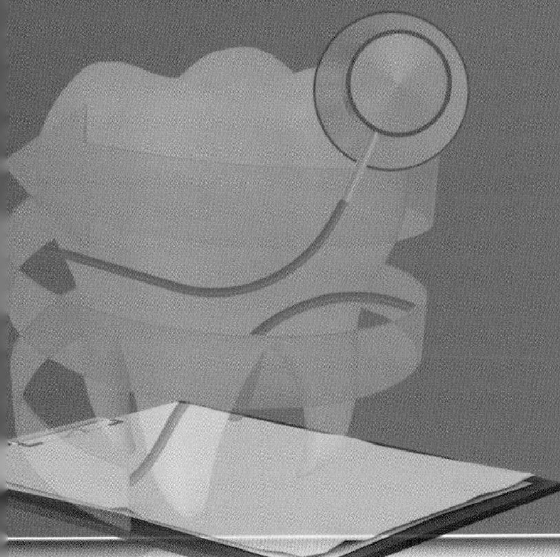

제10장
임플란트

제10장. 임플란트

1. 임플란트 적응증과 금기증

1) 적응증

- 임플란트를 하기에 적절한 골질을 가지고 있는 환자
- 수술을 감당하기에 충분히 건강한 환자
- 구강위생관리에 문제가 없는 환자
- 정신적, 사회적으로 건전한 사람
- 악골성장이 정지된 사람
- 임플란트 치료를 간절히 원하는 환자

2) 금기증

(1) 일반 금기증

- 방사선치료를 받는 환자
- 정신과적 질환이 있는 환자
- 혈액질환이 있는 환자 · 당뇨, 고혈압환자 : 내과의와 상의 후
- 임산부
- 성장기 환자

(2) 치과관련 금기증

- 치조골의 병적상태(낭종, 육아종 등)
- 심한 이갈이, 이악물기 등이 있는 환자
- 불량한 구강위생상태
- 구강점막의 병적변화
- 임플란트 재료에 대해 알러지가 있는 환자
- 비협조적이거나 임플란트 치료에 대한 동기가 부족한 환자

2. 임플란트(IMPLANT) 시술과정

1) 임플란트의 치료단계

(1) 상담

(2) 1차 수술

(3) 2차 수술

(4) 보철제작

(5) 관리

2) 수술 전 단계

- 치료계획 상담 후 사진촬영(panorama & CT)
- 수술계획이 잡히면 술전 처방전 발급

(1) 술전투약방법

- 아나프록스, 알마겔, 세파드록실 캅셀 / T.I.D / 8 days
- 소론도 / T.I.D / 1 day
- 겐타마이신 IM

① 수술이 오전인 경우

- 전날 저녁에 항생제, 진통소염제, 제산제 복용
  다음날 오전(수술당일) 전날과 동일한 약 + 소론도 한 알 복용 후 내원

② 수술이 오후인 경우

- 당일 날 아침에 항생제, 진통소염제, 제산제 복용
  당일 날 아침에 복용한 약 + 소론도 한 알 복용 후 내원
  ※ 주사약 겐타마이신은 가지고 내원. 수술 후 투여

(2) 투약 시 주의사항

- 소론도 투약 시 당뇨병 환자는 당신생 작용에 의해 혈당치가 상승하여 당뇨병이 악화될 수 있다. 따라서 술 전 병력 확인 필수
- 혈압약 복용하는 환자의 경우 아스피린 복용 여부 확인 필요
  아스피린 복용 시 혈전 응집을 억제하여 지혈이 잘 되지 않음

술식 및 기구준비	
1) 국소마취 - 기본기구(mirror, pincet, explorer), injection syringe, 일회용 needle, 마취용 ample	
2) 구강내외 scrubbing - 히비탄, 포타딘(구강 외), 헥사메딘(구강 내), 소 공포(구강내외 소독 후) 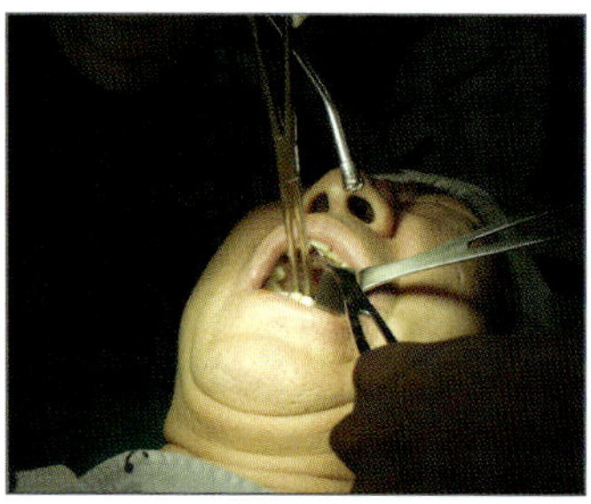 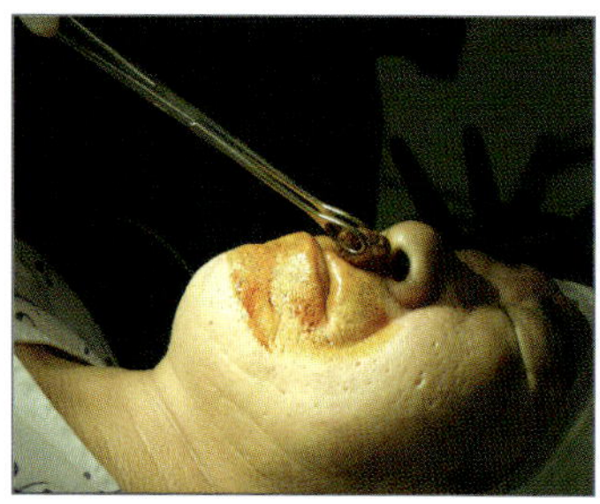 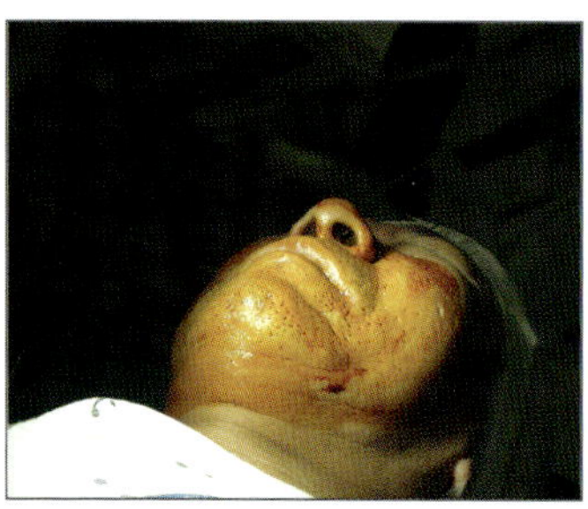 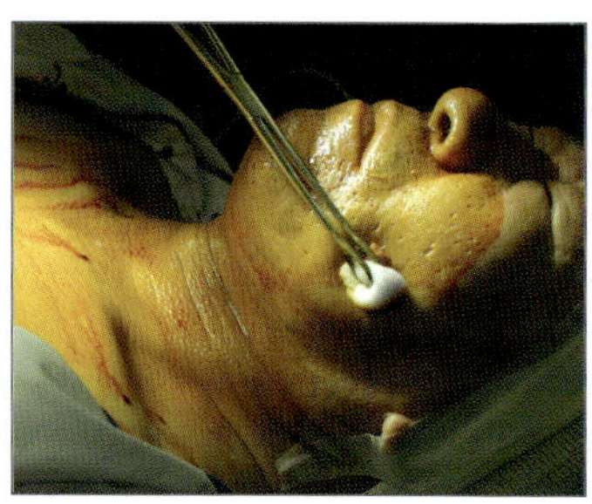	입 주변부터 밖으로 원을 그리듯이 빠지는 부분 없이 점차적으로 페인팅 해주고 닦은 곳을 두 번 문지르지 않는다.
3) 술자 준비 - 수술용 글러브, 마스크, 수술복, 수술캡 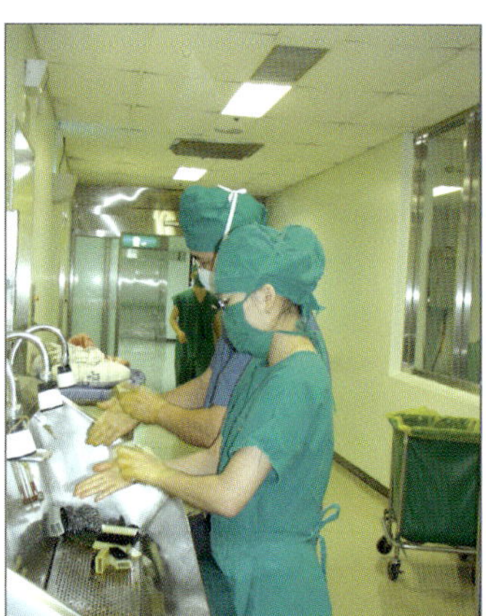 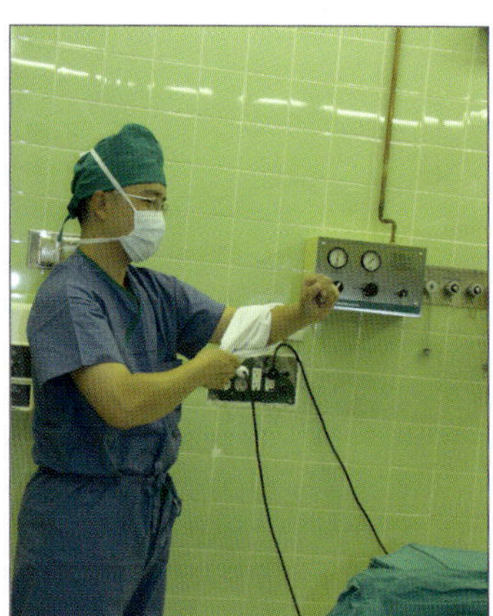	

<table>
<tr><th colspan="2">술식 및 기구준비</th></tr>
<tr><td>
4) 수술실 및 수술기구 준비
- 수술재료 dropping
- Light hand cover: 알루미늄 호일(sterile)
- Injection set: ample, injection needle
- Suction line 준비
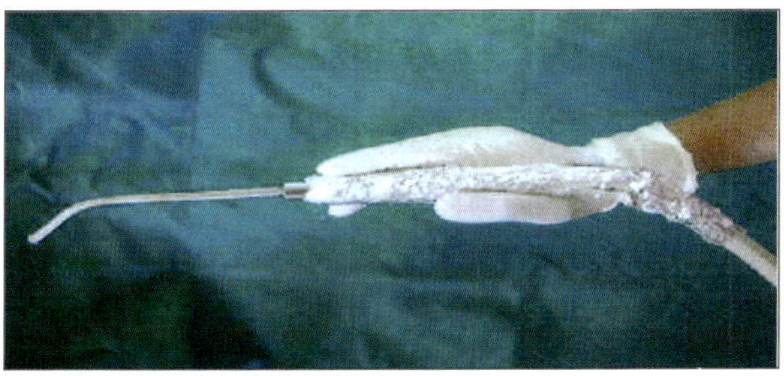
</td><td></td></tr>
<tr><td>
• 핸드피스 엔진 & 모터준비
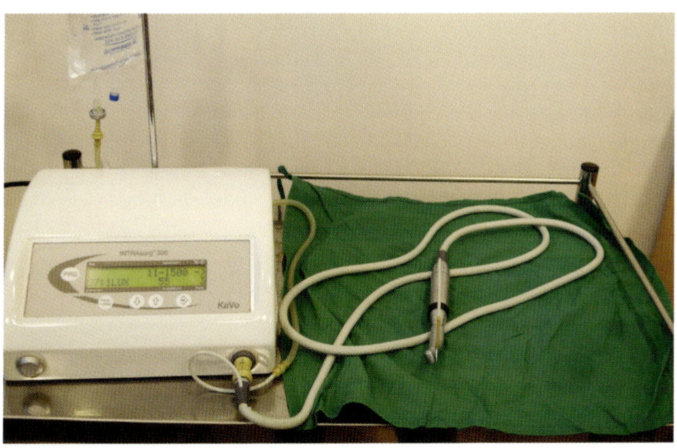
• 수술기구 준비 : 수술 순서대로 나열한다.
Mirror2, pincette, explorer, metal suction tip2, metal cup2, bowl2, periosteal elevator 3(술자용2,보조자용1), scalpel handle, scalpel blade(martin), surgical curette, mosquito, needle holder, dean scissor, tissue forcep, 대공포, metal 자 or metal gauge, 수술용 임플란트 kit, 30cc syringe molt curette.
</td><td>
• 멸균된 기구라하더라도 수일이 지난경우는 멸균이 안된 것으로 간주.
• 수술기구들은 가능하면 개봉하고 한시간 이내에 사용하는 것을 원칙으로 한다.
• 수술기구들은 물에 젖음 여부나 포장재의 찢김 여부미리 확인한다.
• 수술기구 준비 시 멸균되지 않은 것이 닿지 않게 주의를 기울인다.
</td></tr>
</table>

<table>
<tr><th colspan="2">술식 및 기구준비</th></tr>
<tr><td>• 치주인대 절단 및 절개
– Scalpel handle, scapel blade 15번 주로사용, 상악은 12번
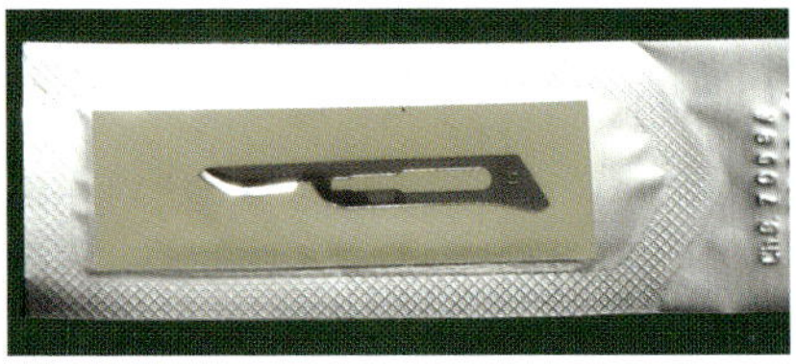</td><td></td></tr>
<tr><td>• 절막골판 박리(flap reflection) & flap holding
– Periosteal elevator</td><td>시야 확보 중요</td></tr>
<tr><td>• Drilling
– Round bur;index line,위치 선정, up & down drilling
– Starter drill
– 2.0 twist drill-방향결정 ; direction indicator 사용 width increasing drill
– Side-cutting drill ; 방향 및 위치 조정
– Tapping ; (필요시)
– Fixture placement
– Cover screw 장착</td><td>• Drilling 시 irrigation 한다.
– Bone heating 방지
– 이물질 제거
– Bone 표면과 drill에 45° 정도 의 각도로</td></tr>
<tr><td>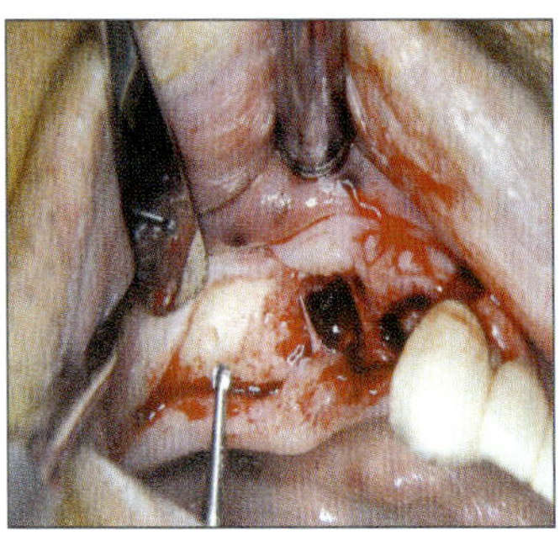
Round bur로 식립위치를 표시
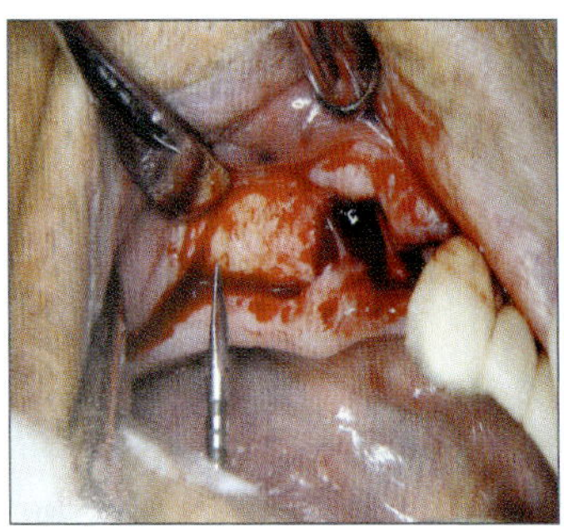
Pilot drill 사용</td><td>• Bone heating?
– 40도의 열을 7분, 47도의 열을 1분간 가했을 때 골이괴사되는 현상</td></tr>
</table>

술식 및 기구준비

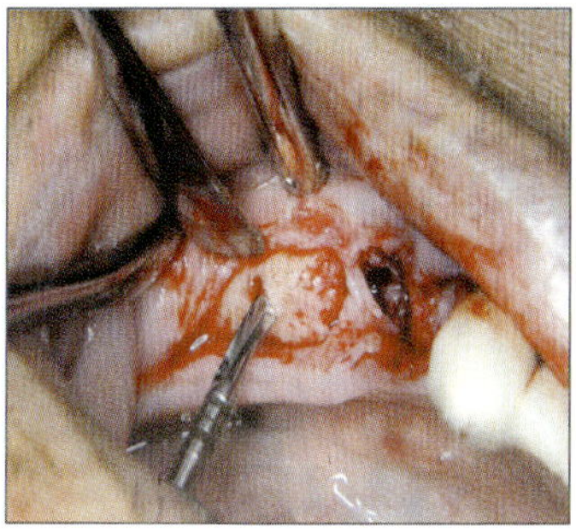

2.0mm drill로 hole을 확대

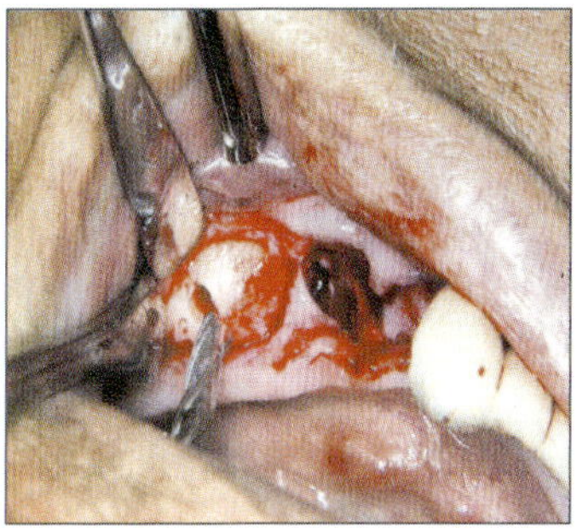

3.2mm drill 사용

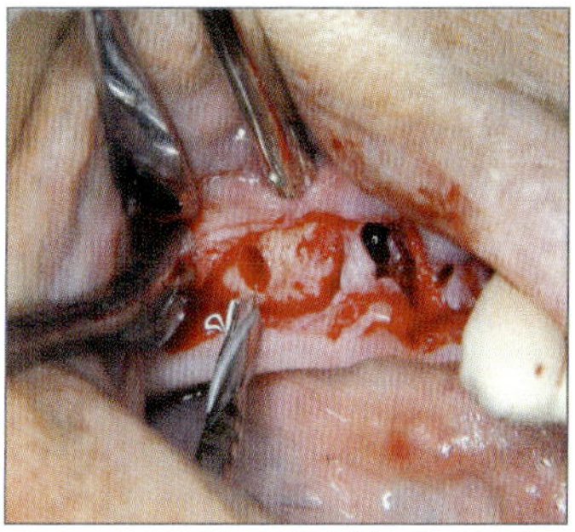

3.7mm drill 사용

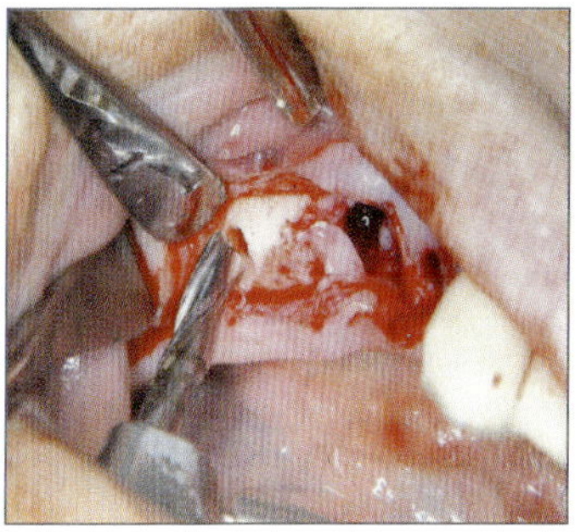

4.0mm drill 사용

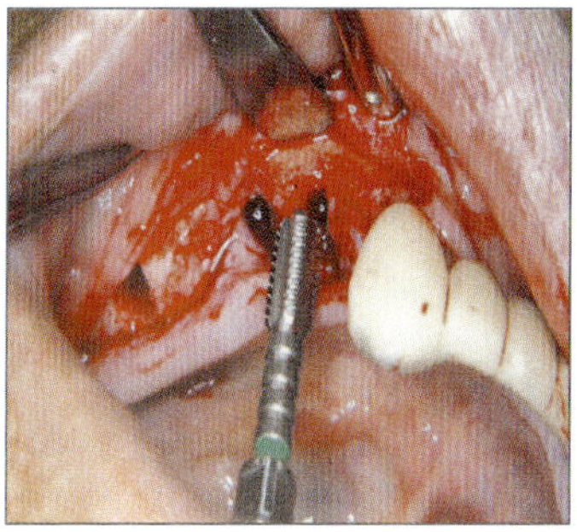

골질을 파악한 후 tapping fixture의 나사 외형을 형성

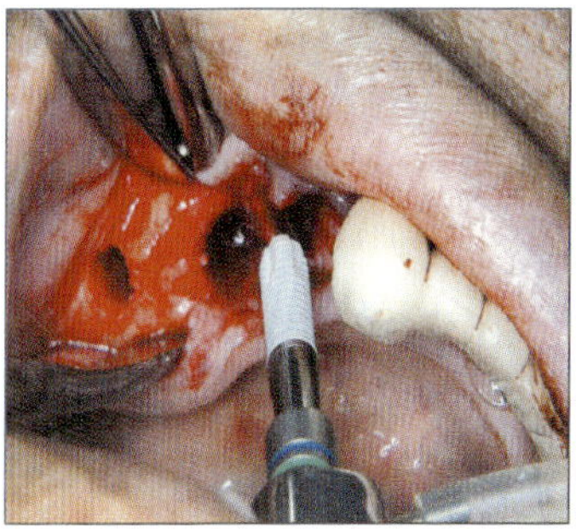

Implant fixture 삽입

- Suction 시 술자의 시야를 방해 하지 말아야 하며 drill 이나 fixture에 닿지 않게 한다.
- 수술준비 시 날이 무디거나 녹슨 기구들이 없는지 확인. internal drill의 경우 bone chip이 남아있지 않은지 확인

술식 및 기구준비	
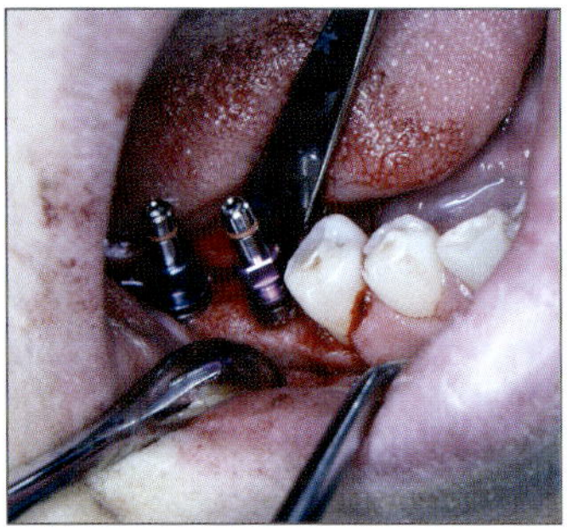 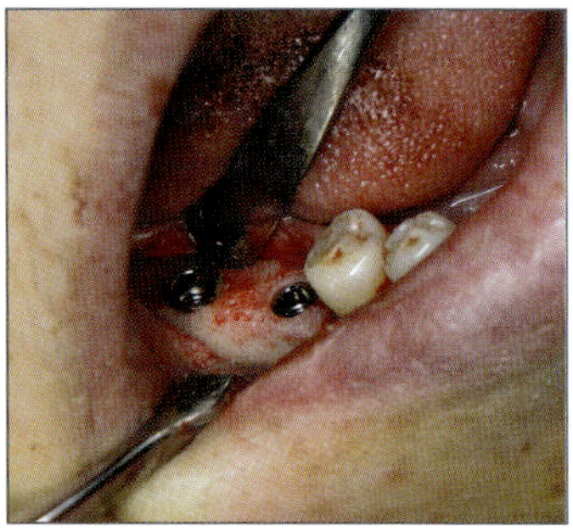 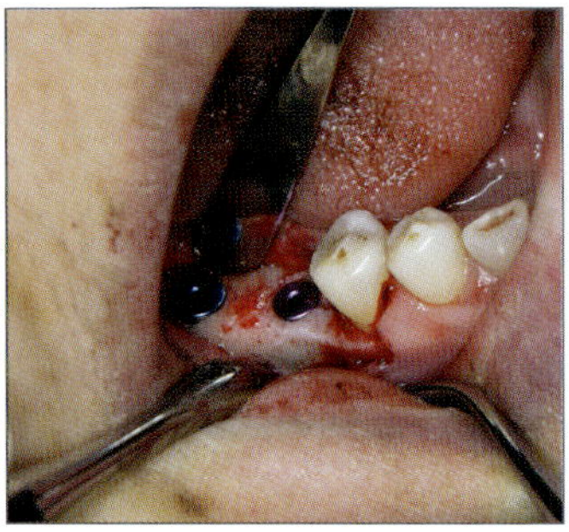 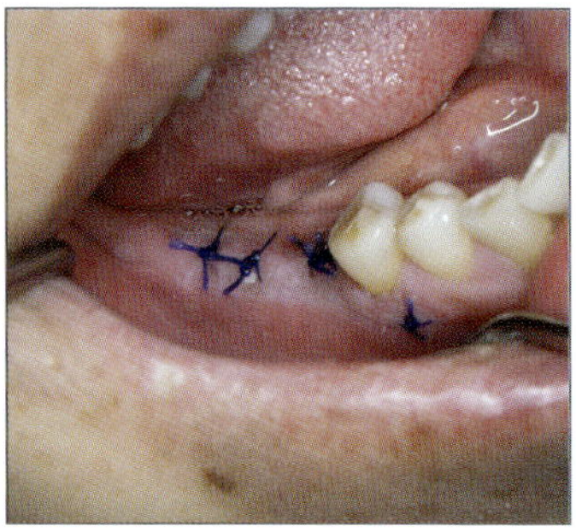	
• 창상세정 – 30cc syringe사용	
• 봉합 – Needle holder, tissue forcep, silk(주로 4-0사용) dean scissor 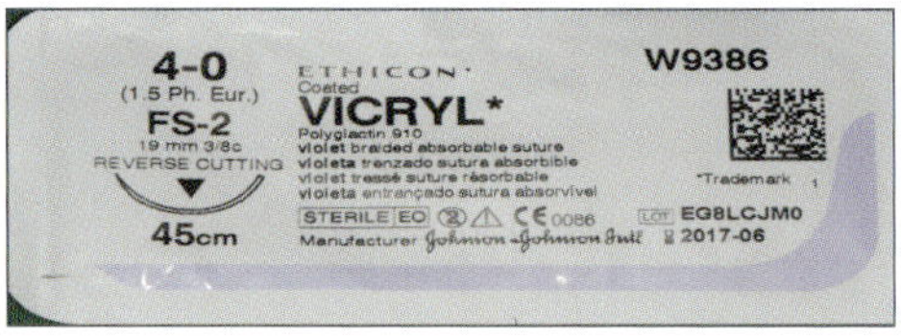	봉합사의cutting은 3mm 정도가 적당하다
※ Vicryl 4-0 세계에서 널리 사용되는 흡수성 봉합사이다. 다루기 용이한 구조로 되어있으며 사용 시 조직을 부드럽게 통과하고 효과적으로 매듭을 만들고자 하는 부위에 정확하게 만들 수 있고 쉽게 매듭이 내려가도록 재질의 상호작용을 돕는다. 감염에 대한 저항성이 강해 외과에서 주로 사용된다.	

(3) 2차수술(2nd surgery)

임플란트를 바깥으로 노출시키는 작업

- 준비기구

  기본기구(mirror, pincette, explorer) suction tip, scalpel handle, blade(#15), periorsteal elevator, surgical curette, needle holder, dean scissor, tissue forcep, black silk, metal bowl, 30cc syringe.

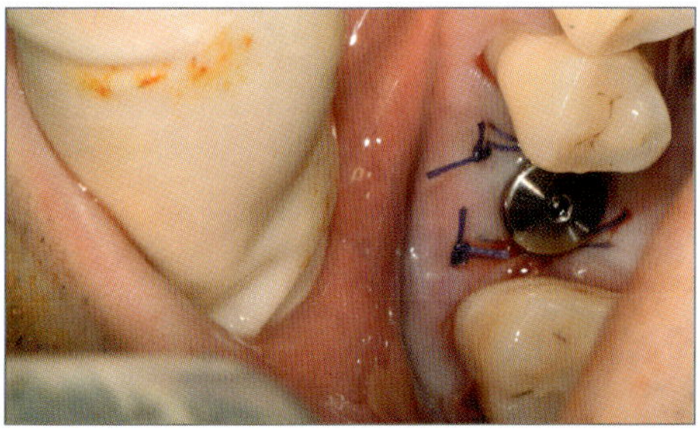

2차 수술 후 모습

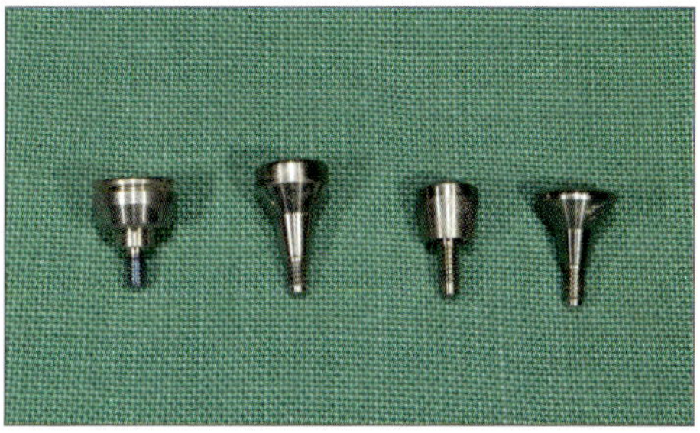

Healing screw

3. 상악동 거상술(Sinus lifting)에 대해서

자연치 상실시 치조골도 소실되지만 상악동의 팽창이 일어나면서 상악동저와 치조제 사이의 거리가 짧아지게 된다.

상악동의 하방이동으로 인하여 임플란트의 매식이 어려울 정도로 수직적 골량이 부족할 경우에 내려온 상악동저를 다시 원상회복시켜 확보된 공간에 임플란트를 매식하는 술식.

1) 상악동 거상술 전 파노라마 사진

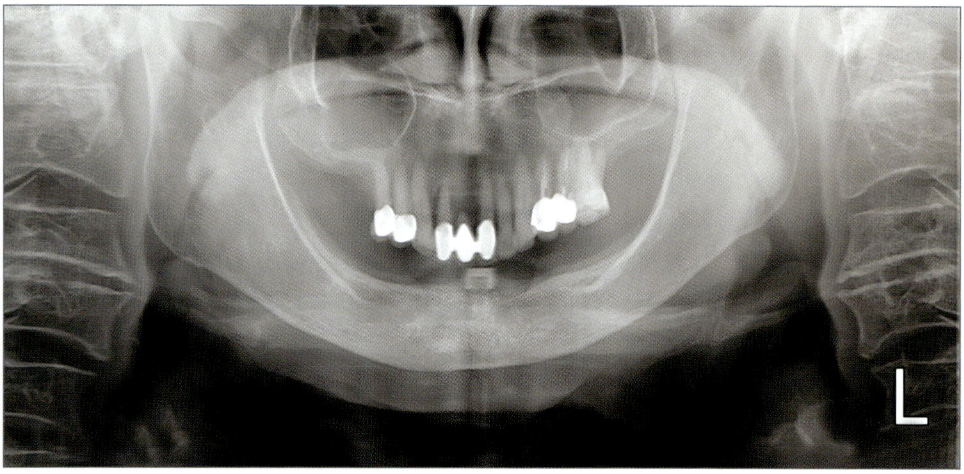

2) 상악동 거상술 후 임플란트 식립 사진

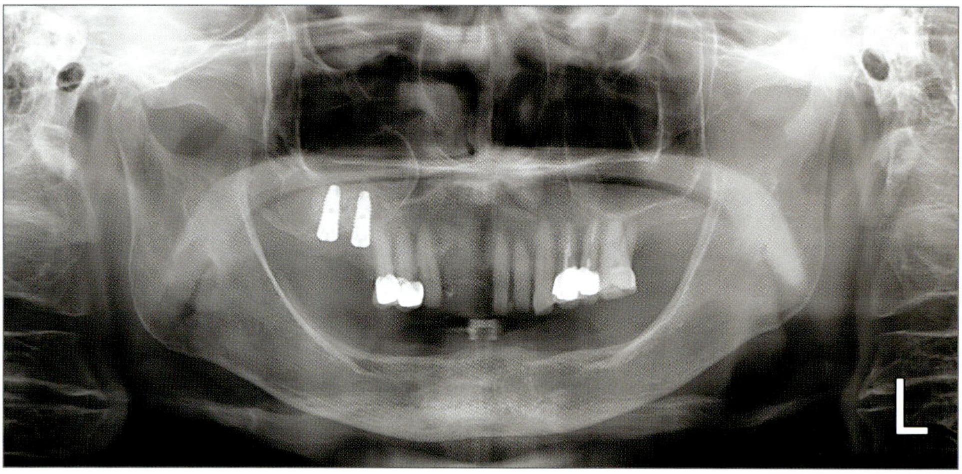

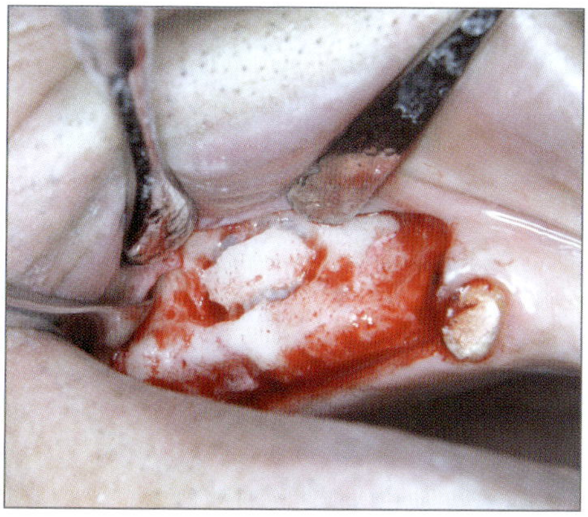

Round bur를 이용해서 상악동 측벽의 골을 제거한다.

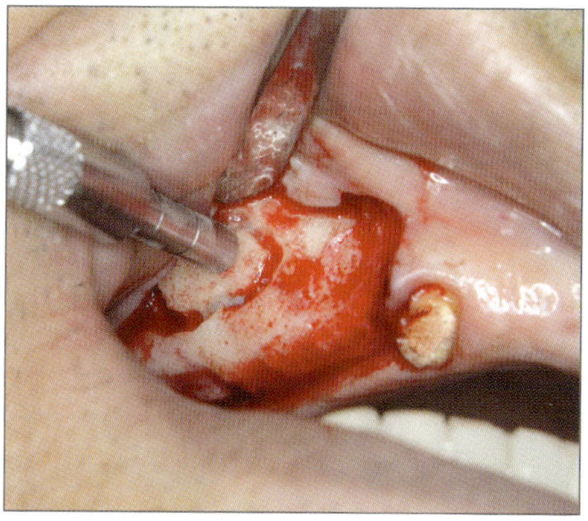

상악동의 측벽을 osteotome을 사용해서 안으로 밀어 넣고 있다.

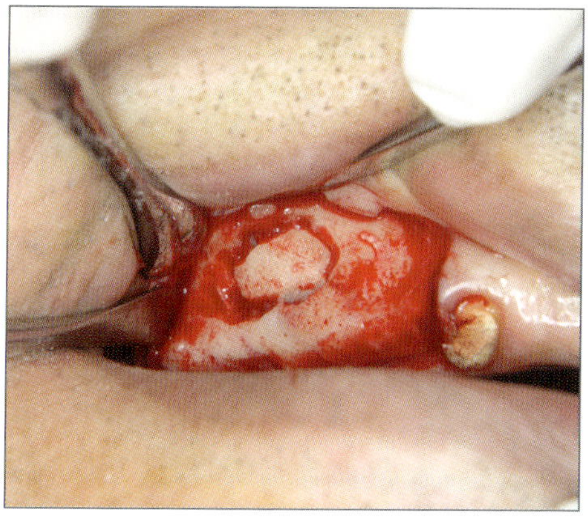

상악동 측벽이 분리된 모습

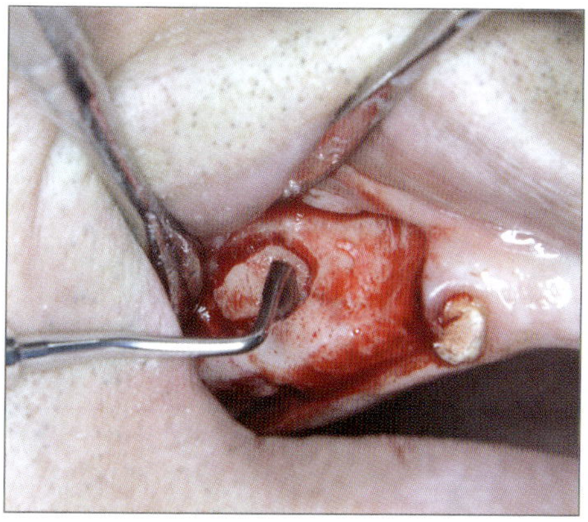

Sinus curette을 사용하여 점막을 거상하고 있다.

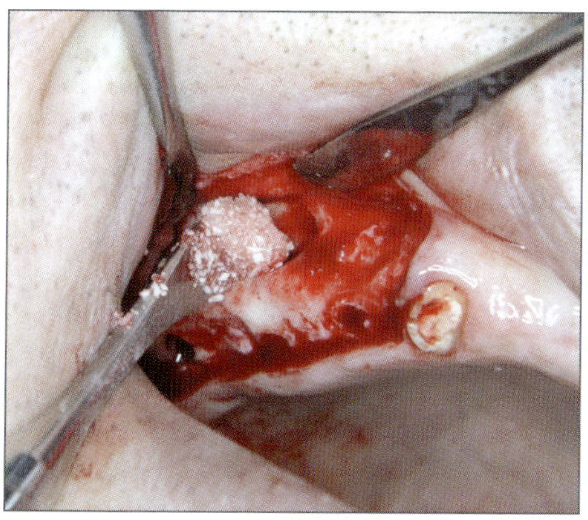

상악동 거상 후 생긴 공간에 bone을 이식하고 있다.

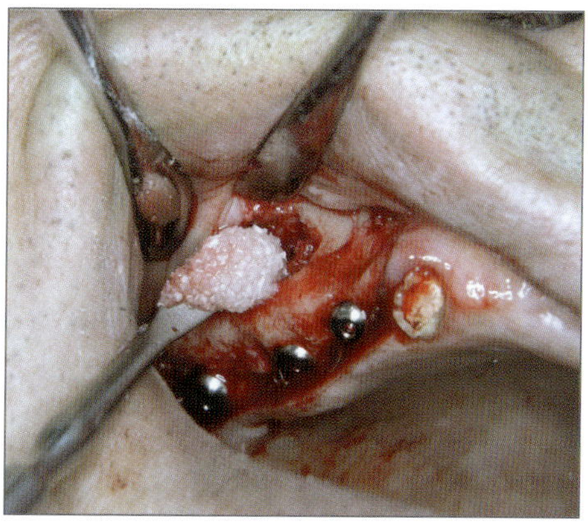

상악동 거상 후 임플란트 식립한 모습

3) 자연치와 implant 의 차이

(1) 자연치에는 충격을 흡수해주고 씹는 힘을 느끼는 감각수용기가 있는 치주인대, PDL (peridontal Ligament)가 있는데 반해 임플란트는 치주인대가 없기 때문에 씹는 힘에 대한 완충작용이 떨어진다.

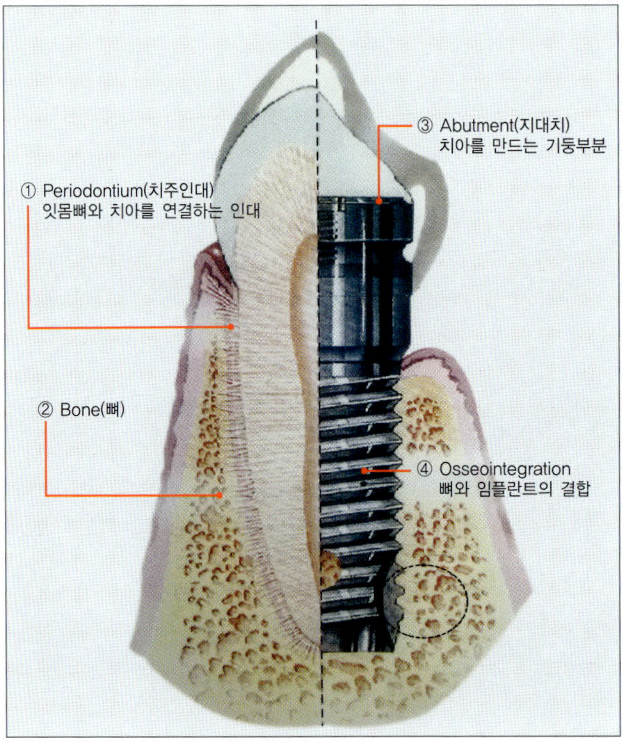

(2) 염증에 대한 저항성의 차이

자연치에서는 임플란트에 비해 풍부한 혈관과 면역세포들이 존재하기 때문에 임플란트보다 염증에 더욱 저항성이 있으며 임플란트와는 달리 자연치에서는 결합조직 내에 다양한 섬유조직이 있어 치석, 치태, 세균에 대한 방어막으로 역할을 하게 된다. 즉, 혈관 분포가 부족하고 섬유조직들이 없는 임플란트의 경우 양치질을 적절히 못해줄 경우

치석이나 치태, 세균이 바로 뼈(치조골)까지 쉽게 도달하여 임플란트 주위염 이 자연치 치주염에 비해 더 빈번히 일어날 수 있다.

(3) 자연치에서는 교합 trauma의 초기 징후로서 치수 충열, 온열 반응, cervical abfraction등이 나타나나 implant 에서는 전혀 나타나지 않는다.

임플란트 수술 후 주의사항

수술 후에는 일반적으로 부종(수술 부위가 부어오르는 현상), 동통, 출혈 등의 합병증이 나타나게 됩니다. 합병증을 줄이고 임플란트가 잘 아물기 위해서는 앞으로 2주일 동안 다음 주의사항을 꼭 지켜주셔야 합니다.

1. 수술 후 24시간 동안은 입안을 세게 헹구거나, 빨대를 사용하지 마십시요.
2. 수술 부위에는 칫솔질을 하지 마시고, 처방해 드린 소독액을 사용하셔야 합니다.
3. 수술 후 48시간 동안은 수술 부위 안면부에 얼음찜질을 해주세요. 얼음주머니를 20분 정도 간격으로 수술 부위에 대었다, 떼었다를 반복하십시오.
4. 담배나 음주를 삼가하셔야 합니다. 특히 초기 3주는 임플란트 치유에 결정적인 시기이므로 반드시 금하셔야 하며, 수술 후 6주동안은 삼가시는 것이 좋습니다.
5. 사우나, 격력한 운동은 혈압을 증가시켜서 치유를 방해하므로 삼가해야 합니다.
6. 높은 베게를 사용하시면 부종과 출혈을 줄일 수 있습니다.
7. 만약 수술부위에 출혈이 계속되면 거즈로 3~5분 동안 가볍게 압박을 가해주세요. 만약 출혈이 멈추지 않으면 병원에 연락을 주십시오.
8. 수술 후 5일 동안은 유동식을 하셔야 합니다. 너무 뜨거운 음식이나 깨, 딸기 등 작은 알갱이가 있는 음식을 삼가십시오.
9. 코를 세게 풀지 마십시오(상악동 거상술을 시행한 환자의 경우) 만약 코피가 난다면 당황하지 마시고 통상적인 방법으로 지혈하시면 됩니다. 지혈이 잘 안될 경우에는 병원에 연락 주십시오.
10. 입술을 들어 수술부위를 자주 들여다보지 않도록 합니다.
11. 만약 특별한 지시가 있기전까지는 임시틀니를 사용하지 마십시오.
12. 만약 다른 궁금한 점이나 어려움이 있다면 언제라도 연락을 주십시오.

수술 다음날 아침에 수술부위가 많이 부어오를 수 있습니다. 수술 후에 나타나는 일반적인 합병증이므로 너무 놀라지 마시고 소독처치를 위해 내원하시면 됩니다. 부어오른 부분은 1주일이 지나야 가라앉고 2주일이 지나야 완전히 회복됩니다. 수술 후 3일부터는 절대 얼음찜을 하지 마십시오. 오히려 수술 후 3일부터는 따뜻한 찜질을 해 주는 것이 부은것을 가라앉히고 멍을 풀어주는데 도움이 됩니다.
임플란트 치료과정 중 수술 후 2주일이 가장 힘드신 시기입니다.
아무쪼록 큰 불편없이 쾌유되시기를 소망합니다.

4. 엔진관리법

1) Angle 주유방법

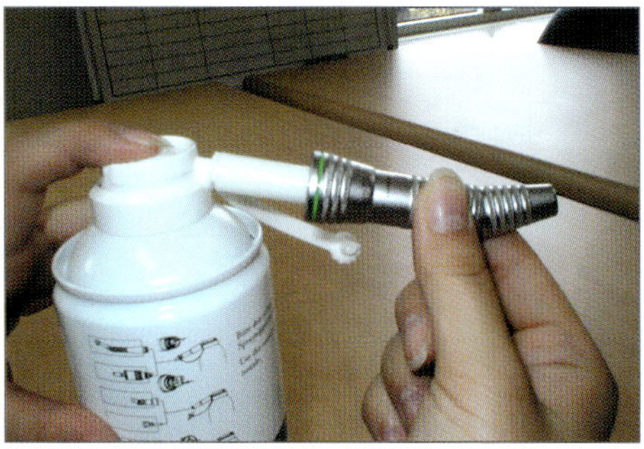

Shank 뒷부분에 끼워서 주유.
수술 후 즉시 하여야 하며, 이물질이 안 나올 때까지 한다.

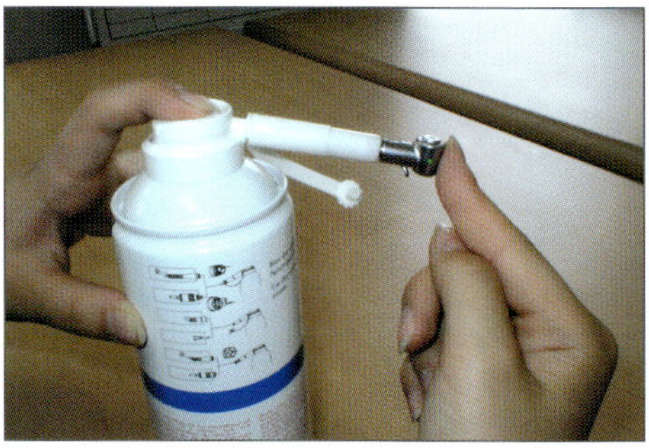

그림과 같이 angle head를 주유구 안쪽에 밀어 넣어 주유해야 한다.

2) Motor 주유 방법

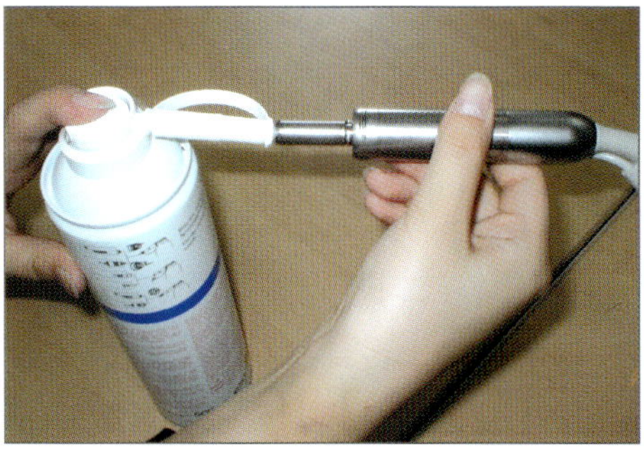

주유구에 붙어있는 연결부를 주유구에 넣고 모터에 주유한다. 월 1회 주유.

5. 임플란트 보철 과정

1) 직접법(direct, pick-up impression)

(1) individual tray의 제작이 필요하다.

(2) 인상이 정확하고 오차가 적다.

(3) 수복치아가 많은 경우에 사용.

(4) 과정이 복잡하고 시술자의 숙달을 요하는 단점이 있다.

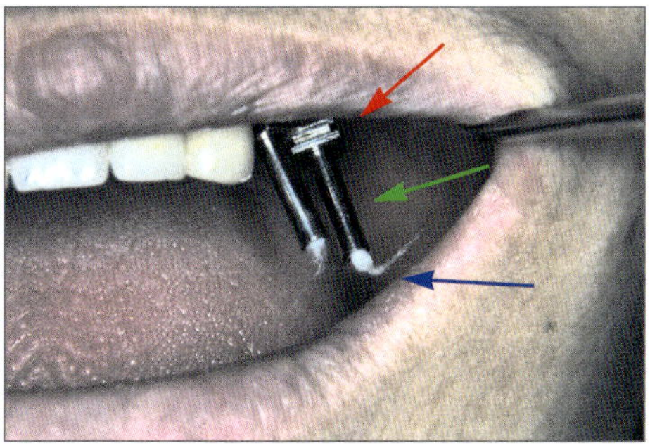
인상채득을 위해서 인상용 coping을 구강내에 장착한 모습

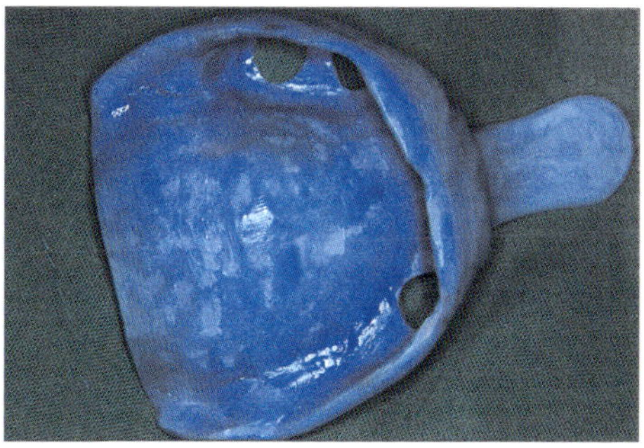
인상을 채득하기 위해 구멍을 형성해 만든 individual tray

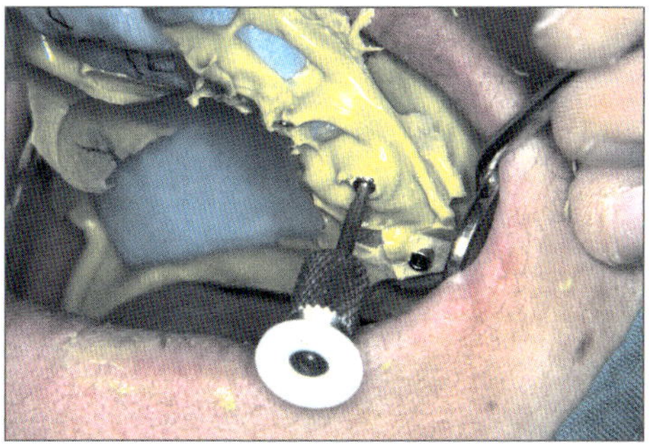
Impression 후 screw를 돌려 인상을 제거한다.

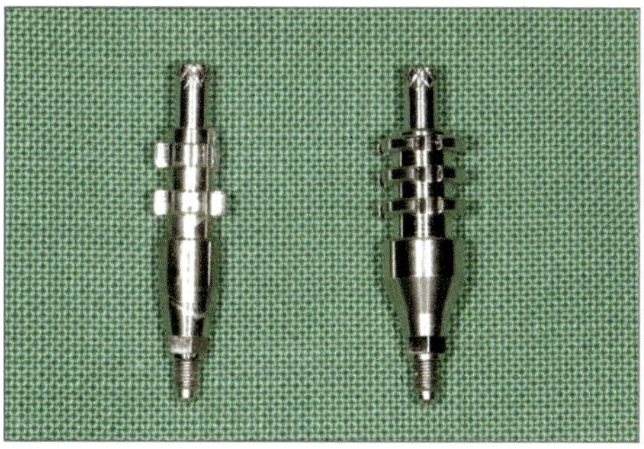
NEO direct coping

2) 간접법(indirect, transfer impression)

(1) individual tray가 필요 없다.

(2) 시술과정이 단순하고 시간이 절약된다.

(3) 오차가 생길 가능성이 존재한다.

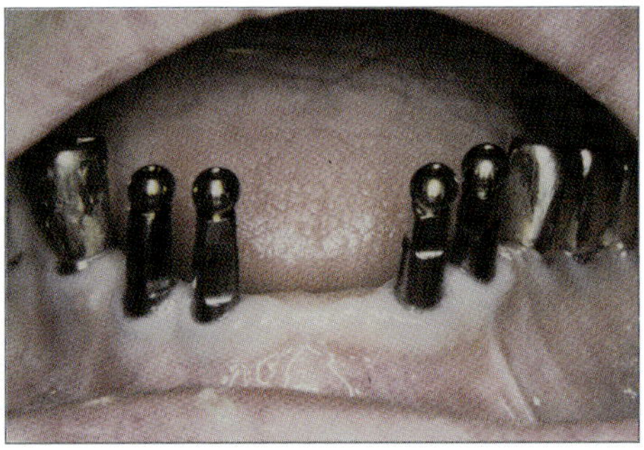

구강내 코핑 장착한 모습

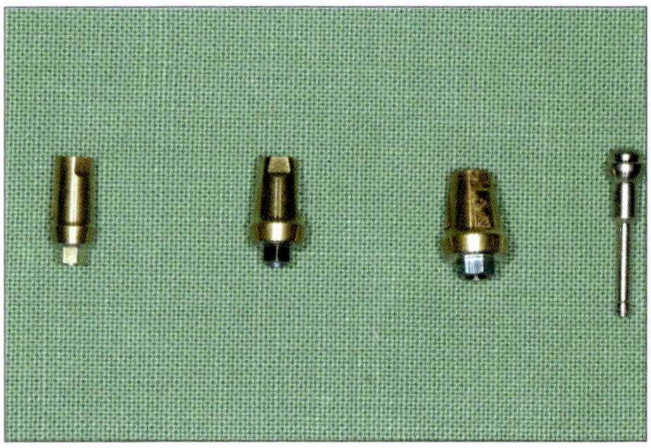

Bio-H indirect coping
좌측부터 3.48 4.6 5.8 size abutment 우측은 ball-top screw

■ 기공용 lab analog의 모습

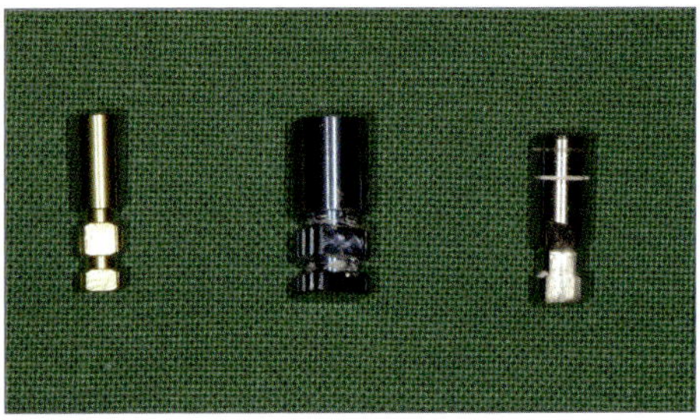

좌측부터 3.8 5.8 size lab analog
우측은 NEO lab analog

임플란트 FAQ

•••● 임플란트 시술시 자주하는 문의사항 ●•••

Q 임플란트 수술은 아프지 않은가요?

A 수술 후에 개인에 따라 조금 붓거나 약간의 통증이 있을 수 있습니다. 하지만 수술 후 있을 수 있는 통증은 처방된 약의 복용과 주의사항을 잘 지키신다면 걱정하지 않으셔도 됩니다.

Q 고령의 환자도 임플란트가 가능한가요?

A 네, 가능합니다. 환자가 젊으면 뼈의 상태가 더 좋을 가능성이 높지만, 나이보다는 임플란트를 식립하는 장소의 골량이나 골질, 골의 폭, 깊이 등과 건강상태가 어떠한지가 더 중요합니다.
검사결과 수술이 가능하다고 판단되면 고령의 환자도 임플란트 치료가 가능합니다.

Q 치료기간은 얼마나 걸리죠?

A 임플란트의 치료기간은 수술 후 보통 아래턱은 2~3개월 남짓, 위턱은4~5개월 정도 걸리게 됩니다.
하악보다는 상악이, 일반 수술보다는 뼈이식 같은 수술이 병행 되었을 때 더 길어질 수 있습니다.
또한 환자분의 치조골 상태와 구강상태, 저작력, 임플란트 시스템차이 등에 의해 차이는 있을 수 있습니다. 하지만 최근에는 치료술의 발달로 치료 기간이 점차 짧아지고 있습니다.

Q 중금속의 해로움이 있지 않을까요?

A 아닙니다. 임플란트의 재료는 흔히 티타늄으로 만들어 집니다. 티타늄은 공기,물, 기타 전해액에서 자발적으로 표면에 산화막층을 형성, 생체친화성이 우수하고, 인체에 무해하여 안정적입니다.

Q 임플란트 치료 후 부작용은 없나요?

A 수술 후 얼굴이나 잇몸이 붓고 열이 나거나 뻐근한 통증을 느끼실 수도 있으며, 수술 후 몇 일간은 붓기로 인해 턱이나 입술 감각의 이상이나 피멍이 들 수도 있습니다. 하지만 대부분 시간이 지나면서 해결되는 문제들이므로 크게 염려하실 필요는 없습니다. 그러나 이러한 증상이 지속될 시, 임의 판단하지 마시고 담당의사에게 연락하여 지침을 받으십시오.

Q 많이 아픈가요?

A 시술 전 시술 부위에 부분 마취를 하기 때문에 시술 중에는 아프지 않지만, 시술 후 마취가 풀리면 어느 정도의 통증이 올 수도 있습니다.

Q 임플란트의 수명은 어느 정도인가요?

A 환자분의 구강 위생 상태에 따라 달라지겠지만, 보통 브릿지와 비교해 볼 때 이보다 수명이 긴 것을 알 수 있습니다. 그러나 구강 상태를 청결히 유지하지 못했을 경우, 지나친 흡연 음주로 인해 인공치아 주위에 염증이 생겼을 경우에는 수명이 짧아질 수 도 있습니다.

Q 브릿지나 틀니보다 임플란트가 좋은 이유는 무엇인가요?

A 치아가 상실되었을 때 빠진 부위를 수복하려면 인접치아를 삭제해야하나 임플란트의 경우 이가 빠진 부위의 치조골을 이용하므로 인접치아 손상을 막을 수 있습니다. 음식을 씹는 저작력도 틀니에 비해 월등히 높고 구강 내에서 이물감도 전혀 없으므로 불편하지 않습니다.

Q 임플란트 치료 성공률은 몇%인가요?

A 오늘날 임플란트의 성공률은 거의 100%에 육박하고 있습니다. 그러나 매우 드물게 임플란트가 뼈에 엉겨 붙지 않는 경우가 있습니다. 골유착이 잘 안 되는 경우인데 이럴 경우 그 임플란트를 제거하고 새 임플란트를 시술하면 되므로 염려할 일은 아닙니다.

Q 임플란트는 어떠한 경우에 실패하며 그 대책은 무엇입니까?

A 임플란트의 실패의 원인은 재료자체의 결함 및 외과적 시술의 잘못 또는 보철물 자체의 결함 때문에 일어날 수 있으나, 대부분 관리 소홀, 잘못된 저작습관 등 과다한 외력에 의해 일어나게 됩니다.

실패했을 경우 씹을 때 아프거나 인공치아가 흔들리고 주위 잇몸이 붓게 되는데 더 진행되기 전에 제거한다면 수개월내에 다시 새로운 골조직으로 채워져 다시 이식하거나 통상적인 보철치료로 전환 할 수 있습니다.

정기적인 치과검진은 이러한 실패를 미연에 예방하고 정확한 처치를 하기 위해 꼭 필요합니다.

6. 임플란트

1) 임플란트의 구조

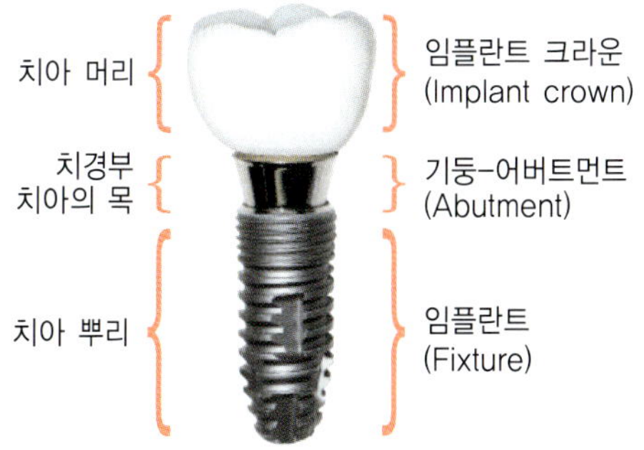

① 인공치근(fixture)은 치아가 없는 부분에 직접 심는 티타늄 재질의 구조물을 말한다. 원통형 치근형 및 쐐기형등의 형태가 있으며 표면은 Coating, Blasting, Acid Etching 등으로 처리한다. 뼈와의 결합력을 높이기 위한 연구가 지금 이 시간에도 진행되고 있다.

② 지대치(abutment)는 인공치근과 연결되어 잇몸 밖으로 노출되는 장치로 보철물을 얹을 치아부위에 해당한다. 특수한 지대치의 개발로 좀 더 심미적이고 기능적인 보철물의 제작이 가능해졌다.

③ 보철물(crown, bridge 및 기타)은 금속이나 도재로 제작되며 외부 또는 내부나사 결합 방식으로 지대치와 접착시킨다. 틀니의 경우 임플란트 지대치 부위가 특수한 형태로 고안되어 틀니와 결합된다.

2) Abutment

(1) Implant의 platform에 연결되어 잇몸을 거쳐 상부의 보철물을 연결해 주는 성분

(2) Standard abutment

Straight, angled

(3) Conical abutment

(4) 기타 : O-ring abutment

Magnetic abutment

3) 지대주 나사

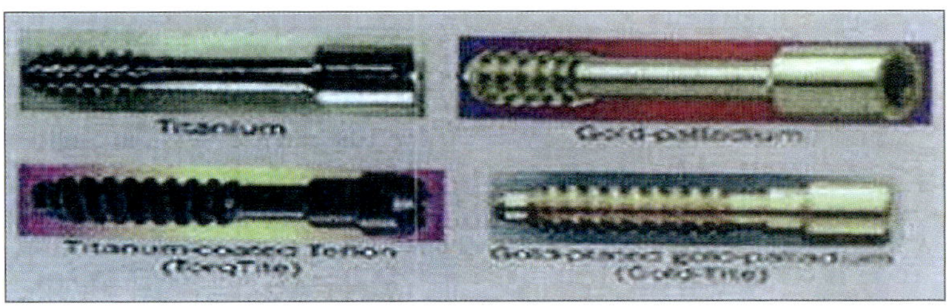

(1) Implant와 지대주를 연결해주는 나사

(2) 풀림현상을 막기 위해 티타늄이나 금을 입히기도 하며 다양한 형태가 있음

Gold tite Ⓡ, Torq-Tite Ⓡ

4) Coping / cylinder

(1) 지대주 위에서 나사 유지형 최종 보철물의 내면을 형성하는 성분

- Prefabricated coping
- Castable coping

(2) 보철물 유지 나사

Prosthesis screw, gold screw, coping screw, retaining screw

- Abutment와 보철물을 연결해주는 나사

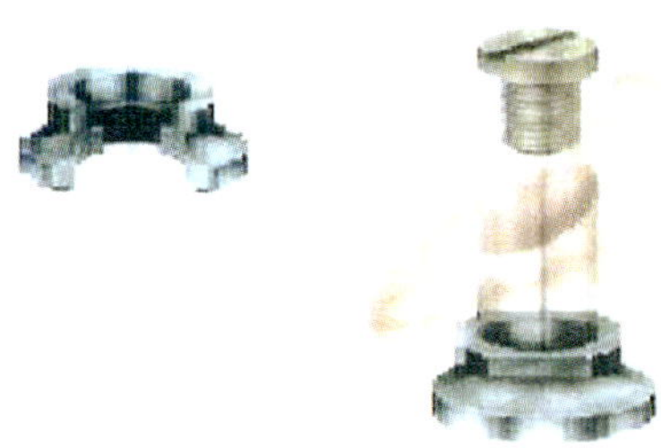

5) 지대주 고정체 연결방식에 따른 분류

(1) 외부연결방식(external connection)

장점 : 가장 보편적인 방식이어서 호환성이 좋다.

단점 : • 접촉 면적이 좁아서 잘 풀린다.

• micro gap이 있어서 연결부 주위의 골 흡수를 일으킬 수 있다.

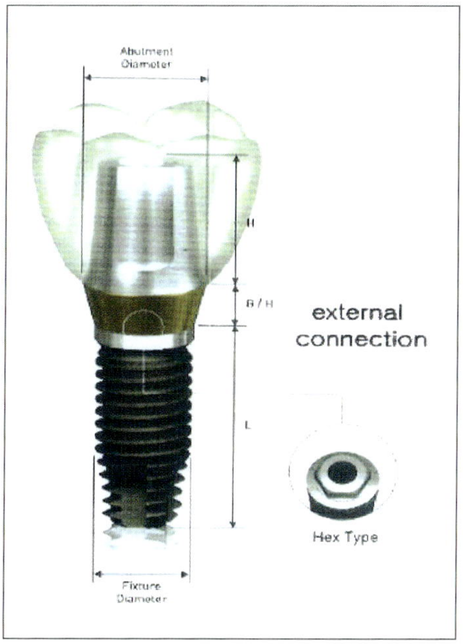

External connection

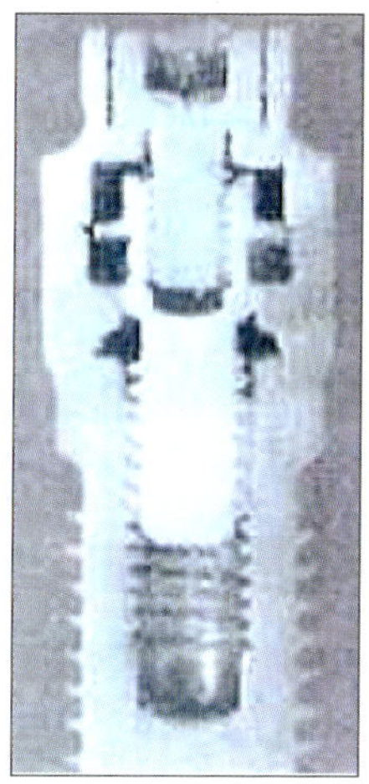

External Hex는 면적이 좁고 복잡하다

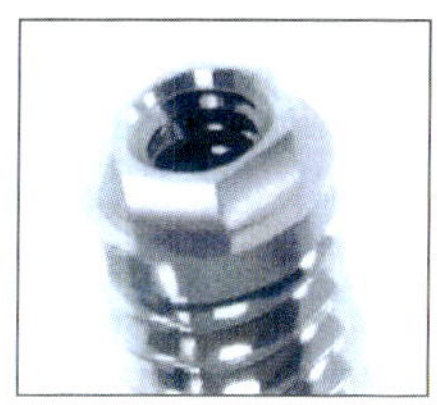

External Hex connection

(2) 내부연결방식(Internal connection)

① Internal hex

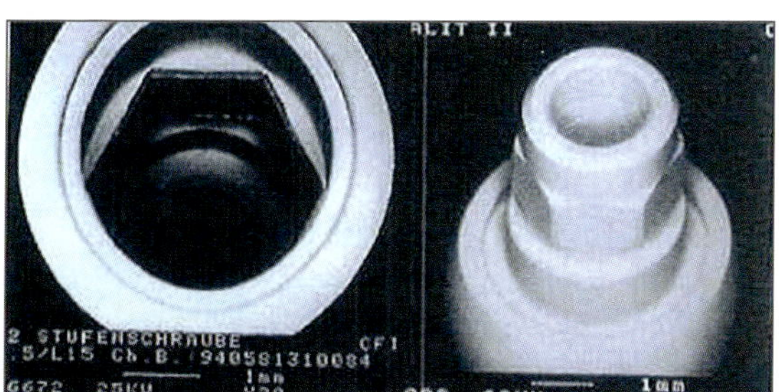

접촉면적을 늘리기 위해 육각형태가 고정체 내부로 형성된 구조
대합치와의 거리가 짧은 경우 유리

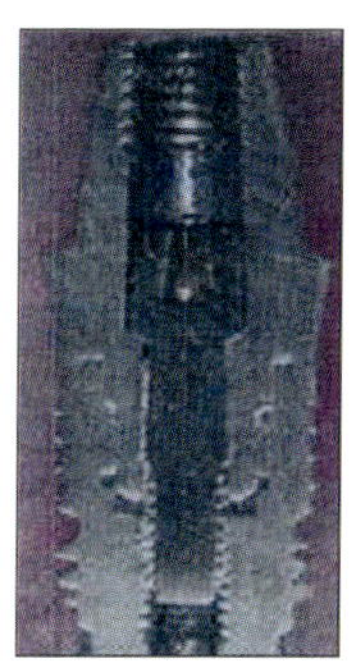

Internal hex는 접촉 면적이 커졌다.

② Moorse taper

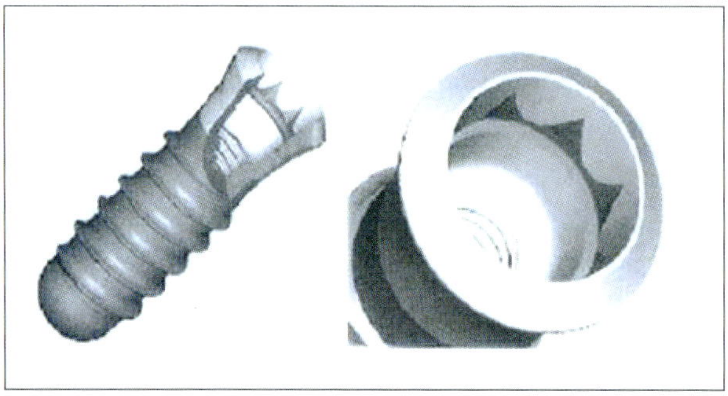

Friction grip
- 접촉면으로 쐐기형태로 조일수록 마찰에 의해 단단히 연결되어 잘 풀리지 않음
- 나사산이 없어서 응력분산에 유리함

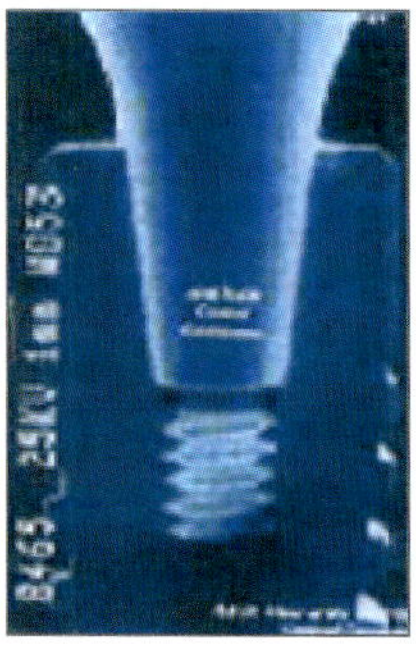

간단하고 넓은 견고한 연결 구조

6) 인상 채득(Impression)

(1) Implant level impression

구강 내에 식립된 Implant 자체의 위치 및 관계를 인기하는 방법 모형 상에서 지대주를 선택한다.

(2) Abutment level impression

구강 내에 abutment를 연결한 상태에서 상응하는 impression coping을 연결하여 채득한 인상

7) Screw driver

(1) 단면 모양

Slot(1자형), hexagon(6각형), star grip(별 모양)

(2) 단면 굵기

0.9mm, 1.2mm

(3) Shank 길이

Long, short

(4) 사용방법

Finger driver, low speed hand piece driver

8) Torque wrench

(1) 지대주 및 상부 보철물을 손으로만 고정시키면 10N/cm^2 이하로 조여져서 풀림 현상이 일어난다.

(2) 지대주 고정 15 35N/cm^2

(3) Gold screw: 10N/cm^2

(4) Healing abutment도 torque wrench로 조여 준다.

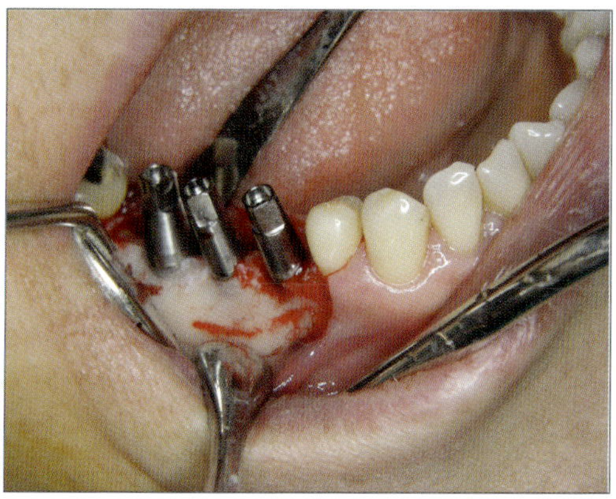

Implant 식립

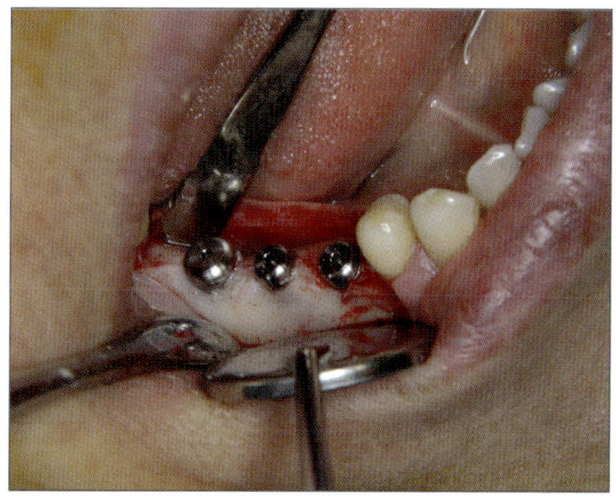

2차 수술

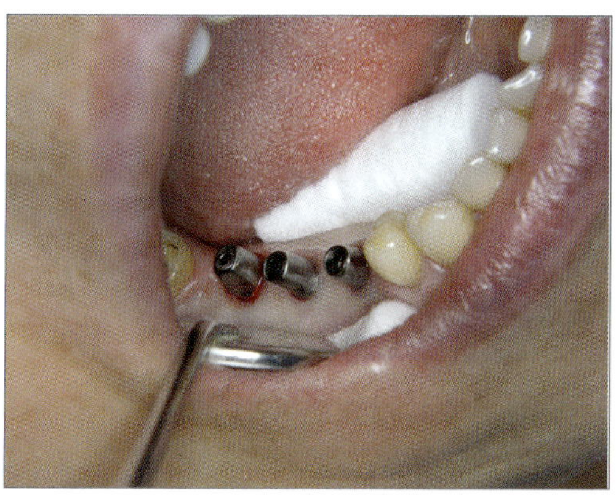

Abutment 완성

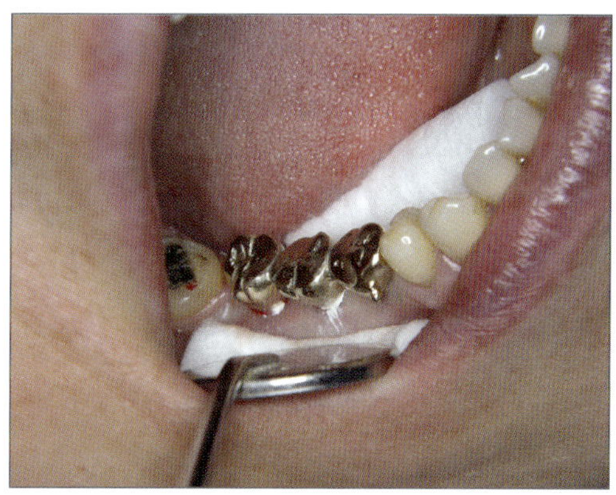

보철물 완성

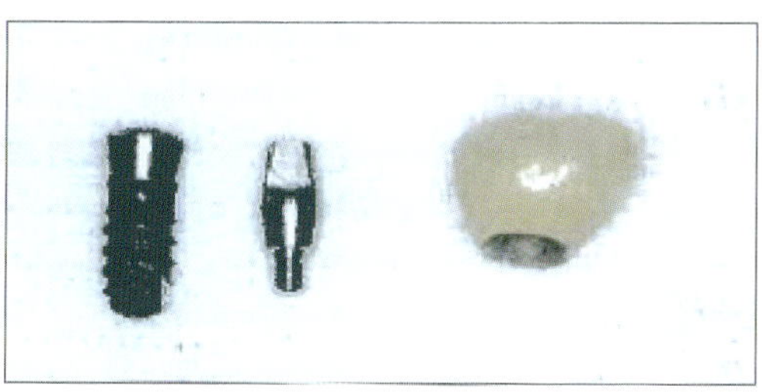

Fixture, abutment, crown

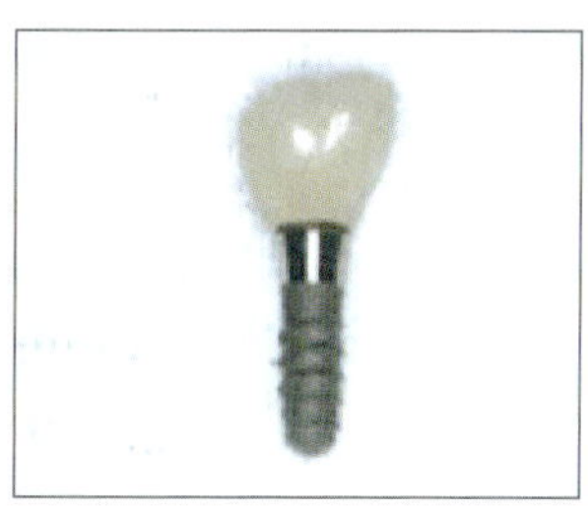

Fixture, abutment, crown의 결합

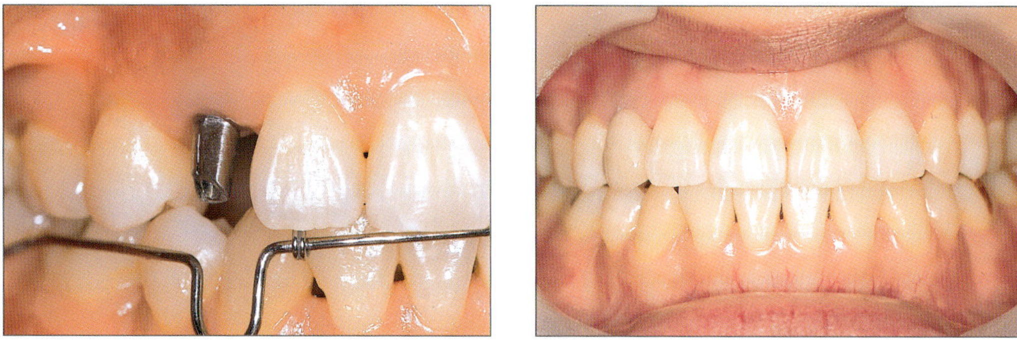

전치부

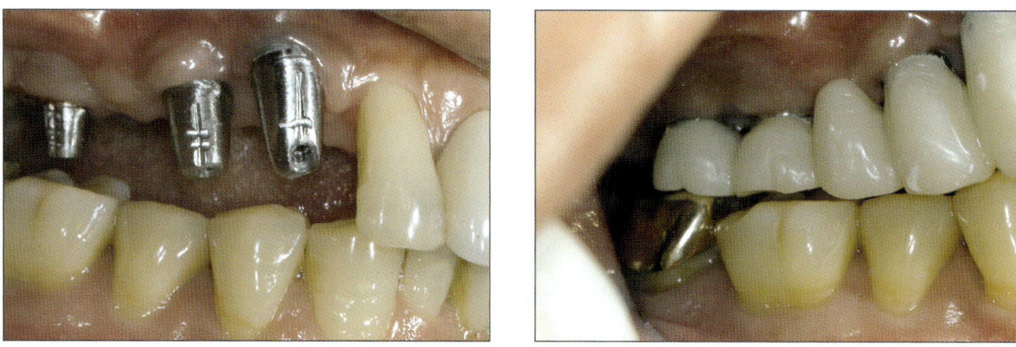

구치부

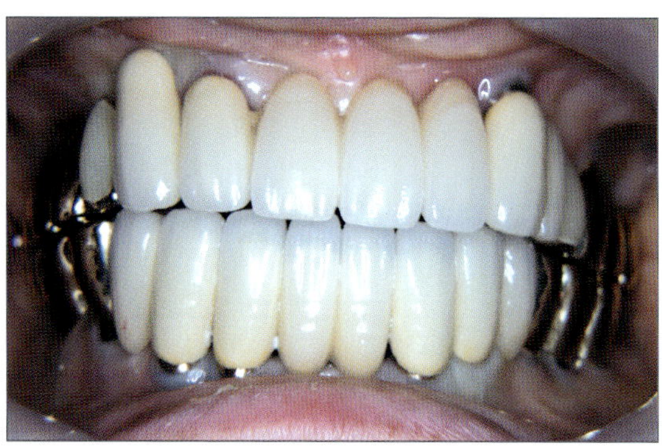

전악

9) Pick up impression(직접법)

(1) 구강 내에서 인상 채득하고 제거 시 트레이 안에 인상용 코핑이 고정되어 딸려오는 인상 채득법

(2) 인상체 내에 impression coping이 잘 고정될 수 있도록 undercut이 있는 사각형 coping을 사용하므로 fixture와 연결된 guide screw를 individual tray에 형성한 구멍을 통해 제거해야 tray를 구강 외로 제거할 수 있다.

10) Transfer impression(간접법)

(1) 인상재 경화 후 impression pin이 tray에 딸려 나오지 않고 fixture에 그대로 연결되어 있다. 제거 후 implant와 fixture의 연결을 풀어서 제거한다.

(2) Tray 제거 후 coping과 fixture의 analog를 인상체 내면의 음형에 재위치(transfer) 시킨다.

(3) 개인 트레이를 사용하지 않고 기성 트레이를 사용한다.

11) Implant level impression

(1) healing abutment 제거

(2) fixture에 인상용 코핑을 연결한다.

(3) 실리콘 또는 poly ether 인상재를 이용한 인상 채득

(4) Transfer 형은 코핑과 아날로그를 다시 연결한 후 인상제에 재위치 시킨다.
Pick up 형은 기공용 아날로그를 인상제 내에 있는 코핑과 연결한 다음 stone을 부어 모형을 완성한다.

12) Abutment level impression

(1) 구강 내에서 적절한 지대주를 선택한 후 implant에 연결한다.
지대주에 인상용 코핑을 연결한다.

(2) 지대주에 인상용 코핑을 연결한다.

(3) 실리콘 또는 poly ether 인상재를 이용한 인상채득

(4) Transfer 형은 코핑과 아날로그를 다시 연결한 후 인상체에 재위치 시킨다.
Pick up 형은 기공용 아날로그를 인상체 내에 있는 코핑과 연결한 다음 stone을 부어 모형을 완성한다.

13) 상부 구조의 제작

(1) 고정성 보철 : 시멘트 유지형. prefabricated abutment, UCLA abutment

(2) 나사 유지형 보철 : 가철성 피개 의치(overdenture)

14) 시멘트 유지형 보철물 [장점]

(1) 수동적합이 용이하며 적합도를 맞추기 쉽다.

(2) Implant 장축 방향으로 하중 전달이 용이하다.

(3) 전통적인 공석 국소의치 제작과 유사해 제작비 감소 및 기술 의존도가 낮다.

(4) 나사 유지형보다 심미적이다.

(5) 나사 구멍이 없어 도재 파절이나 레진 파절이 적으며 나사의 피로 파절도 낮다.

15) 시멘트 유지형 보철물 [단점]

(1) 시멘트가 소실되거나 치은 열구 내 시멘트가 잔류되어 Implant 주위 조직에 위해 작용을 일으킬 수 있다.

(2) 지대주 나사의 풀림과 시멘트 소실의 감별이 어렵다.

(3) 지대주의 유지력을 만족시키기 위해 악간 간격이 최소한 5mm는 필요하다.

(4) 지대주를 분리 회수 할 수 없어 보철물이 손상되었을 때 수리가 어렵다.

16) 나사 유지형 보철물 [장점]

(1) 장기간에 걸친 임상연구가 많다.

(2) 보철물의 분리가 가능해 수리가 쉽다.

(3) 악간 거리가 부족해 지대주의 길이가 짧아도 유지력에 문제가 없다.

17) 나사 유지형 보철물 [단점]

(1) 수동적합이 어렵다.

(2) 지대주 나사의 풀림이나 파절, 피로파절이 발생할 수 있다.

(3) 교합면에 나사 구멍이 있어 교합 형성이 어렵고, 심미성이 떨어진다.

(4) 지대주/치아 계면에 공극이 생길 수 있다.

18) 임플란트와 교합

(1) 골에 가해지는 힘이 크지 않도록 교합면을 줄여준다.

(2) 힘의 방향이 수직으로 작용할 수 있도록 형성해준다.

(3) 교합력과 저작근의 힘이 과도하게 작용되지 않도록 한다.

19) 보철의 오차를 줄이는 법

(1) X-ray taking

(2) Transfer zig

20) Implant supported type VS Over denture type

보철물	장 점	단 점
Bone anchored type (Implant supported type)	• 고정성 보철 • 착탈착 없이 사용이 가능하다. • 안정성이 높다. • 내구성이 좋다. • 심리적으로 안정감을 얻기에 유리하다. • 골의 보존이 가능하다.	• Plaque control이 어렵다. • 심미적의 문제 • 가격이 비싸다. • 수술시간이 길어진다.
Over denture type	• 가철식이다. • 청소가 쉽다. • 유지력이 증가한다. • 안정성이 증가한다. • 가격이 저렴하다. • BONE이 유지된다. • 대합관계의 보정이 쉽다.	• Screw 파절 위험성이 있다. • Screw loosening • Implant 실패 위험성 • 의치, 인공치 파절 위험성 • 외과처치 필요 • 보철물 maintenance 필요

21) 하악 Over denture

(1) 대부분 2~4개 선택

(2) 일반적으로 의치의 안정을 위해서는 2개의 임플란트로 어느 정도 가능함.

(2개, 4개 임플란트를 이용한 유한요소분석(Meiger, 1994) 및 임상적 관찰(Batenburg, 1998) 시 임플란트 주위 조직에 미치는 응력이나 주변 골반응은 차이가 없다고 하지만 안정적인 의치를 위해서는 4개의 임플란트를 하는 것이 바람직하다.)

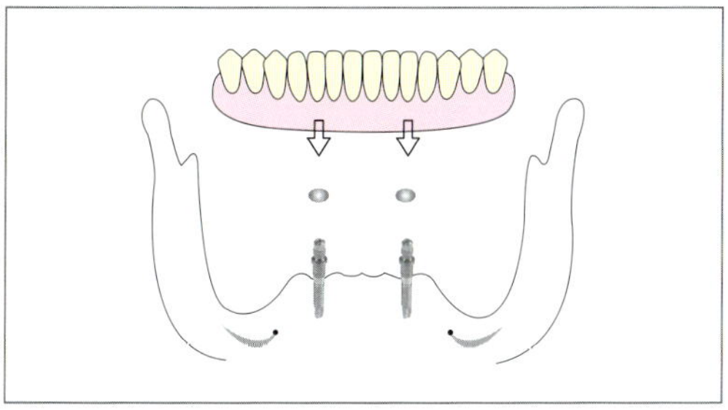

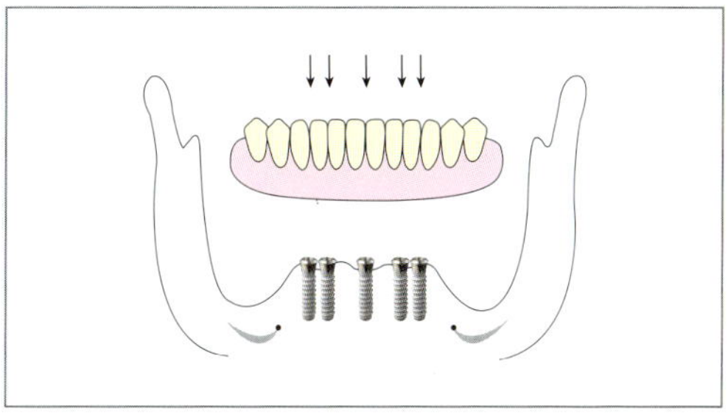

22) 상악 over denture

(1) 다수를 식립하고, 임플란트를 견고히 연결하는 것이 원칙

(2) 가능한 4개 이상의 임플란트 식립

(3) 임플란트는 악궁 내에 가능한 균등히 분포되어야 함.

(4) 일반적으로 길이 8mm이하 임플란트는 피해야 함.

(5) 좁은 폭경의 임플란트를 사용할 경우 가능한 표준 직경의 임플란트와 혼합하여 사용

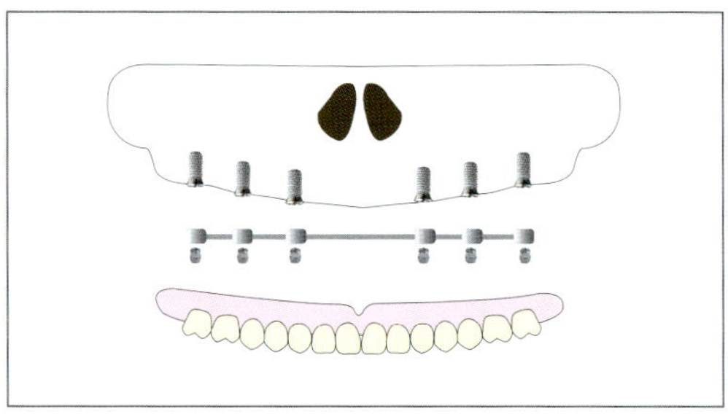

임플란트 보철 후 주의사항

임플란트도 자연치와 마찬가지로 여러 조건이나, 개개인에 따라 수명이 다르다. 환자의 건강상태와 저항력, 구강위생상태, 정기적인 검사와 유지관리 등에 따라 수명에 차이가 날 수 있다.

1. 임플란트 시술이 완료되면, 자신 있게 웃거나 자유로운 음식물 섭취가 가능하게 됩니다. 구강의 청결에 유의 하고, 치아들을 잘 유지하면 임플란트는 오랫동안 사용할 수 있습니다.
2. 임플란트 보철물은 매회 식사 후와 취침 전에 반드시 잇솔 질을 깨끗이 합니다.
   임플란트 보철은 일반 보철과는 달리 관리상 그리고 임플란트 수명을 연장하기 위한 구조로 인해서 음식물이 좀 더 잘 끼는 느낌을 받을 수가 있습니다.
3. 임플란트 보철물 관리 시, 칫솔로 깨끗이 할 수 없는 각 치아사이와 보철물 안쪽은 적어도 하루에 한번은 치실과 치간 칫솔을 사용하여 청결하게 유지하도록 합니다.
4. 지나친 음주나 흡연으로 인하여 인공치아 주위조직에 염증이 생길 수 있으므로 유의해야 합니다.

5. 임플란트 시술 후 자유로운 음식물의 섭취가 가능하나, 너무 즐기거나 단단한 음식(얼음, 팝콘, 뼈, 오징어, 누룽지..)은 보철물의 손상을 입혀 임플란트의 수명을 단축시킬 수 있습니다.
6. 이를 심하게 가는 습관이 있는 경우, 보철물의 수명에 영향을 줄 수 있습니다.
7. 임플란트 보철 완성 후 초기에는 1,3,6개월 간격으로 방문하시고 이후에는 6개월마다 주기적으로 임플란트 보철물의 경과를 관찰하고 임플란트 주위 조직을 청소합니다.
8. 크게 이상이 없을 경우 일 년에 1회 정도 실시한 임플란트의 안정성과 턱뼈 잇몸의 건강을 검사받도록 합니다.

※ 임플란트치료가 완료된후 이런 증상들이 생기면...

"임플란트를 한 후 음식을 먹을 때 대합되는 반대쪽 치아가 아파요."

대합치가 없어서 오랫동안 힘을 받지 않다가 이제 갑자기 힘을 받기 때문입니다. 시간이 지나면서 대개는 증상이 없어지게 되므로 걱정하지 않으셔도 됩니다.

"음식물이 너무 많이 끼어요."

자연치도 나이가 들면 이사이에 틈새가 생기면서 음식물이 끼게 되는데, 임플란트도 마찬가지입니다, 임플란트의 치료는 치간칫솔을 사용하여 임플란트 주위를 청소해줍니다.

다만, 음식물이 심하게 끼고 또한 이로 인해서 잇몸에 염증이 생긴다면 임플란트와 자연치의 접촉이 느슨하지는 않은지 검사해볼 필요가 있습니다.

"임플란트가 흔들려요."

임플란트 뿌리와 머리 부분을 연결해주는 나사가 헐거워져서 흔들리는 경우가 대부분입니다. 병원으로 내원해 다시 조일 수 있으니 염려하지 마십시오. 간혹 임플란트 뿌리에 병이 생겨서 흔들리는 경우가 있습니다. 이 경우에는 임플란트를 빼내야 할 수도 있습니다.

"음식을 먹을 때 임플란트에서 소리가 나요."

임플란트 뿌리와 머리 부분이 분리되었을 때 나타나는 현상입니다. 병원에 내원하여 다시 나사를 조여 주어야 합니다. 치료를 미룰 경우 머리를 부착시키는 나사나 임플란트가 파절 될 수 있습니다.

"임플란트를 심은 부위가 잇솔질 할 때마다 피가 나고 아파요."

임플란트 주위의 잇몸에 살이 없어서 그럴 가능성이 높습니다. 많이 불편하시다면 잇몸살 이식수술에 대해서 상의해 보시기 바랍니다.

"임플란트를 했는데도 잘 씹히지 않아요."

임플란트는 탄성이 낮기 때문에 자연치보다 수백분의 1mm 정도의 차이를 두고 덜 씹히도록 설계합니다. 또한 자연치와 비교하면 씹히는 감각이 부족하므로 처음에는 다소 힘이 약하다고 느낄 수 도 있습니다. 시간이 지나면서 적응되면 이런 느낌은 줄어들게 됩니다.

"임플란트 부위가 붓고 아파요."

잇몸병이 생겼을 경우 그런 증상을 보입니다. 임플란트는 금속이므로 충치는 생기지 않지만 잇몸병은 자연치와 마찬가지로 발생합니다. 규칙적이고 바른 잇솔질이 필요한 이유도 여기에 있습니다. 붓고 아픈 증상이 있다면 지체 없이 병원을 방문하여 염증치료를 받도록 합니다.

"수술 후에 마취가 풀리지 않아요."

잇몸뼈의 양이 부족할 때 가끔 임플란트가 입술신경이나 뺨신경을 압박하는 경우가 있습니다. 담당의와 상의하여 적절한 조치를 받으셔야 합니다. 압박정도가 미약하다면 대게는 6개월 이내에 정상으로 회복되지만 정도가 심하다면 병원으로 내원해야 합니다.

제11장 치과교정학

제11장. 치과교정학

1. Angle의 부정교합 분류

Algle이 1899년에 발표한 부정교합 분류법으로, 누구나 쉽게 이해할 수 있고 간단하면서 임상적이라는 점에서 세계적으로 널리 사용되고 있다. 그는 상악 제1대구치의 위치를 기준으로, 그것과 교합하는 하악 제1대구치의 전후방적 위치관계에 따라 3가지 형태 구분하고 있다.

1) I급

상악 치열궁이 정상적인 근원심적 관계에 있는 것을 말한다. 즉 상악 제 1대구치의 근심협측교두가 하악 제1대구치의 근심협측구에 접촉하면서 개개의 치아가 잘못 배열되거나 회전되거나 또 다른 원인에 의해 교합선이 바르지 않은 경우를 말한다.

2) II급

상하악 제1대구치가 하악 치열궁에 대해 정상보다 원심에 있는 것을 말한다.

(1) 1류

양측성의 하악 원심교합으로서, 상악 전치가 전돌하고 있는 형태

(2) 2류

양측성의 하악 원심교합으로서, 상악 전치가 후퇴되어 설측경사를 보이게 되는 형태
상악 중절치는 직립 또는 설측전위되고 상악 측절치는 순측전위되는 것이 특징

3) III급

대구치 관계는 하악 치열궁이 상악 치열궁에 대해 정상보다 근심에 있는 것을 말한다.
일반적으로 상하 전치의 cross bite를 동반하는 경우가 많으며 편측성인 것도 있다.

전치부 반대교합이 심화될수록 상악 전치부는 순측경사를 나타내고 하악 전치는 설측경사를 나타낸다. 상악궁의 협착이 나타나기도 하며, 혀가 구강저에 위치하기도 한다.

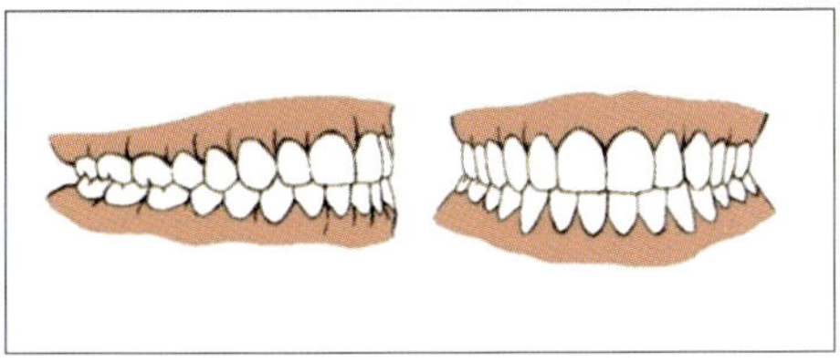

정상교합

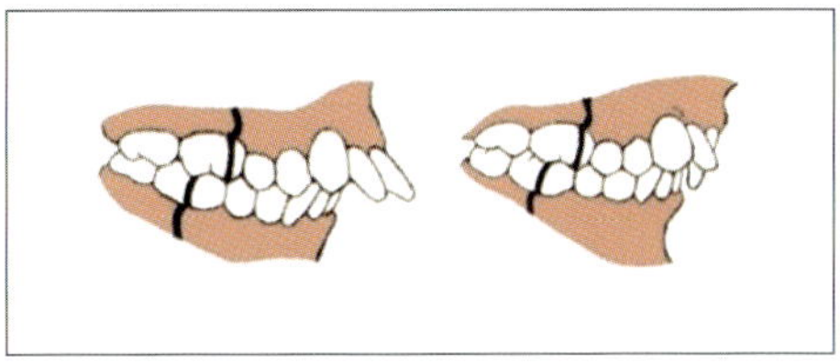

제 2급 부정교합

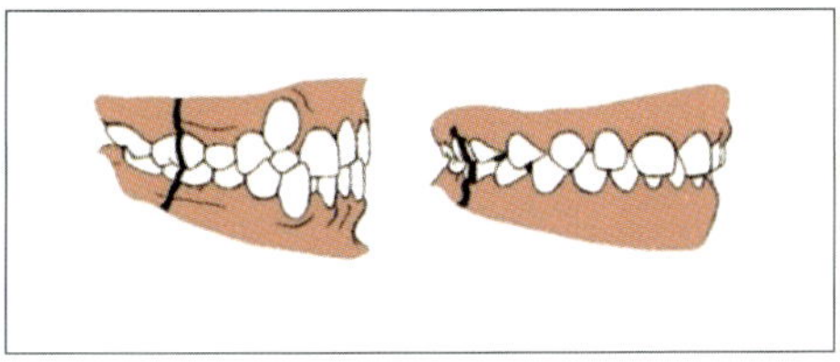

제 1급 부정교합

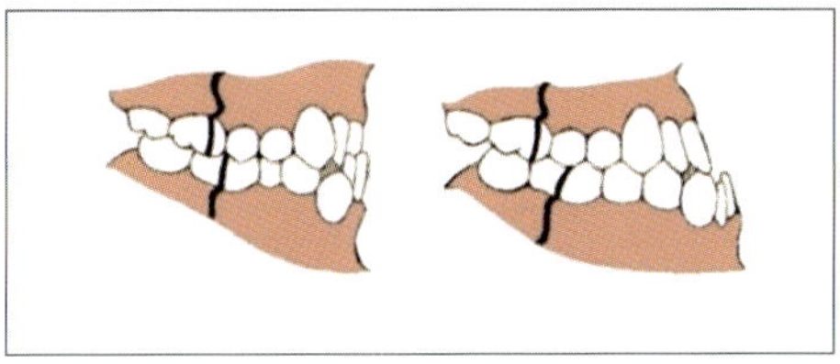

제 3급 부정교합

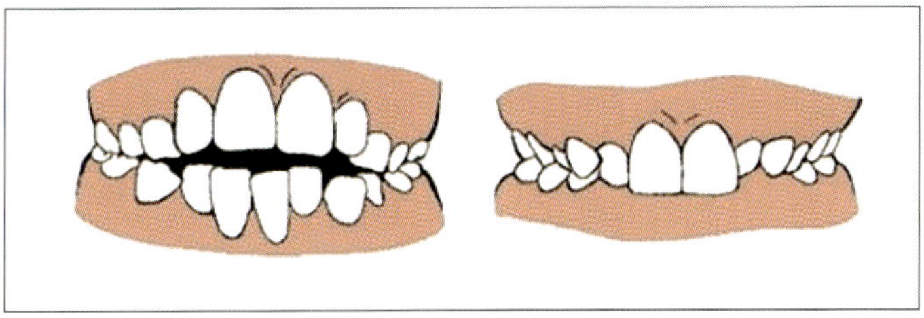

개방교합 과개교합

2. 교정 진단 자료 채득

1) X-ray 촬영

(1) 파노라마 사진

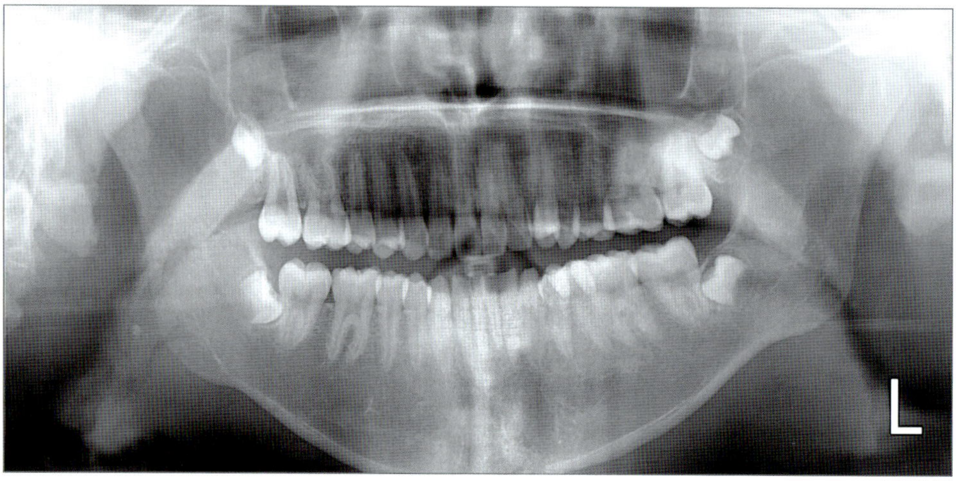

(2) 악관절 사진

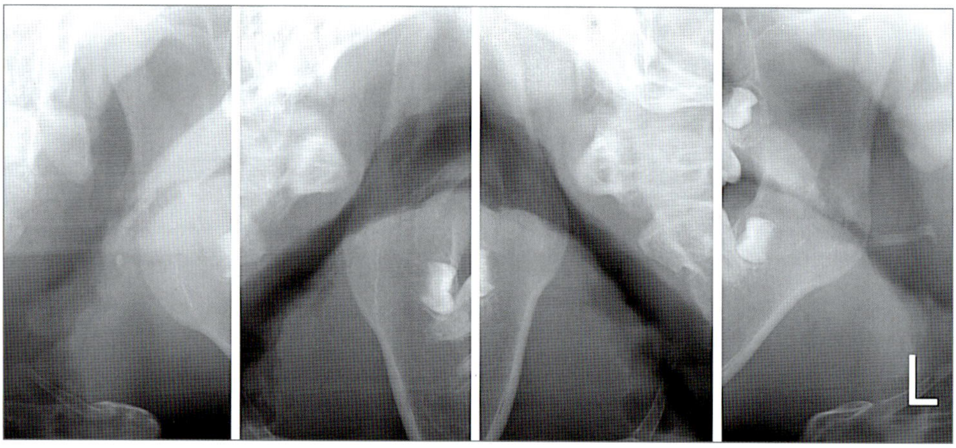

(3) 측모 두부방사선 사진(lateral cephalogram), 정모 두부방사선 사진(posterior-anterior cephalogram)

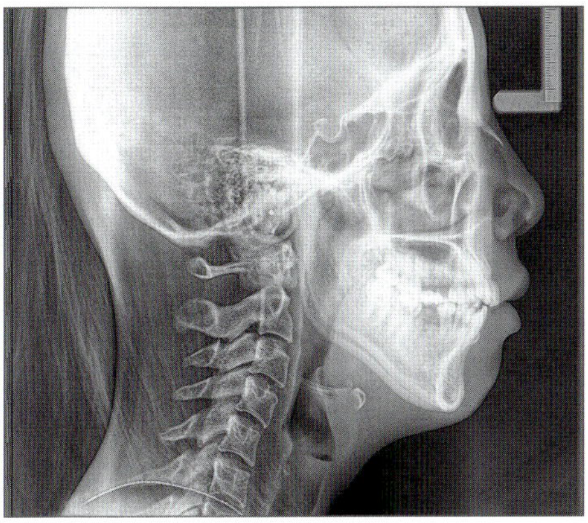

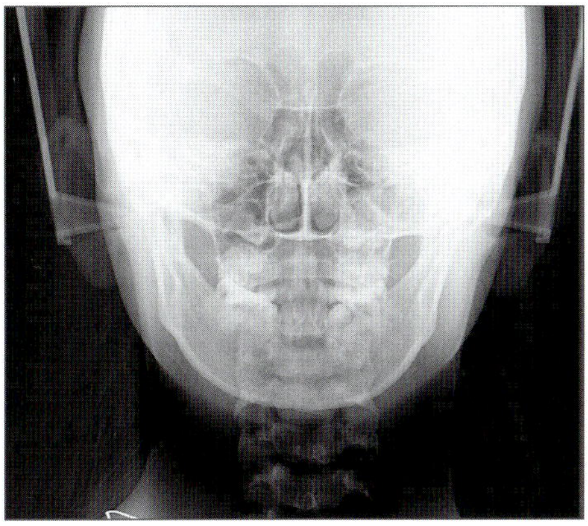

(4) 구강 및 안모 사진 채득

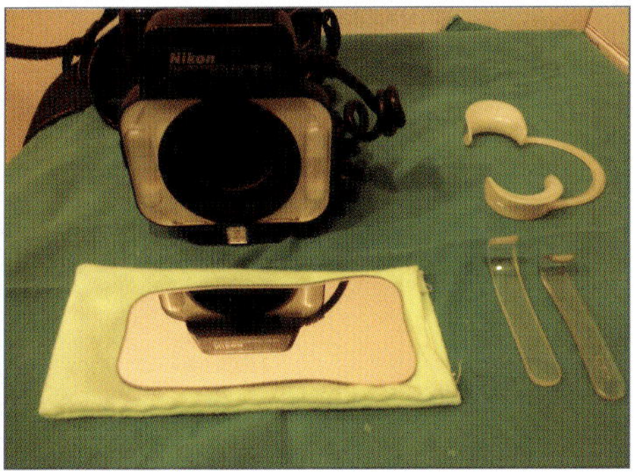

중심교합시 정면, 좌측면 · 우측면, 상악 교합면, 하악 교합면의 5장의 구강사진과 정면, 측면, 45° 각도, 미소시 안모사진 4장을 촬영한다.

3. 교정용 브라켓의 종류

1) 금속 브라켓(metal bracket)

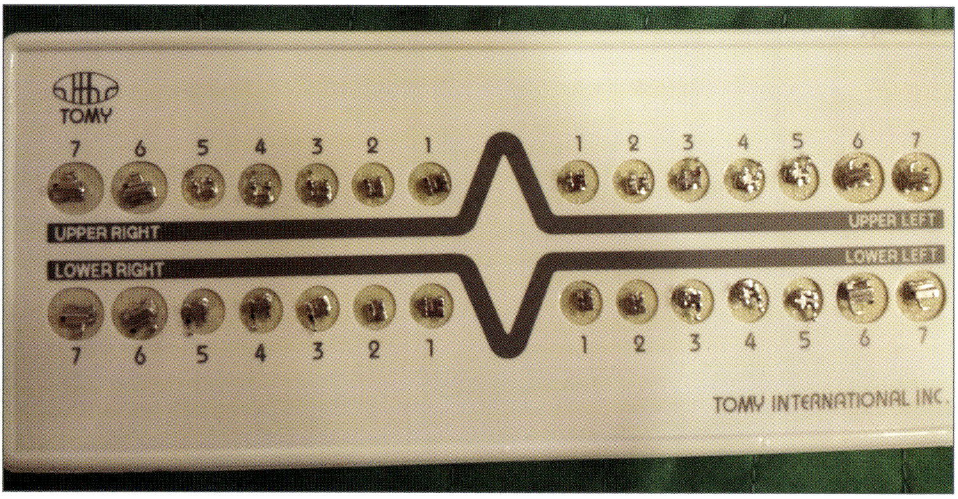

2) 세라믹 브라켓(ceramic bracket)

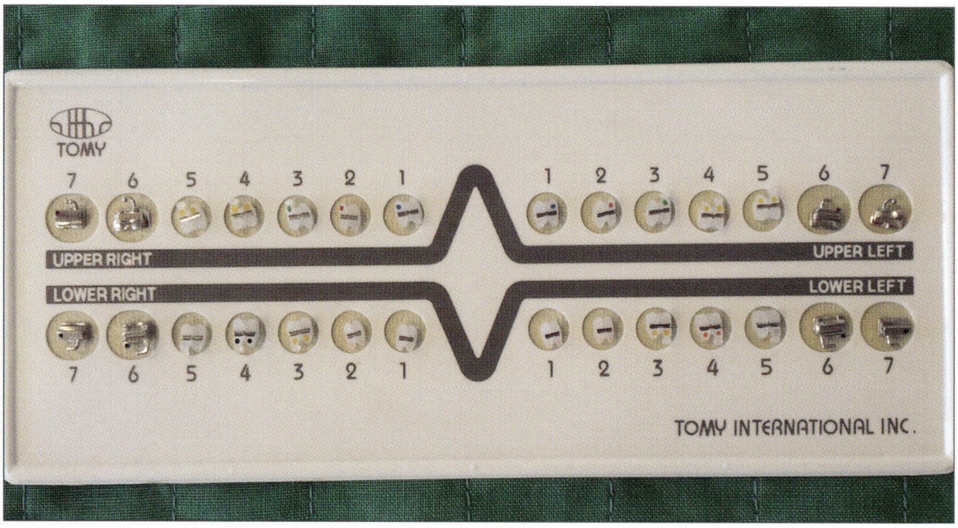

3) 자가결찰 교정장치

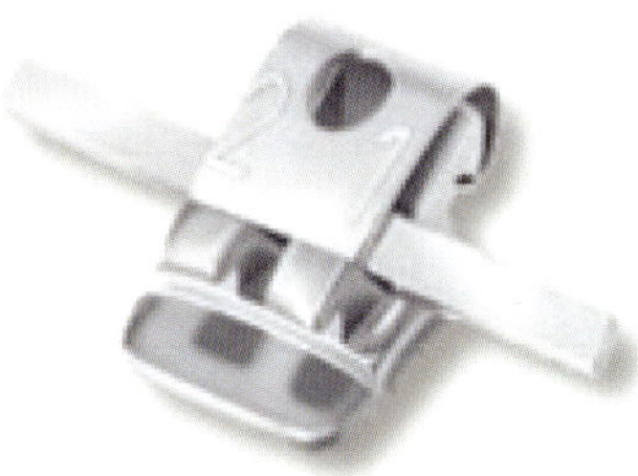

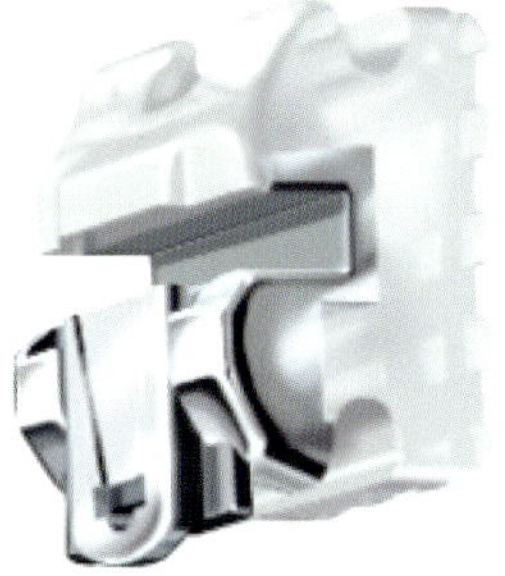

치아교정 치료를 위해서는 교정장치와 교정용 와이어를 고정하는 가느다란 철사(metal tie) 또는작은 고무링(o-ring)을 필요로 한다. 4주에 한번 치과에 방문하여 교정용 와이어를 교환하면서 생기는 불편함을 해소하고 정확한 치아의 이동을 돕기 위해 교정장치가 스스로 교정용 와이어를 고정할 수 있는 치아교정 장치를 '자가결찰 교정장치' 라고 한다.

자가결찰 교정장치는 교정용 와이어가 치아에 전달하는 힘을 일정하고 정확하게 주는 것을 도와주어 4주에 한번 방문하는 치료 기간을 6주에 한번 방문하게 하며 경우에 따라 전체적인 치료 기간을 3~6개월 정도 빠르게 할 수 있는 역할을 한다.

4) 설측교정 장치

치아의 안쪽에 사용되는 치아교정 장치로 치아교정 치료에 가장 큰 단점인 교정장치를 보이지 않게 치료하는 장점을 가지고 있지만 상대적으로 비싼 치아교정 비용과 입안의 불편한 이물감으로 인한 단점을 가지고 있는 치아교정 장치이다.

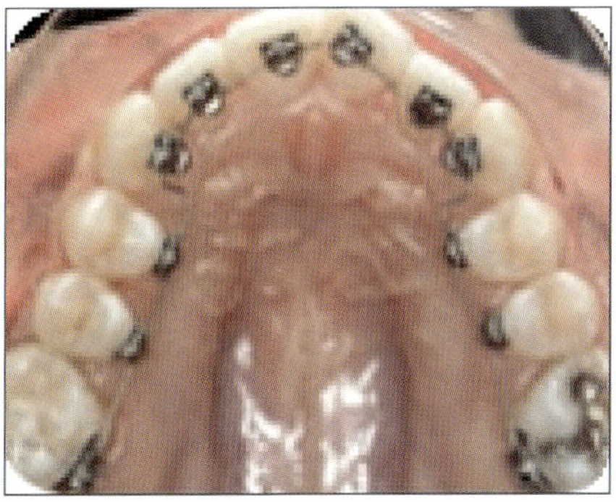

5) 플라스틱 교정장치(레진 교정장치)

플라스틱 제질의 교정 장치는 메탈교정 장치보다 높은 비용이 들지만 세라믹 교정 보다는 낮은 비용으로 심미적인 효과를 얻을 수 있다. 그러나 플라스틱의 마모와 변색으로 인해서 많이 사용되지는 않는다.

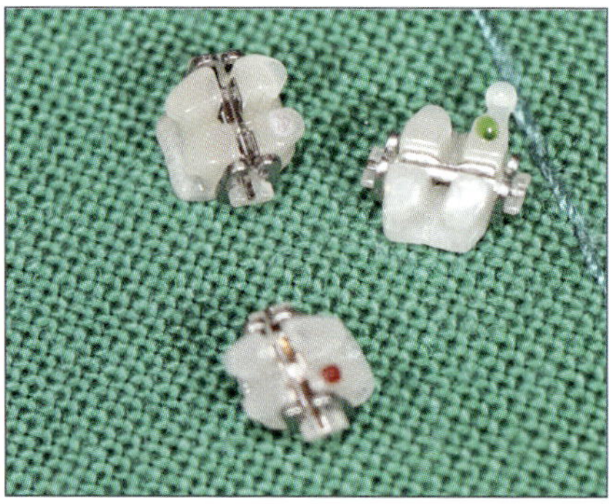
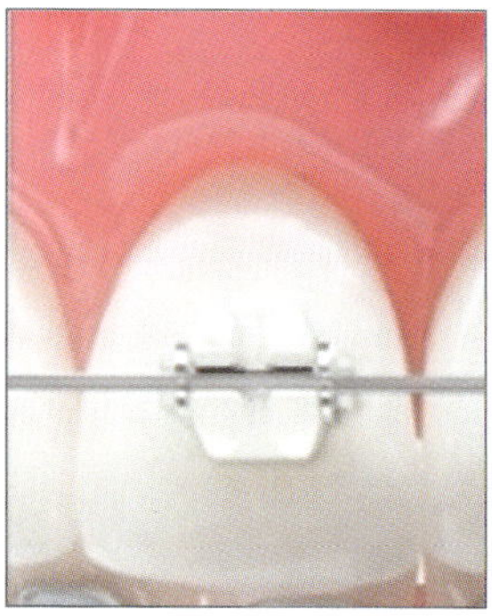

4. 교정용 브라켓의 부착

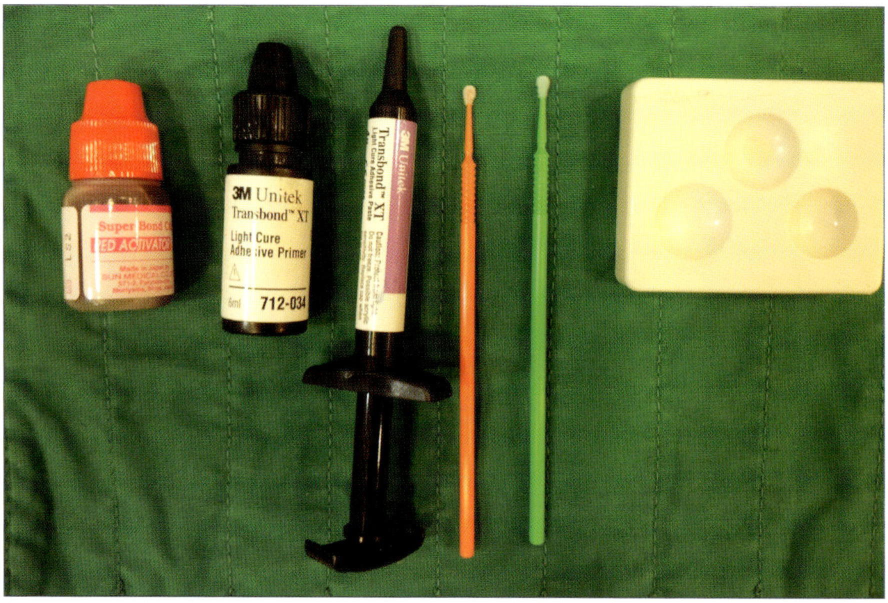

(DBS에 필요한 재료)

1) Bracket 부착과정(Direct Bonding System)

(1) 러버컵과 연마제로(sand pumice)로 치아 표면을 연마하여 착색소나 치면세균막을 제거한다.

▶ 주의점 : 글리세린, 오일 성분등이 들어있지 않은 연마제 사용하기

(2) 치면을 세척한다.

(3) 치아를 건조시키고 면구나 거즈로 격리한다.

(4) Etching를 접착할 부위에만 톡톡 두드리듯 바른다.

(5) 완전히 세척하고 건조시킨다.

(6) Bonding을 치면에 바르고 light curing한다.

(7) Bracket holder로 브라켓을 잡은 후 소량의 접착 paste를 브라켓의 뒷면에 바른 후 술자에게 전달한다(bracket을 번호대로 미리 준비해 두면 편하다).

(8) 접착제가 묻은 브라켓을 치면에 압접시킨 후 잉여 접착제를 제거한후 light curing한다.

5. 교정 치료에 필요한 재료

1) Ligature wire 및 O-ring / 교정용 wire

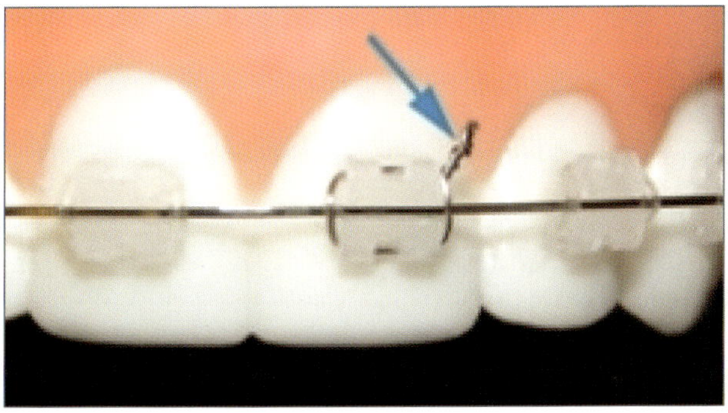

Ligature wire

교정용 와이어와 교정장치를 연결하는 철사이다. 아주 얇은 두께의 철사를 이용하여 교정 장치와 교정용 와이어를 고정시키는 역할을 한다.

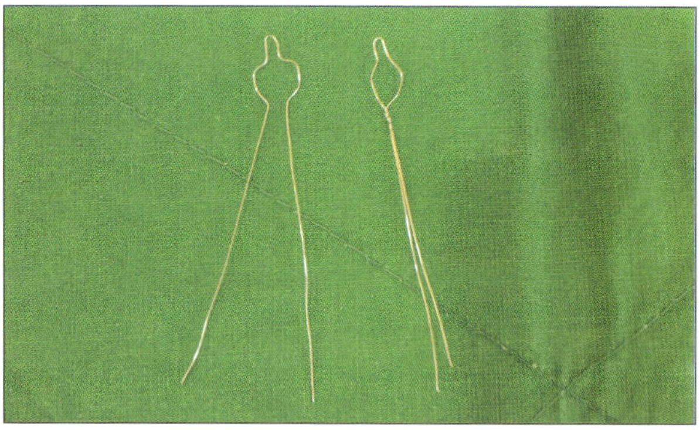

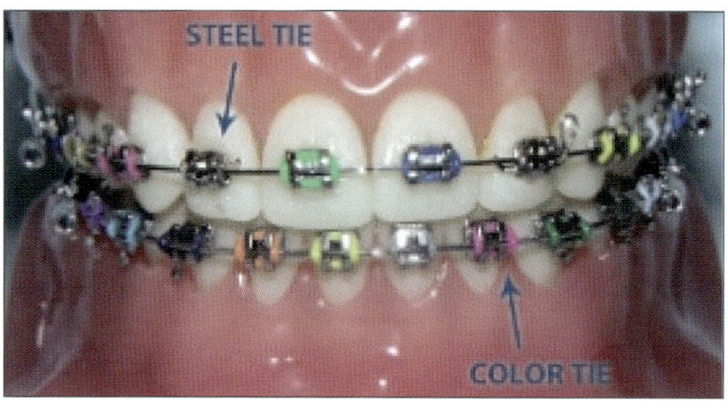

O-ring

작은 고무줄을 이용하여 교정용 와이어와 교정장치를 이어주는 역할을 한다. 금속교정을 이용할 경우에는 은색의 고무링을 이용하고 세라믹교정의 경우 투명 또는 흰색 고무링을 이용하여 고정하게 된다. 위에 사진은 눈에 보기 쉽게 컬러로 되어 있는 고무링을 이용한 사진!가끔은 컬러링은 원하는 환자분도 있다.

2) Elastic thread

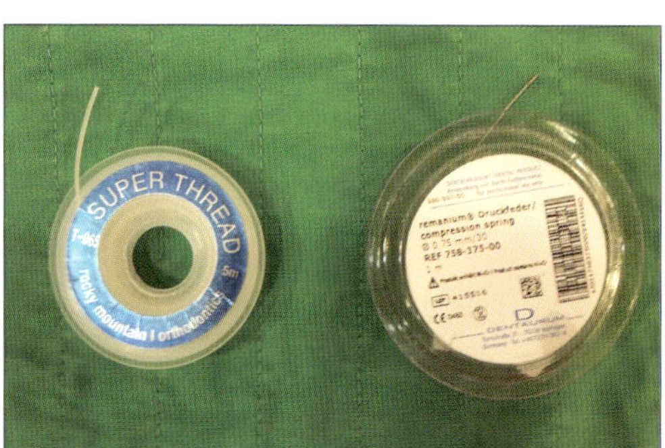

심하게 회전된 치아, 매복된 치아, 설측위치된 치아, 전치부공간 폐쇄등에 사용한다.

3) Power chain

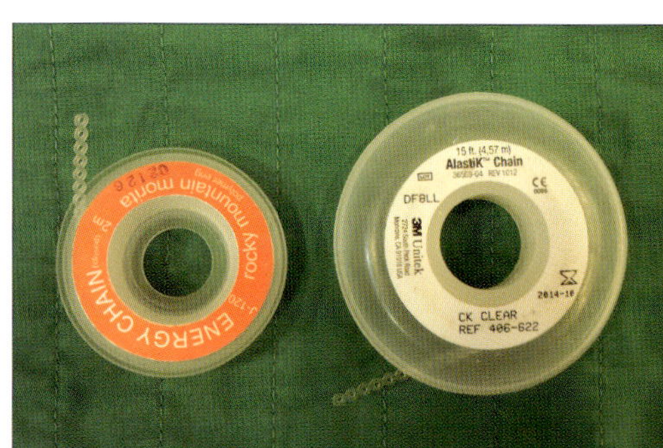

합성고무로 탄성이 좋으며 구강 내에서 변질되지 않는 재료가 개발되고 있다. 공간폐쇄, 치아회전, 이동등에 사용한다.

4) Lingual button

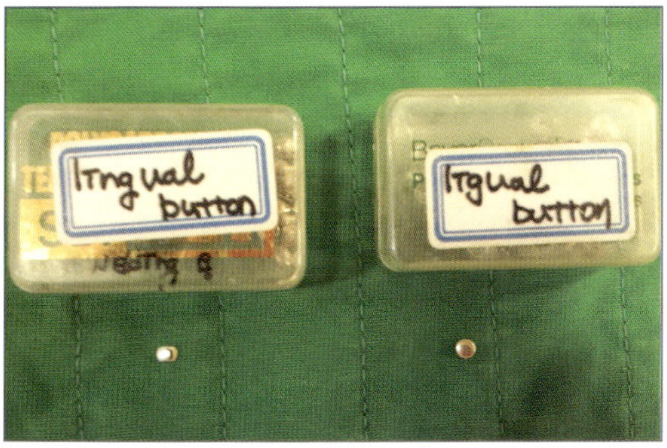

설측에 접착되어 고무줄을 걸어나 와이어 장착을 위해 사용한다.
비슷한 용도로 lingual hook, lingual sheath등이 있다.

5) Surgical hook

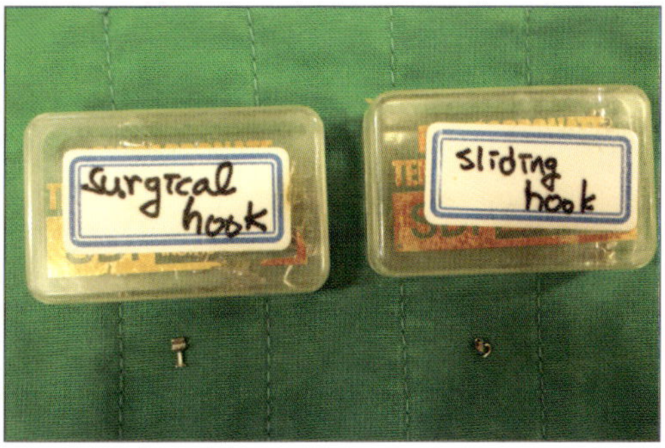

screw를 달기전에 부착한다.

6) Coil spring

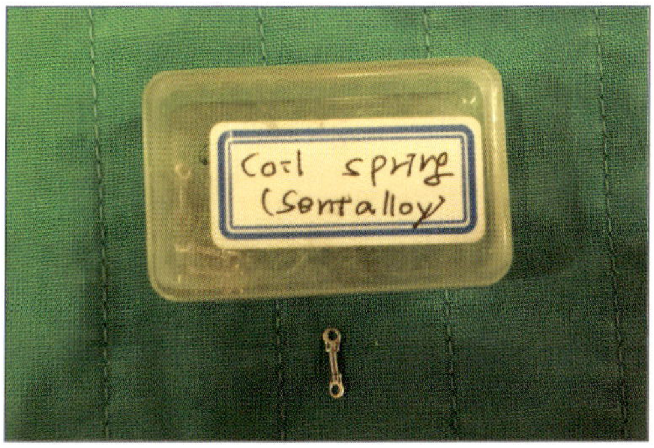

가는 교정선을 coil 모양으로 감은 것으로, 폐쇄 코일 스프링과 오픈 코일 스프링이 있다. 폐쇄 코일 스프링은 수축할 때의 힘을 교정력으로 이용하여 공간을 폐쇄시킬 때, 오픈 코일 스프링은 늘어날 날의 힘을 교정력으로 이용하여 공간을 넓힐 때 사용한다.

6. 교정 치료에 필요한 기구

1) Bracket tweezer

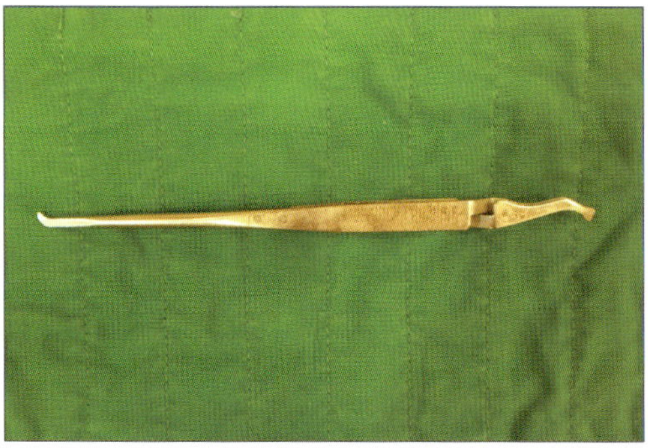

브라켓을 잡아 본딩을 하는데 사용되는 기구로서, 핀셋과 달리 전달과정에서 브라켓을 떨어뜨릴 위험이 적다.

2) Pin cutter

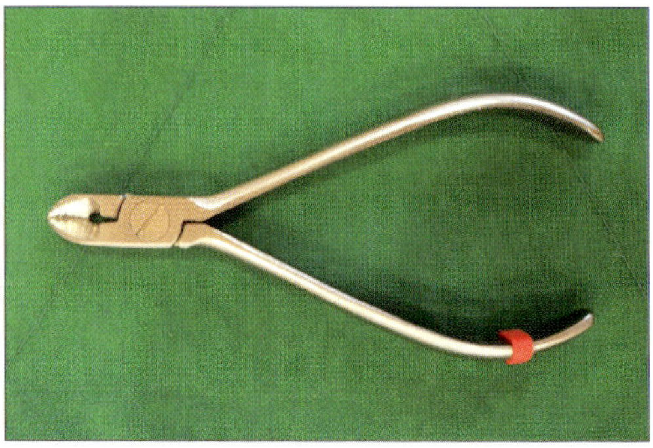

끝이 가늘어 좁은 부분의 결찰 와이어를 절단할 수 있다. 연한 결찰 와이어를 절단하기 위한 것이며, 단단한 와이어를 절단하는데는 부적합하다.

3) Distal end cutter

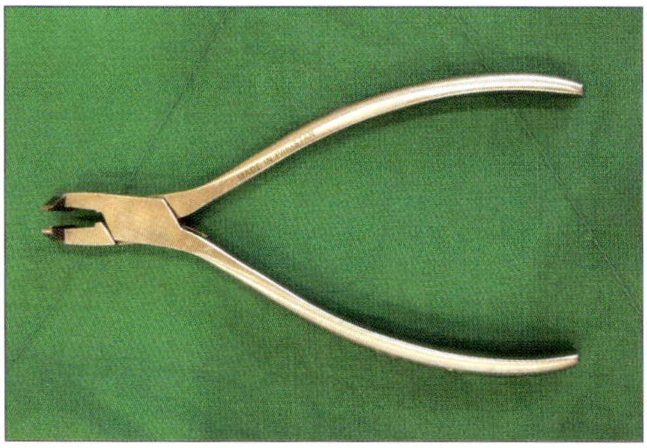

절단부가 직각으로 구부러져 있으며 고정식 장치의 wire 말단을 구강 내에서 그대로 절단하는 것으로 절단 후 절단된 와이어 끝부분이 튀지 않도록 되어 있다.

4) Weingart utility pliers

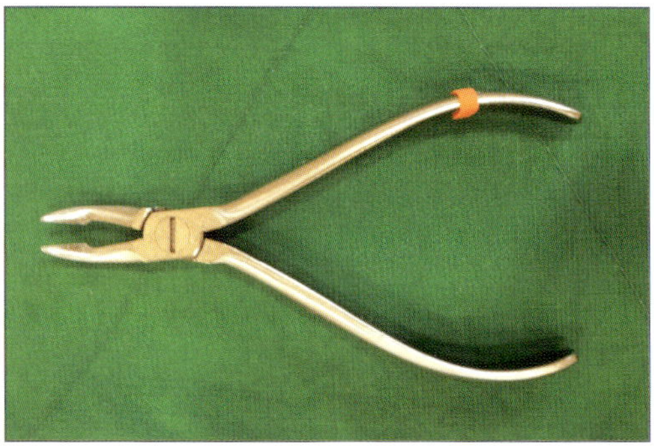

How pliers와 구조, 용도가 비슷하나 선단이 가늘에 만들어져 있어 보다 가는 와이어 조작에 적합하다. 또한 wire를 구강 내에 위치 시키거나 빼낼 때 많이 이용하게 된다.

5) Young's pliers

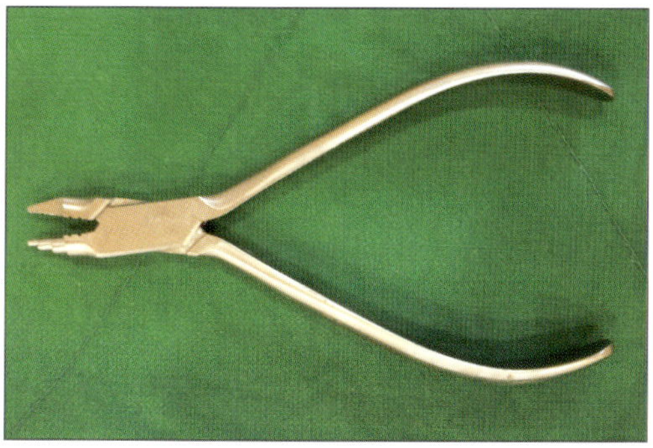

상장치의 clasp, 순측선 및 설측wire 장치의 주선 등 비교적 굵은 와이어로부터 보조탄선 등 가느다란 와이어까지 구부릴 수 있다. 겸자 선단의 한쪽이 3단계의 원추형이고 다른 쪽이 각형으로 외이어를 잡기 쉽게 고랑이 패여 있다.

6) Jarabak pliers

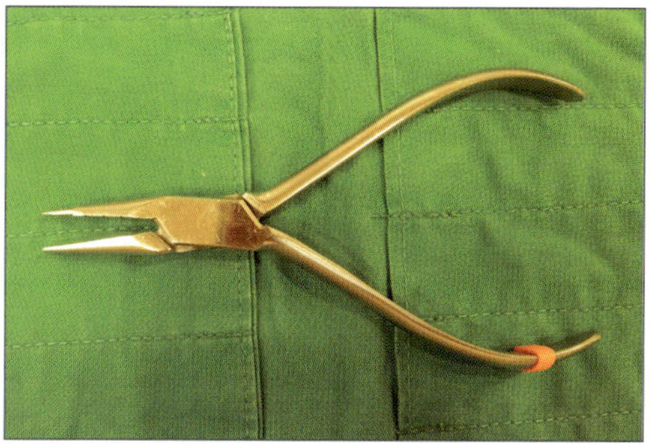

가느다란 원형 와이어를 구부리기 위한 것으로 겸자의 선단은 bird beak pliers와 같으며 약간 더 길다.

7) How pliers

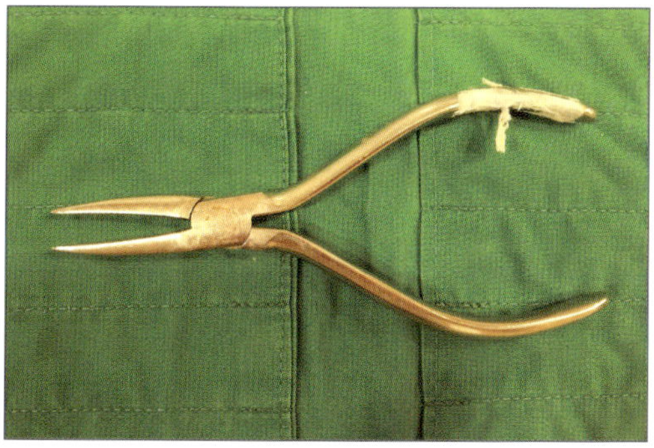

와이어를 잡기 쉽도록 겸자의 선단이 file(줄)과 같이 만들어져 있다. 이 겸자는 특별히 용도가 정해져 있는 것은 아니며, 결찰이나 선을 잡는 등 다양한 조작에 사용할 수 있다.
ex) Gold crown hook을 제거 할 때

8) Tweed arch bending pliers

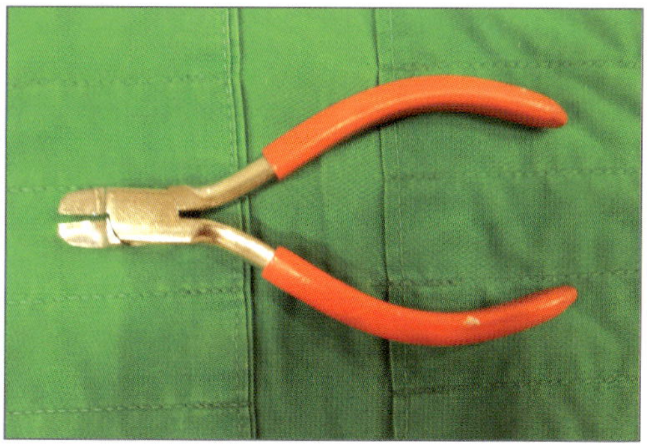

Edgwise 장치에서 사용하는 square wire 또는 rectangular wire를 치열궁의 형태에 맞게 구부리거나 조작하기 위한 플라이어 rectangular wire를 파지했을 때 플라이어 양쪽 beak가 평행이 되게 만들어져 있다.

9) Bracket removing pliers

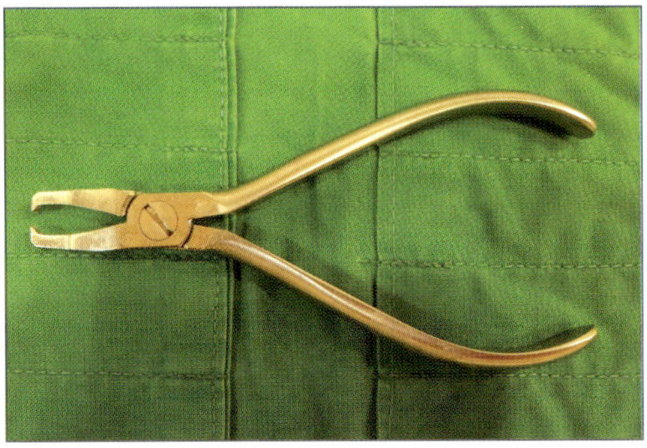

브라켓을 치면에서 제거할 때 사용하는 것으로 플라이어 선단의 형은 band removing plier와 같으나 접착재가 붙은 치면에 접촉시키는 부분은 칼날처럼 날카롭다.

10) Ligature director(tucker)

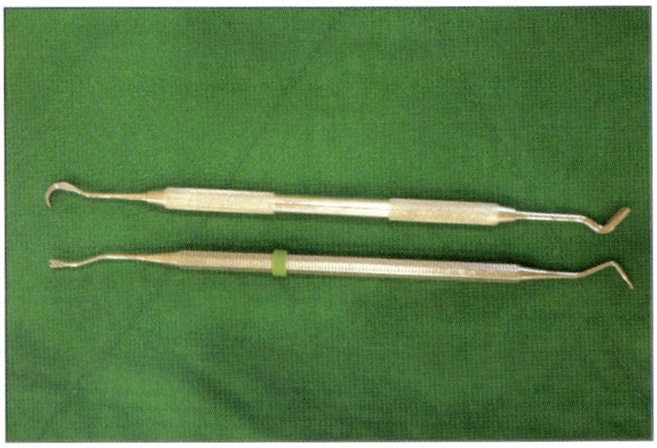

선단에 미세한 고랑이 패여 있어 결찰선의 말단을 bracket 아래로 밀어 넣을 때 편리하게 사용 할 수 있다.

고무줄 장착시의 숙지사항

환자 스스로가 거는 고무줄은 치료의 결과를 크게 좌우합니다.

각각의 악골 내에서 치아를 배열하는 것은 철사만의 힘으로도 충분히 가능하지만, 상악치열과 하악치열의 교합관계를 개선시키는 데에는 고무줄의 힘이 절대적인 역할을 하기 때문입니다.

좋은 치료 결과를 위해 아무쪼록 열심히 걸어 주시길 부탁드립니다.

1. 고무줄은 개별 지시가 없는 한 하루 24시간 장착을 원칙으로 합니다.
   단, 식사시와 잇솔질시에는 잠깐 제거하셔도 좋습니다.

2 고무줄을 거는 위치는 반드시 기억하시어 바른 위치에 걸도록 해 주십시오.

3. 나누어 드린 고무줄의 힘은 하루 정도 지속되니 하루 사용한 고무줄은 다음 날 아침 새 고무줄로 바꾸어 걸어 주십시오.

4. 고무줄이 걸리는 훅이 떨어지거나 철사가 빠지는 등 고무줄을 계속 걸 수 없는 사유가 발생했을 때에는 속히 내원하여 주십시오.

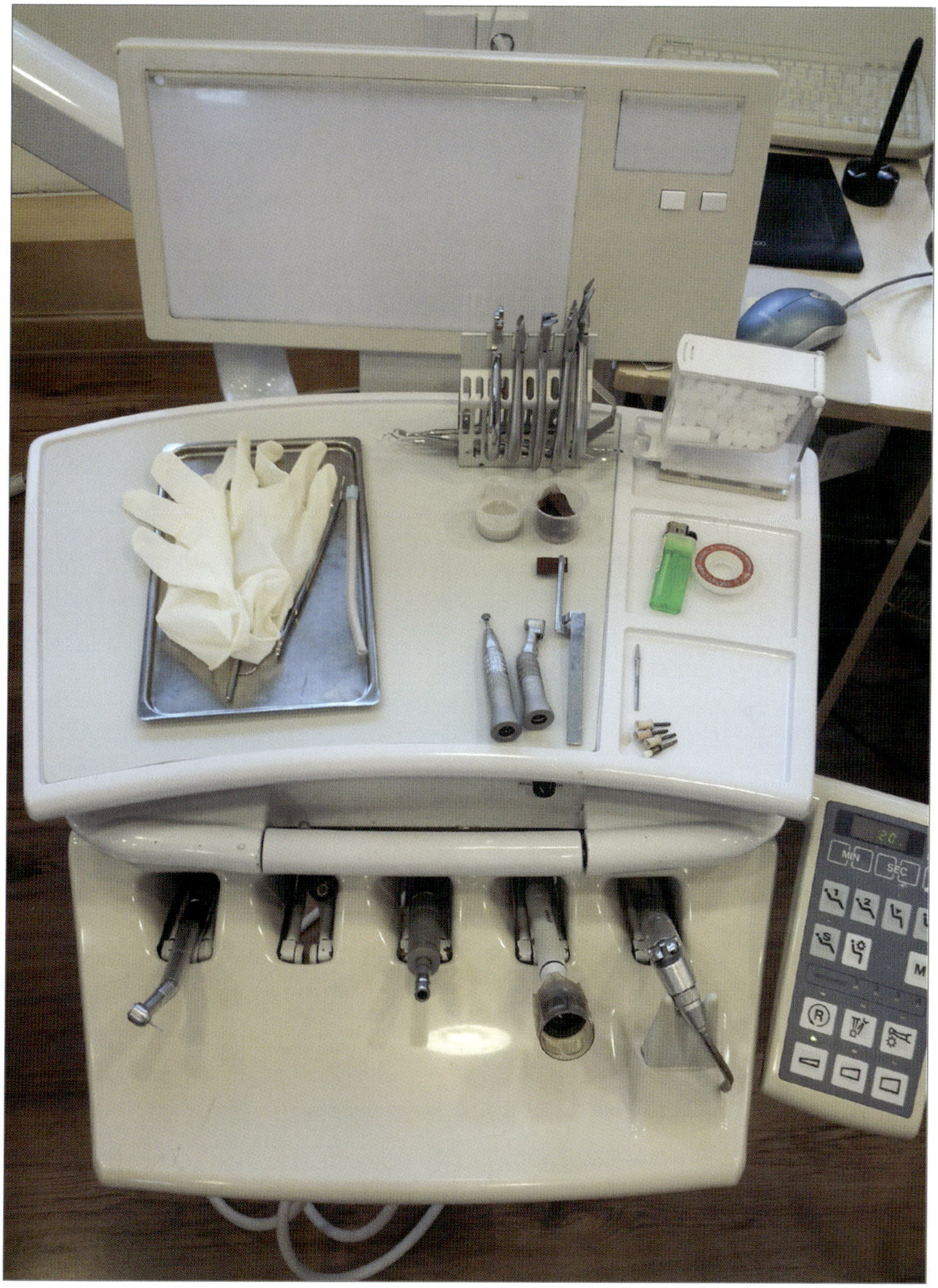

※ **교정치료전 준비사항 :** 기본기구와 글러브, contra angle과 straight angle(green ston), 교정기본 set, 연마제와 rubber cup, 교합지와 holder, 라이터, power chain, cotton roll, 각종 bur, scaler 등등

7. 교정치료 후 유지

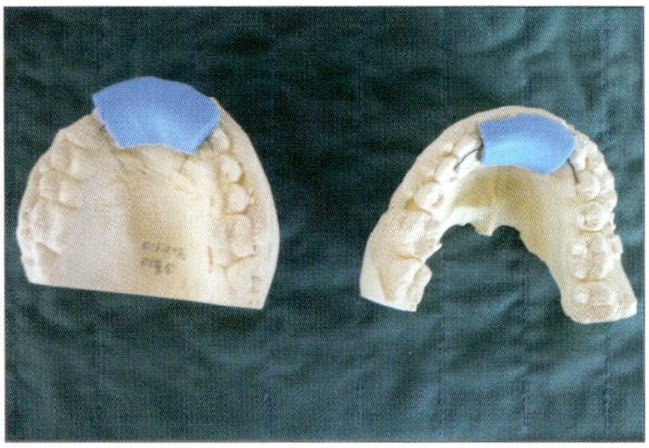

고정식 유지장치

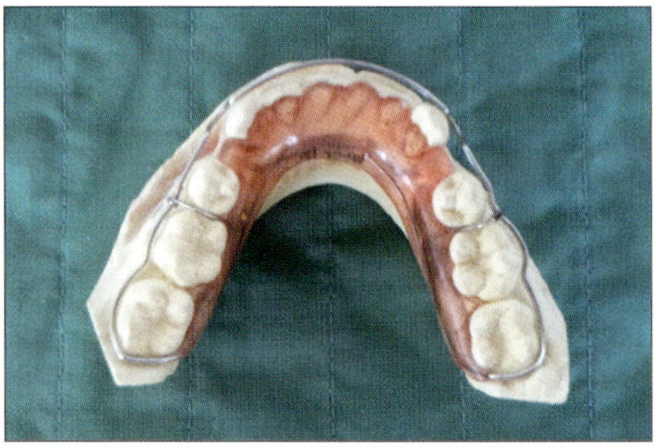

가철식 유지장치

1) 고정식 유지장치 : 상하악 전치부 설면에 twisted wire를 부착한다.
2) 가철식 유지장치 : 환자 스스로 착용이 가능한 유지장치이다.

가철식 유지장치의 주의사항

1. 유지장치를 잘 껴주세요.

가철식 유지 장치는 환자분의 협조가 반드시 필요한 장치입니다.
유지장치를 입안에 잘 끼고 있어야만 효과가 있습니다.

2. 장치를 조심스럽게 다뤄주세요.

장치를 작용 할 때는 두손으로 착용하시고 제거할 때는 어금니 쪽 철사부위를 잡고 제거하셔야 합니다. 장치 앞쪽의 철사는 변형이 쉽게 일어나므로, 이 부위를 잡고 장치를 제거하는 것은 좋지 않습니다. 장치가 완전히 안 낀 상태로 걸치고 계신 경우가 가끔 있습니다.
엄지손가락을 이용해서 양쪽 어금니 끝까지 잘 껴졌는지 확인 하는 것도 잊지 마세요.

3. 장치를 깨끗하게 관리해 주세요.

장치세척은 흐르는 찬물에 치약을 묻히지 않고 칫솔로만 부드럽게 닦아주시는 것이 좋습니다. 치약에는 마모제 성분이 포함되어 있어 장치가 손상 될 수 있으면, 세척제로는 약국에서 판매하는 틀니 세정제를 사용하는 것이 좋습니다.

4. 장치를 장치통에 보관해 주세요.
   가끔 케이스를 분실하셔서 주머니에 넣고 다니시다가 파손되거나 분실되는 경우를 봅니다.

5. 장치를 끼지 않을 때는 구강환경과 비슷하게 습한 상태로 장치를 보관하는 것이 좋습니다. 젖은 휴지 또는 물티슈로 장치를 감싸주고 장치통에 보관해 주세요.
6. 장치가 변형 또는 파손되거나 장치 작용 후 치아나 잇몸이 지속적으로 아프실 경우, 치과로 문의해 주시고, 가능한 빨리 내원하여 조정하여 주시는 것이 좋습니다.

7. 유지장치를 잘 끼는 것도 중요하지만 정기검진도 중요합니다.
   검진을 통해 장치는 변형되지 않고 잘 끼고 계신지, 재발된 부분은 없는지 체크 하실 수 있습니다.

▶ **TBI 방법** : 교정 브라켓 부착 후 TBI를 시행한다.

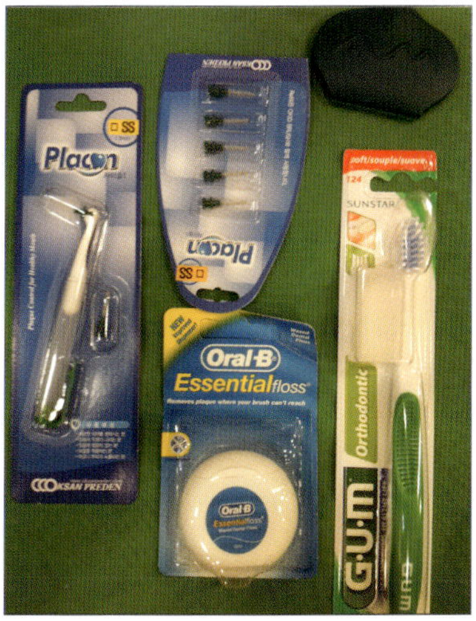

※ **구강위생용품** : 치간칫솔, 리필, 치실, 교정용 wax, 교정용 칫솔

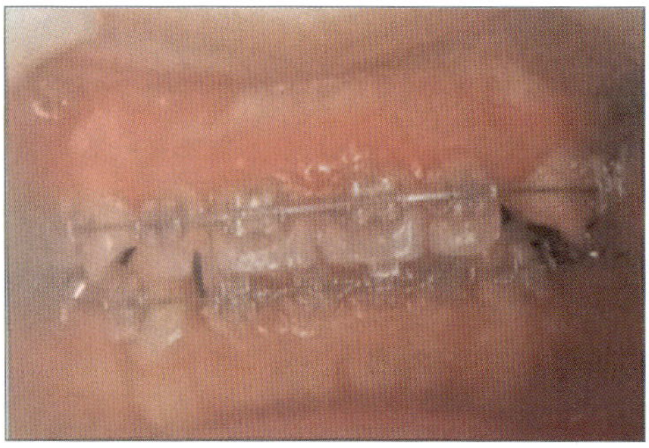

치태착색

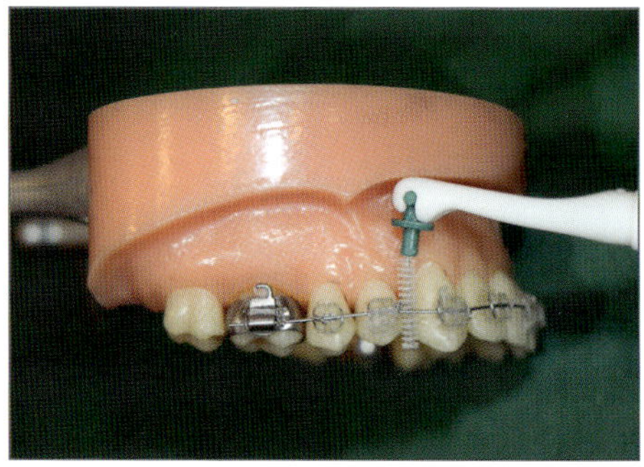

치간칫솔

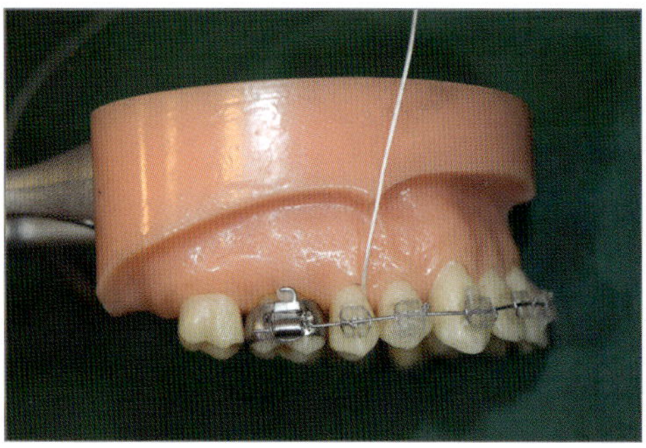

치실

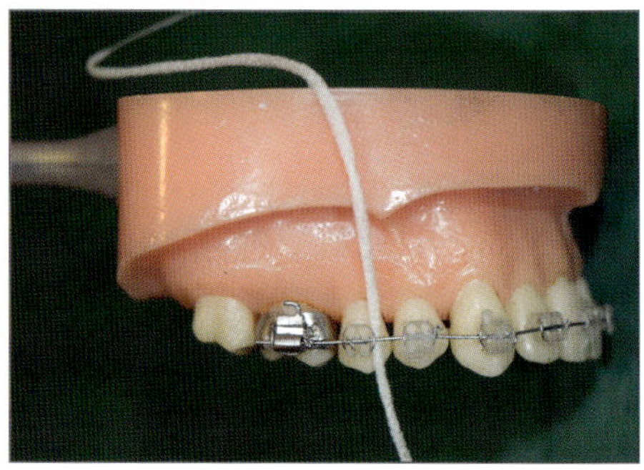

Superfloss

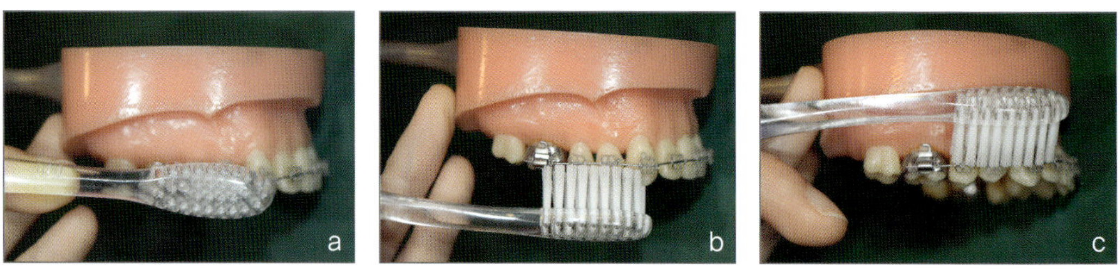

교정환자의 잇솔질 (a) 브라켓 부위 (b) 브라켓의 절단측 (c) 브라켓의 치은측

- **브라켓 부위** : 교정용 칫솔모의 짧은 가운데 열이 브라켓에 도달하도록 위치시킨 다음 횡마법으로 전후 왕복 동작을 실시한다.
- **브라켓의 치은측** : 치은측은 칫솔의 강모 끝을 호선 쪽으로 향하도록 한 후 치은에 강모의 측면을 밀어붙이듯이 하여 45도 각도로 전후로 조금씩 움직인다.
- **브라켓의 절단측** : 절단측은 강모의 끝이 호선 쪽으로 향하도록 하고, 치면에 강모의 측면을 밀듯이 하면서 45도 각도에서 조금씩 전후로 움직인다.

- **잇몸부위** : 교정자치가 부착된 순면과 협면의 잇몸은 염증이나 치은비대 현상이 보이므로 치은열구에 칫솔의 강모를 45도의 각도로 삽입한 후 짧은 진동을 주며 닦는다.(bass법)
- **장치 인접면 부위** : 브라켓과 브라켓 사이 부분의 호선 바로 아랫부분은 치간칫솔을 사용해 상하로 움직여 주도록 해서 닦도록 한다.
- **설면** : 회전법으로 닦도록 한다.

I 비협력 환자에 대한 동기부여 I

협조가 부족한 환자를 분석해 보면, 교정치료의 내용을 충분히 이해하지 못한 경우와 부모의 권유에 의해 반강제적으로 교정치료를 시작한 경우가 많다. 본인의 의지를 확인하고 술자와 환자 사이의 의사소통을 충분히 취할 필요가 있다. 교정치료 전에 협력을 얻을 수 없는 환자에 대해서는 본인이 스스로 치료하려는 생각이 들 때까지 치료를 보류하는 것이 좋다. 치료를 시작하기 전에 먼저 환자의 협력이 필요하다는 것과, 치료결과는 환자의 협력에 의해 크게 좌우된다는 것을 반복해서 설명할 필요가 있다. 장기간에 걸치는 교정치료에서는 환자에 대한 동기부여가 교정장치의 종류나 치료방법보다도 중요하다는 것을 치과위생사도 충분히 이해해 둘 필요가 있다. 교정치료에 대한 보호자의 사고와 가정환경이 환자의 협조도에 영향을 줄 수도 있다. 또한 술자의 성실성, 따뜻하게 맞아주는 병원의 분위기, 치과병원 내 스텝의 인품등 교정치료의 치료적인 면과 양질의 서비스가 함께 작용할 때 환자의 심리에 좋은 영향을 준다.

제12장
TMD와 코골이의 치료

제12장. TMD와 코골이의 치료

1. TMD Temporomandibular Disorders

저작계에서 서로 연관된 장애들의 집합체로 측두부 교근부 관절부의 통증, 관절음, Bruxism등을 포함한 관련증상, 저작계기능의 제한등을 포함한다.

1) 근육장애

(1) 근막통증(Myofascial pain)

① 진단 기준이 되는 증상

- 안정시 국소적인 둔하고 쑤시는 듯한 통증
- 근육의 기능시 통증의 악화
- 발통점 자극시 압통과 연관통 발생
- 근육의 신장요법(spray & strech, injection & strech)에 의해 통증이 50%이하로 감소

② 동반가능 증상

- 근육의 뻣뻣함
- 임상적으로 확인되지 않는 급성부정교합 감각
- 귀증상, 이명, 현기증, 치통, 긴장성 두통
- 연관통 부위의 통각과민

③ 문제

연관통 – 통증을 느끼는 곳과 통증을 일으킨 부위가 다른 것- 교근의 근막통증은 구치부의 통증을 유발한다.

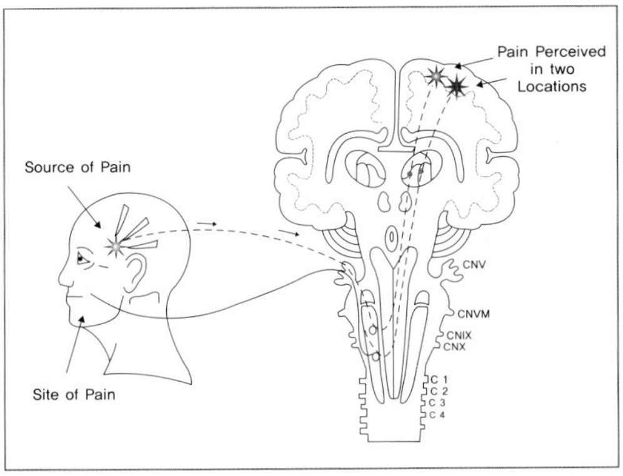

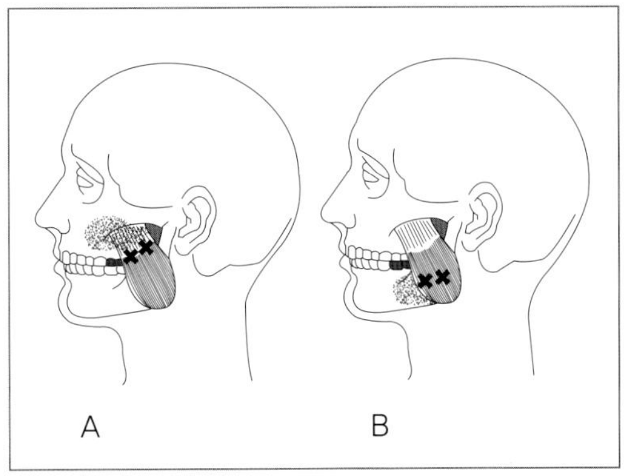

Masseter M. trigger points
pain referral-Mx.&Mn.Post.teeth.

2) 관절장애

(1) 정복성 관절원판변위(Disc displacement with reduction)

① 진단 기준

- 일반적으로 하악의 개구운동과 폐구운동 동안 여러위치에서 재현성 관절잡음이 나타난다.
- MRI에서 변위된 관절원판이 턱의 개구동안에 위치가 개선되어야 한다.

② 동반 가능 증상

- 관절운동에 의한 통증 유발
- 관절음 발생과 동시에 하악운동의 편위발생
- 하악운동의 제한이 없다.
- 자신이 턱을 움직여서 순간적인 개구제한을 해결할 수있다.

(2) 비정복성관절원판변위(Disc Displacement without Reduction)

(2-1) 급성 비정복성 관절원판변위(Acute Disc Displacement without Reduction)

① 진단 기준

- 갑자기 지속적이고 현저한 개구제한(35mm이하)이 발생한 병력이 있다.
- 개구시 이환측으로 편위
- 반대측 측방운동이 현저하게 제한된다.(편측성 장애시)
- MRI상 비정복성 관절원판변위 소견

② 동반가능 증상

- 강한 개구운동에 의해서 통증이 야기된다
- 기존에 갖고있던 관절음이 개구제한과 동시에 사라진다.
- 이환측관절 촉진시 통증
- 동측의 과다교합(hyperocclusion)
- 경조직영상에서 중등도의 골관절염성 변화

(2-2) 만성 비정복성 관절원판변위(Chronic Disc Displacement without Reduction)

① 진단 기준

- 급성개구제한이 나타난 병력이있다.
- MRI상의 비정복성 변위의 관절원판

② 동반 가능 증상

- 통증의 존재시 급성기보다는 현저히 감소되어 있다.
- 기존의 관절음이 사라지며 급성 개구제한의 병력이 있음
- 하악운동시의 염발음
- 개구제한이 점진적해소
- 경조직 영상에서 미약하거나 중등도의 골관절염성 변화

(3) 탈구(Dislocation)

- 스스로 폐구가 불가능하여 수조작으로 정복해주어야 한다.
- X-ray에서 과두가 관절융기를 넘어서있다

(4) 염증성 장애(inflamatory disorder)

- 활막염과 관절낭염(synovitis & capsulitis)

① 진단 기준의 증상

- 악관절의 국소적인 통증이 기능시 악화
  임상적 관절부하나 촉진시 통증이 재현
- x-ray상 골관절염성 변화가 없다

② 동반 가능 증상

- 안정시의 국소적 악관절 통증
- 통증으로 인한 이차적 운동제한
- 관절내 종창으로 동측구치부의 교합접촉상실

- 수액 존재시 MRI의 T2영상에서 밝은 색 이미지
- 귀의 통증.

3) TMD의 원인

소인(predispsing factor) : 위험도를 증가시키는 요인

유발요인(initiating factor) : 발병시키는 요인

지속요인(perpetuating factor) : 치유를 방해하거나 진행을 촉진시키는 요인

(1) 외상

① 직접외상 : 식사, 하품, 고함, 지속적 개구,

② 간접외상 : 교통사고시의 굴곡신전 외상

③ 미세외상 : 자세 – 전화기를 목에 넣고 받는 것

– 이상기능 습관 (이악물기, 이갈이, 입술깨물기, 턱의 이상자세)

– 일반적으로는 원인이아니나 어느 특정 환자군에서는 유발요인과 지속요인으로 작용

– 이상기능은 스트레스와 불안, 수면장애, 약물사용(술, 신경이완제) 등에 의해 악화됨

(2) 해부학적원인

교합

측두하악장애의 원인론에서 교합의 원인이 크지 않다.

측두하악관절은 빠른 적응성 형태반응을 갖고있다.

류마티스스 골격성전치부 개교합을 유발한다.

즉 관절변화에 의해 이차적으로 교합의 변화가 나타난 경우이다.

(3) 정신 사회적 요인

어려운 생활환경에 대처하고 극복하는 것을 어렵게 하는 성격상의 특징이나 정서적 문제를 지니고 있는 것으로 생각된다.

심리적 갈등과 감정적 스트레스가 측두하악장애의 원인이되기도 한다는 임상적 연구를 제시하였다.

사회심리적 요인은 유발또는 지속요인이 될 수 있다.

(4) 병태생리학적 요인

골관절염의 형태적 골소실도 관절면은 온전하게 유지되어 관절구성요소의 형태적 조직적 안경이 유지되어 적응성이라 할수있다.

그러므로 골관절염성변화의 적절한 치료목표는 초기의 형태를 회복하는 것이 아닌 병태생리적 작용에 대한 신체의 적응성 반응을 촉진시키는 것이다.

관절원판의 점착성은 관절에 가해지는 힘과 관련이 있다.

■ 교합의 원인 - 구치부의 교합간섭

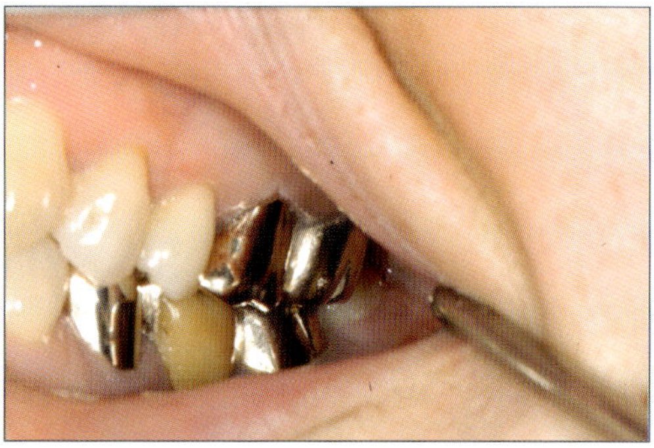

C-O bite 시

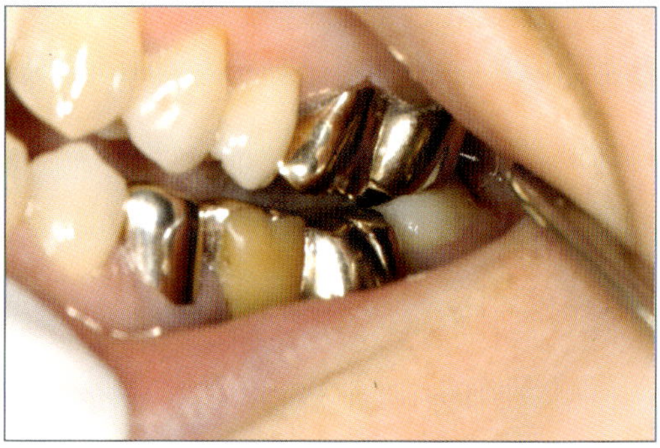

측방운동 시 #38 치아의 교합 간섭

4) 치료

(1) 장치치료

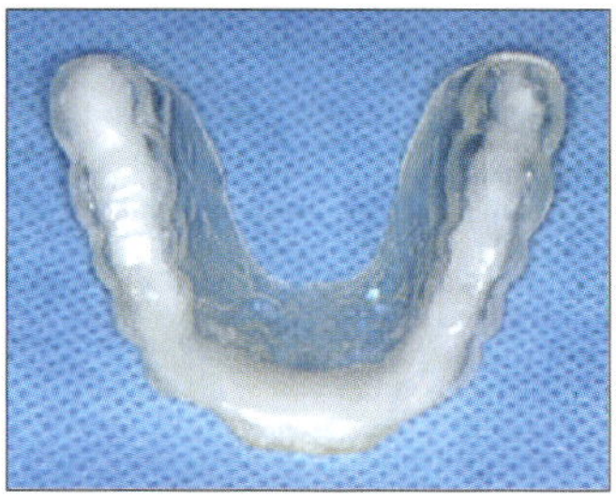

교합안정장치
(Stabilizing Splint)

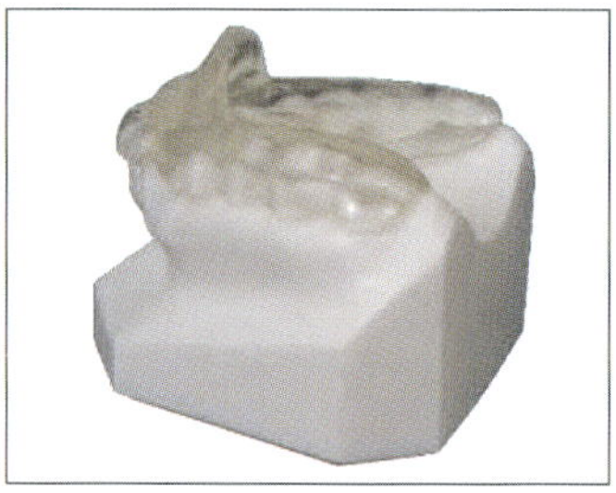

전방재위치교합장치
(Anterior Repositioning Splint)

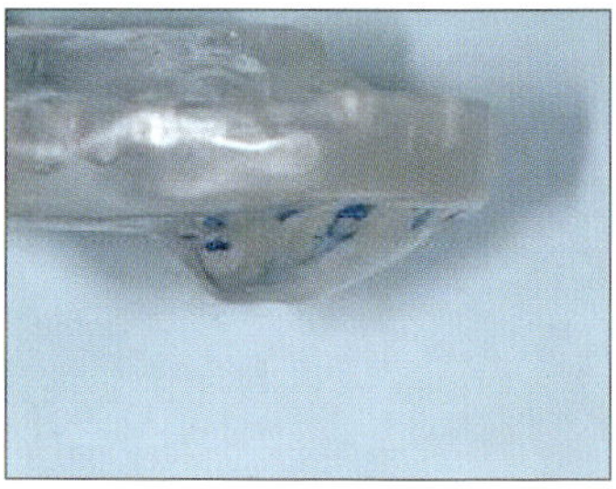

(2) 물리치료

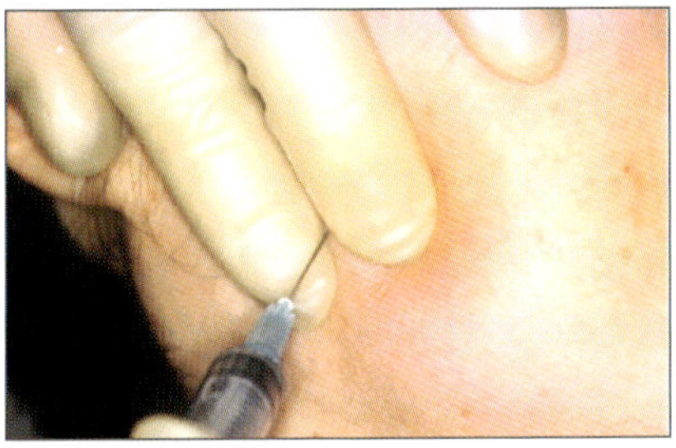

Injecton –
1% lidocaine 1ml
5mg dexamethasone 1ml

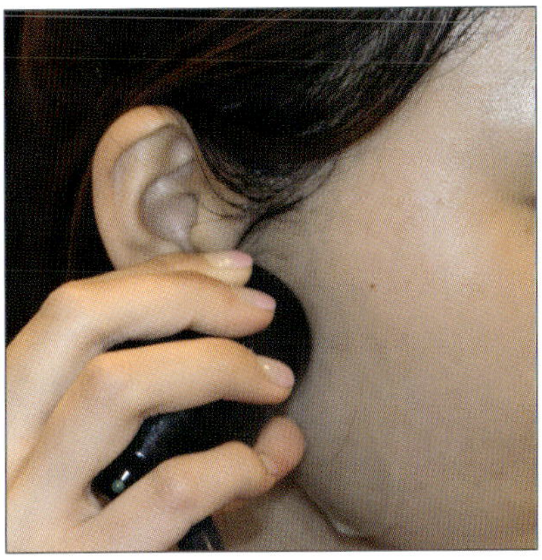

Ultra sound –
average intensity
1.5W/cm^2, 5min

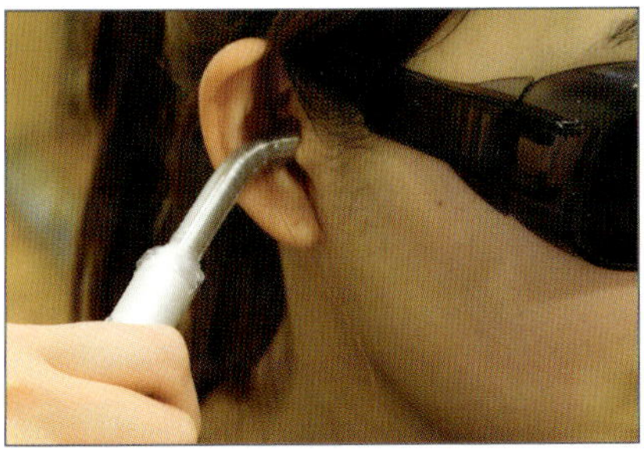

Soft Laser –
He-Ne Laser 5min

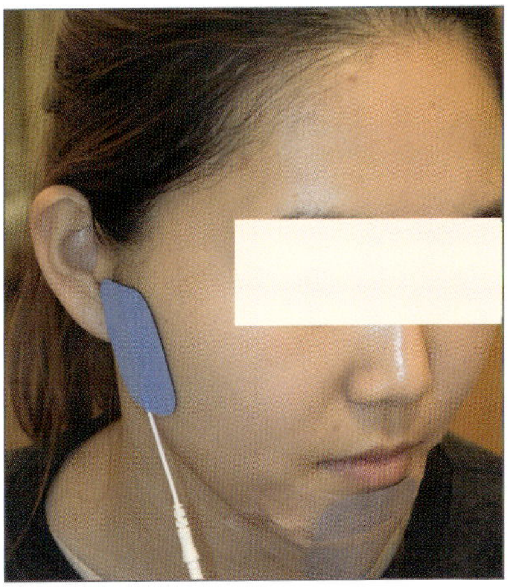

Tens –
환자가 편한 정도
5min

■ 물리치료 장비의 세팅

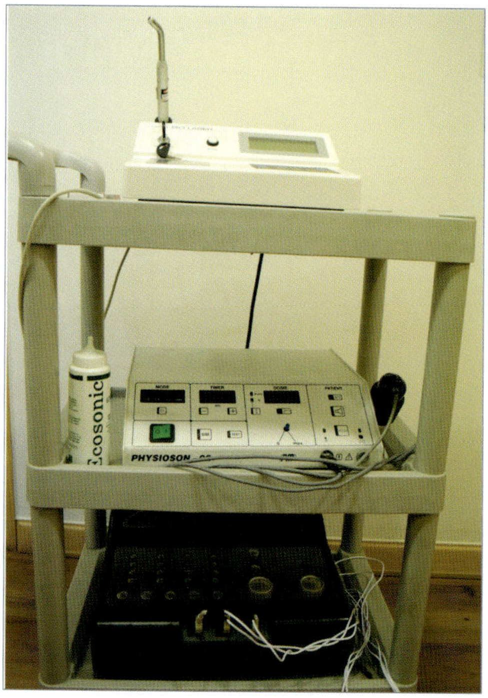

Soft Laser(악관절 자극요법-복합자극)

- 저수준 레이저의 치유촉진 기능을 활용하며 근육과 관절모두에 활용할 수 있다.
  원판후조직염의 완화시는 귀속에 넣어 레이저 조사구가 전면 관절을 향하게 조사한다.
  레이저가 눈에 조사되지 않도록 보안경을 착용한다.

Ultra Sound(악관절자극요법-단순자극요법)

- 근육내에 심부열을 전달하고 조직을 이완시켜 조직내의 통증유발물질이 잘 제거될 수있도록 도와준다 초음파 전달을 위해 반드시 전용 Gel형태의 매질을 발라서 사용한다.

Tens(악관절 자극요법-전기자극요법)

- 통증을 완화시켜준다. 환자가 고통을 느끼지 않는 범위로 강도를 유지해준다.

(3) **운동요법(Exercise Therapy)**

① TTBS

Tongue Up
Teeth apart
nasal **B**reathing
infantile **S**wallowing

: 하악을 rest piosition으로 유지 할 수 있도록 하여 저작근 활성을 최소 화시킬 수 있다. 구내 장치 장착시에도 교육시켜드려야 한다.

② TUOC with Speed(Tongue Up Open and Close with Speed)

: 과두의 활주운동 없는 20~25mm 내에서 개구 운동시키며 통증으로 인한 하악의 근긴장성 운동감소를 방지하며 점차 운동속도를 증가 시켜서 저작근 이완을 증진시키기 위한 방법이다.

③ Isometiric exercise

Tongue up Teeth apart 자세에서 개구 폐구 전방 및 측방운동을 손가락이나 손으로 잠깐 동안 지항하는 방법으로 관설이 움직이지 않는 범위 내에서 저항운동을 해야 등장성 수축유도가 가능하다.

근육은 최대한 움직임이 없어야 한다.

④ Yawn With Tongue Up

습관성 하악과주의 탈구환자의 하품시의 탈구발생을 줄이기 위해서 혀를 입천장에 접촉하여 떨어뜨리지 않는 범위 내에서 하품을 하도록 연습하는 운동이다.

◀ 턱, 머리 및 목의 자세를 바로잡기위한 여섯가지 기본 운동 ▶

이 운동의 목적은 환자가 자신의 턱, 목 및 몸 전체의 자세를 점검하여 좋지 않은 자세를 스스로 바로잡을 수 있도록 도와주려는데 있습니다. 그렇게 함으로써 환자는 보다 나은 관절 기능과 운동범위를 회복할 수 있어서 더욱 편안하고 정상적인 근육의 기능을 유지시킬 수 있기 때문입니다.

※ 다음 지시대로 시행하십시오.

- 아래 기록된 바와 같이 치과의사가 지시하는 대로만 시행하십시오.
- 어느 장소에서나 행할 수 있으나 한 가지 운동을 1분이상은 계속하지 마십시오.
- 아래의 여섯 가지 기본 운동을 6회 반복하고 그와 같은 운동을 하루에 6회 실시하십시오.

1. 혀의 안정 위치
   - 혀를 입천장 앞쪽에 대고 "딱" 소리를 낸 다음 이위치를 유지하십시오.
   - 이때 혀의 앞부분 1/3을 입천장에 살짝 닿도록 하되 혀가 어느 치아에도 닿아서는 않됩니다.
   - 이 때 상하의 치아는 서로 맞닿아 있으면 안 됩니다.
   - 숨은 코로 쉬도록 하십시오.
   - 위와 같은 상태가 평상시에도 유지되도록 하십시오.
2. 턱관절 회전운동(탈구예방 운동)
   - 혀를 안정위치에 위치시킵니다.

- 턱관절 부위에 양손의 둘째손가락을 대고 입을 벌리되 턱관절의 돌출되는 부위가 손가락 보다 앞으로 나오는 느낌이 들면 입벌리기를 중단하고 그 상태에서 입을 다뭅니다.
- 양쪽의 턱관절이 돌출되는 것이 동시에 이루어지도록 입을 똑바로 벌릴 수 있도록 합니다.
- 이때는 혀는 입천장에서 떨어져서는 안 됩니다.
- 이 범위 내에서 음식을 씹도록 하면 탈구되는 것을 예방 할 수 있습니다.

3. 목펴기
   - 턱을 목 가까이로 평안하게 잡아당긴 다음 그 상태에서 목을 똑바로 세웁니다.
   - 평상시에도 이런 자세를 유지하도록 하십시오.

4. 목관절 안정위치
   - 목을 안정된 위치에 두기 위하여 목뒤에서 양손을 깍지 낍니다.
   - 그 다음 목을 똑바로 세운 뒤 머리를 앞으로 숙여 턱을 몸통에 붙입니다.

5. 목운동
   - 턱을 최대한 목쪽으로 끌어당겨 목에 붙인 자세에서 운동을 시작합니다.
   - 도리도리식으로 좌우로 머리돌리기를 6회 반복하되 턱이 목에서 떨어지지 않도록 주의 합니다.
   - 다음, 역시 턱을 목에 붙인 자세에서 좌우로 숙여 귀가 어깨에 닿는 느낌으로 운동을 6회 반복합니다.
   - 목운동시에는 첫째 턱을 끌어당겨서 목에 붙이는 자세를 유지해야 하며, 둘째, 상체가 흔들려서는 안 되며, 셋째, 처음부터 무리하게 운동범위를 크게 시행하면 통증이 더 악화될 수 있으므로 주의해야 합니다.

※ 만일 통증을 느끼면 즉시 중단하고 통증을 느끼지 않는 범위 내에서만 시행해야 합니다.

6. 어깨자세
   - 양 어깻쭉지를 뒤로 잡아당겨 젖히는 동시에 아래로 내려뜨립니다.
   - 어깨가 위로 올라가서는 안 됩니다.

전방재위치 교합장치의 제작과정		
1. 재료의 준비	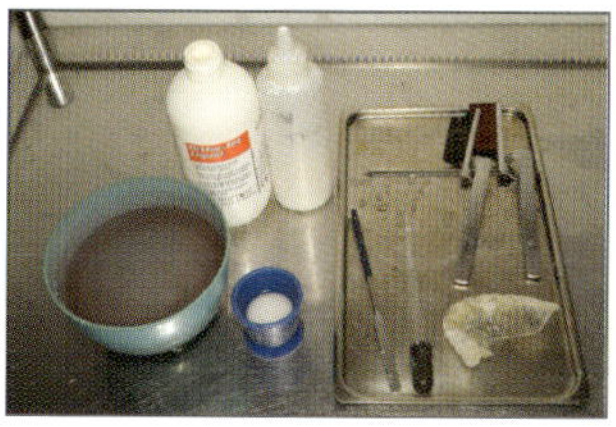	1.교정용 레진 – powder liquid 2. 온수 3. 스포이트 4. rubber cup 5. spatular 6. 교합지 7. 기공소에 제작된 splint
2. 레진 혼합	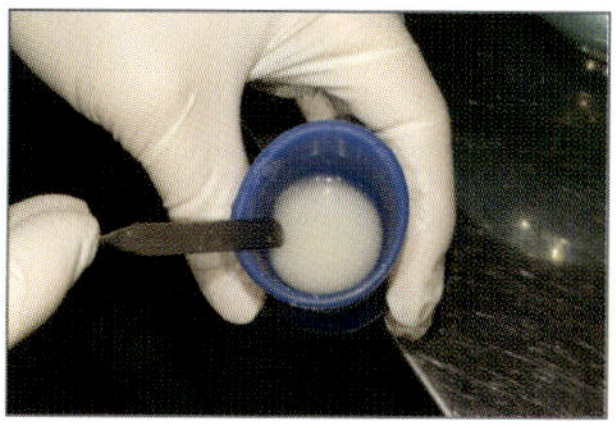	Powder 위로 liquid가 1mm정도 높게 붓는다.
3. 일반적 저작위치 확인	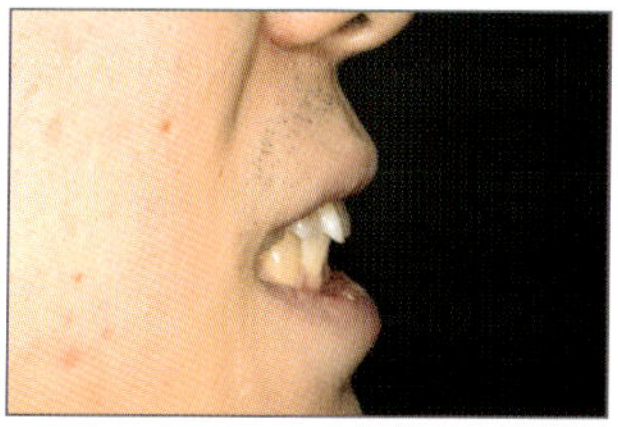	CO bite
4. 치료위치 결정	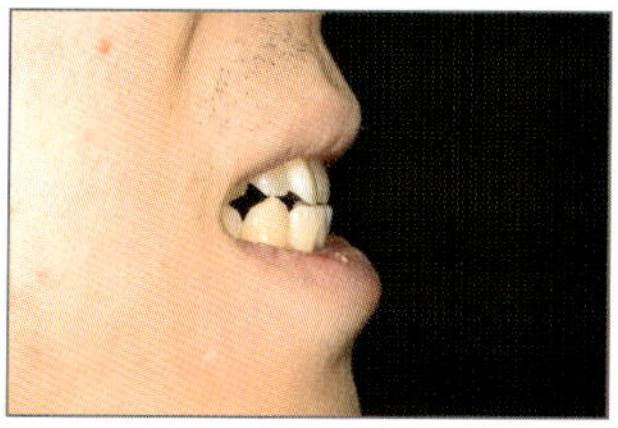	관절정복이 유지되는 하악전돌 유지 상태에서 가능한 후방에 위치하도록 치료위치를 결정한다.
5. 장치에 레진 부착	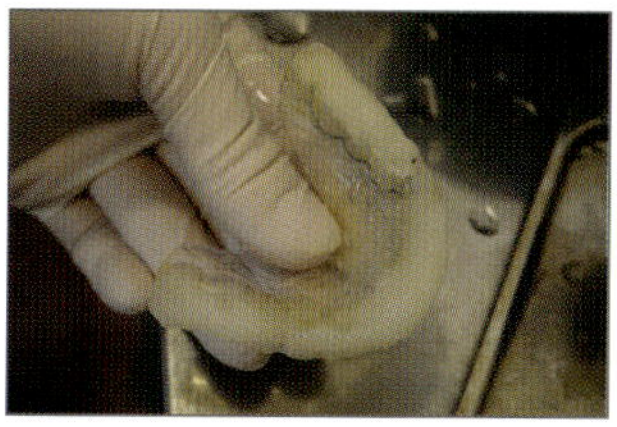	교합면에는 길게 전치부는 전치부 가이드인기할수있게 도톰하고 높게 부착한다.
6. 장치 시적	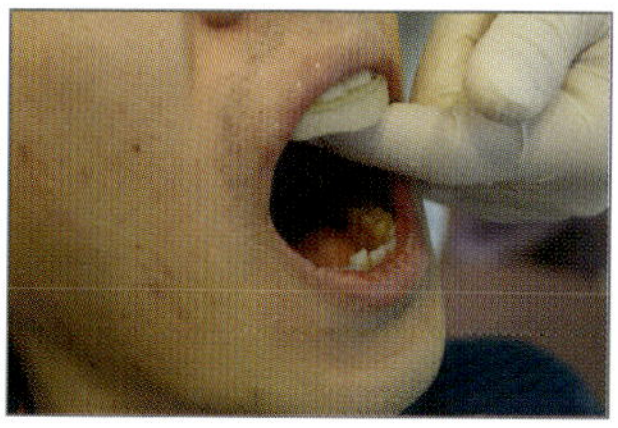	구치부에 장치가 최종 안착되 었는지 확인해야한다.

전방재위치 교합장치의 제작과정		
7. 치료위치 교합인기	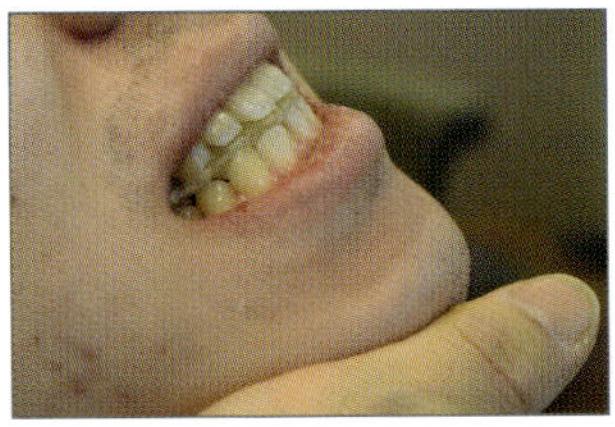	치료위치로 교합유도한다. 이때 장치에 붙어있는 연화상태의 레진이 하악전치의 설면에 닿을 수 있도록 혀의 아랫면으로 연화레진을 전방 하방으로 내려주게 요청한다.
8. 장치제거 및 경화	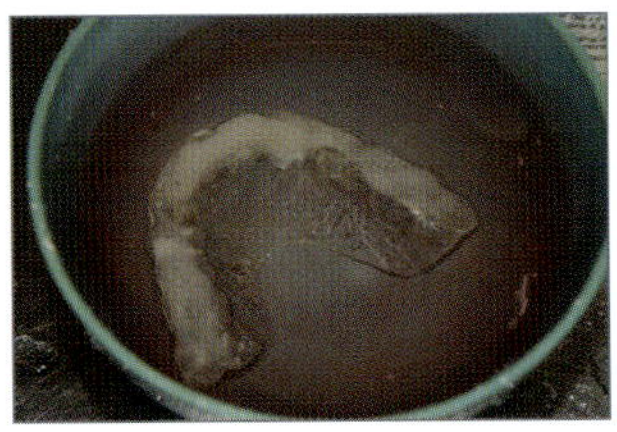	치료 위치대로 교합한 것이 확인 되었으면 구강내에서 발열전 까지 경화시킨 뒤 꺼내어 온수에서 최종경화시킨다(장치를 제거한 상태에서도 환자는 관절이 정복되있는 상태인 치료위치를 유지할 수 있도록한다).
9. 경화된 레진교합면	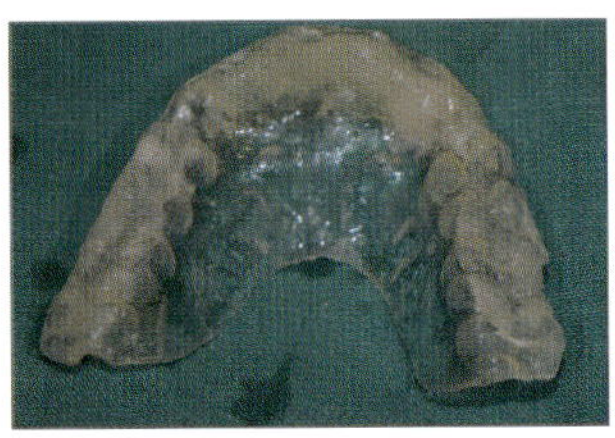	
10. 경화된 레진 전면	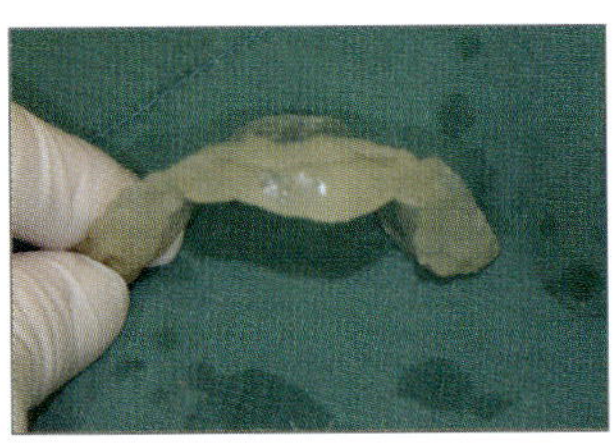	
11. 디자인	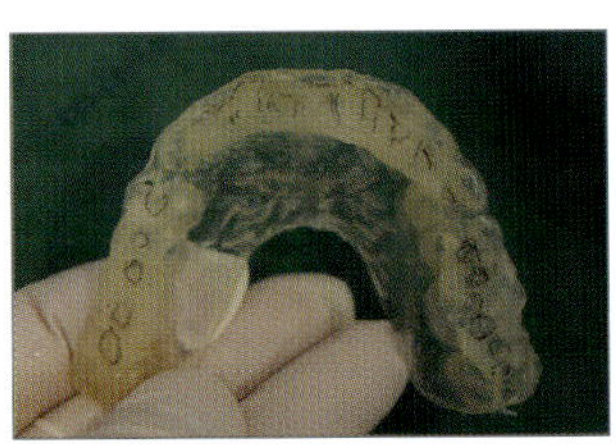	하악전치부의 인기면과 구치부의 기능교두의 인기부분을 sharp pencil로 표시한다.
12. 간섭제거	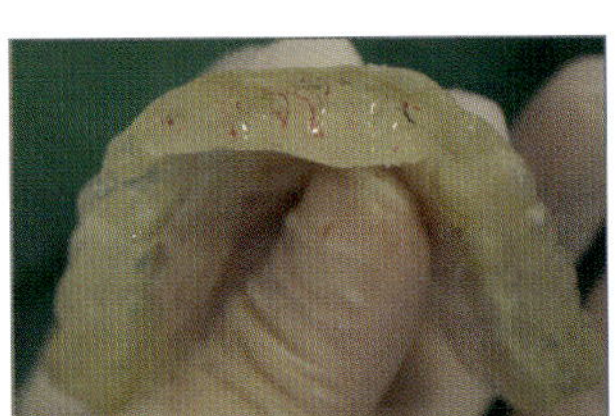	구치부는 비기능교두는 접촉않되게 삭제하고 기능교두는 홈의 내사면을 삭제 하여 간섭제거 전치부는 하악치아의 중심선에 장치가 닿도록 양측 치아의 근원심접촉부를 삭제

<table>
<tr><th colspan="3">전방재위치 교합장치의 제작과정</th></tr>
<tr><td>13. 전치램프
접촉조절</td><td>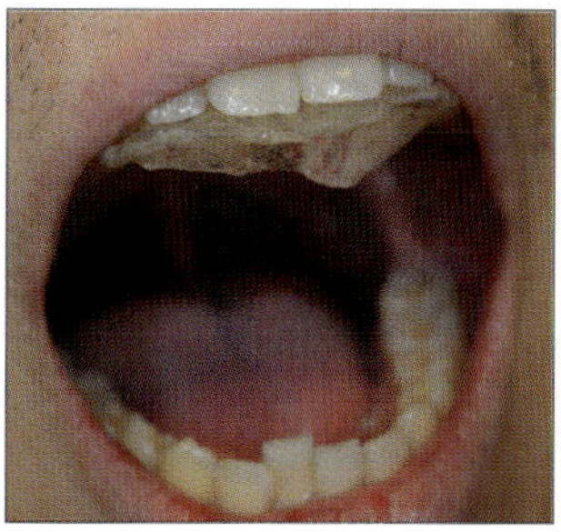</td><td>장치의 하악전치의 접촉부가 가능한 6전치가 균형잡히게 접촉되도록 과도한 접촉부를 삭제하여 조절한다.</td></tr>
<tr><td>14. 전치부 접촉확인</td><td>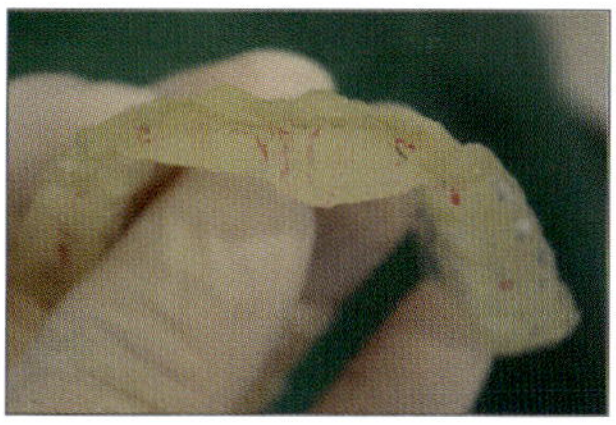</td><td></td></tr>
<tr><td>15. 구치부 접촉확인</td><td>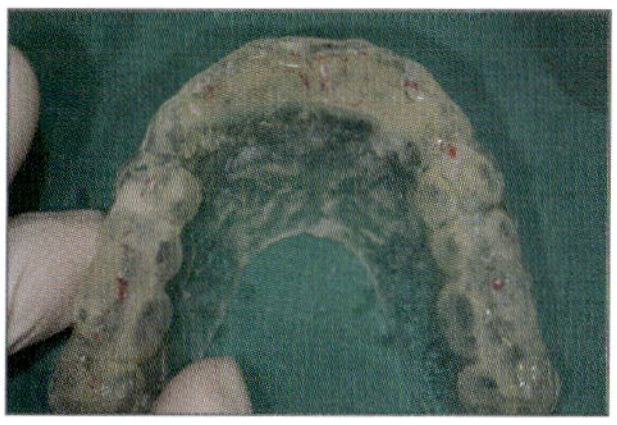</td><td></td></tr>
<tr><td>16. 장치장착</td><td>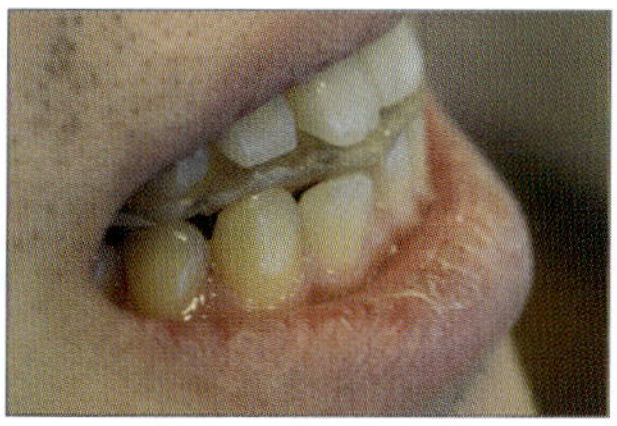</td><td>1. 디스크가 정복된 상태로 장착되는 지 확인한다.
2. 치료위치에 장착되었는지 확인한다. (개폐구시 정복상태 유지되는지 확인)
3. 장치 사용 주의사항 설명</td></tr>
</table>

환자에게 전하는 장치 관리 주의 사항

◀ 교합안정장치/ 근육이완장치 관리시 주의사항 ▶

1. 취침시에만 장착하십시오.
2. 식사시간 이외의 시간에는 계속 장착하십시오.
3. 장착시 장치를 악물지 말고 편안한 상태로 있도록 하십시오.
4. 장치 세척 시에는 칫솔 등을 사용하여 부드럽게 닦아주고 일주일에 한번 세척약품(폴리덴트 - 의치세정제)을 사용하며 힘을 많이 가하거나 떨어뜨리지 않도록 주의 하십시오.
5. 장치를 구강 내에서 제거할 때 손끝에 과도한 힘을 가하게 되면 파손될 염려가 있으므로 주의 하십시오.
6. 장치를 장착하지 않을 시에는 파손되지 않도록 주의하고 휴대 시에는 젖은 휴지(잘 찢어지지 않는 것으로)나 손수건으로 싼 후 case에 넣어 잘 보관하고, 보관 시에는 냉수에 담가줍니다(건조 상태나 온수는 변형염려가 있으므로 주의 바랍니다!).
7. Check 약속 시에는 항상 장치를 Case에 넣어 내원하십시오.
8. 장치가 파손되었거나 장착에 불편감이 있을 경우 장착을 중단하고 즉시 병원으로 연락하십시오.

◀ 전방재위치교합장치 관리시 주의사항 ▶

1. 장치제작 직후부터 첫날 24시간동안계속장착하고, 그 후에는 취침 시에만 장착하십시오(단, 식사시간 이외에는 장치를 악물지 말고 편안한 상태로 있도록 하십시오).
   (1) 첫날 24시간 동안 장치를 장착한 상태에서 세 번의 식사를 반드시 하십시오.
   (2) 식사 후에는 장치를 제거한 후 담당선생님이 지시한 방법에 따라(앞니로 문 상태나 입을 벌리고) 양치질을 하십시오.
   (3) 장착 시에는 담당선생님의 지시한 방법을 따라 턱에서 소리를 확인한 후나 입이 크게 벌어지는 지 확인 하고 장착하십시오.
   (4) 만일 입이 크게 벌어지지 않을 경우 장치를 장착하지 말고 병원으로 빠른 시간 안에 연락하십시오.
2. 장치 세척 시에는 칫솔 등을 사용하여 부드럽게 닦아주고 일주일에 한번 세척약품(폴리덴트-의치세정제)을 사용하며 힘을 많이 가하거나 떨어뜨리지 않도록 주의 하십시오.
3. 장치를 구강 내에서 제거할 때 손끝에 과도한 힘을 가하게 되면 파손될 염려가 있으므로 주의 하십시오.

4. 장치를 장착하지 않을 시에는 파손되지 않도록 주의하고 휴대 시에는 젖은 휴지(잘 찢어지지 않는 것으로)나 손수건으로 싼 후 case에 넣어 잘 보관하고, 보관 시에는 냉수에 담가줍니다(건조 상태나 온수는 변형염려가 있으므로 주의 바랍니다!).
5. Check 약속 시에는 항상 장치를 Case에 넣어 내원하십시오.
6. 장치가 파손되었거나 장착에 불편감이 있을 경우 장착을 중단하고 즉시 병원으로 연락하십시오.

2. 코골이의 장치치료

1) 코골이의 문제점

- 체내의 산소 공급량의 감소로
- 숙면의 방해
- 피로의 누적
- 뇌의 기능의 저하
- 혈관 내피상피의 탄력성 상실로인 한
- 심혈관계질환의 발생(뇌졸중, 심근경색, 고혈압)

■ 하악전방 장치를 통한 고혈압의 감소와 형관내피의 탄력성 회복의 문헌 발표됨

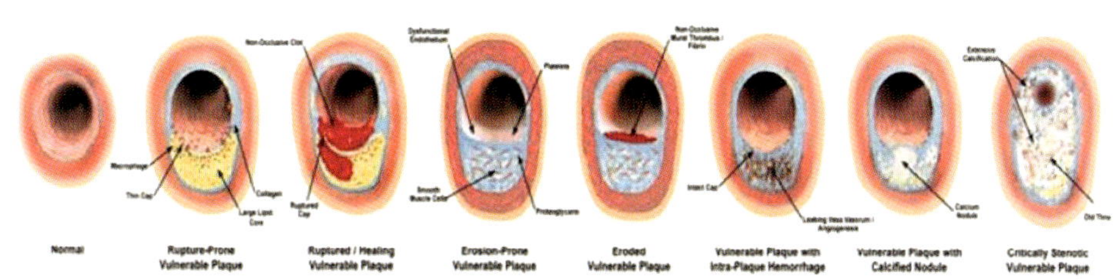

코골이 및 수면무호흡증으로 혈관 내피상피의 변성과정

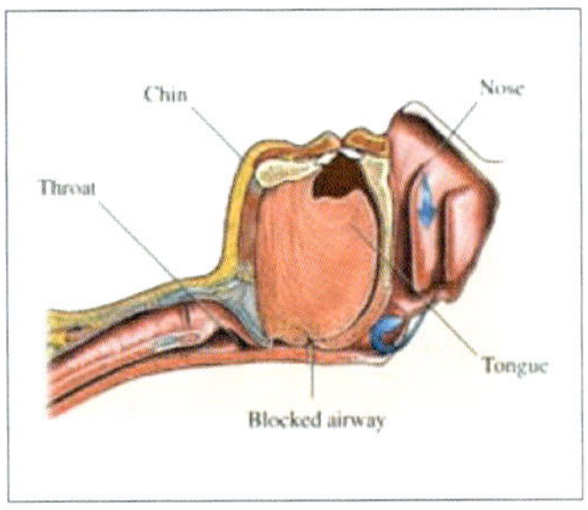

수면모호흡의 기도의 폐쇄

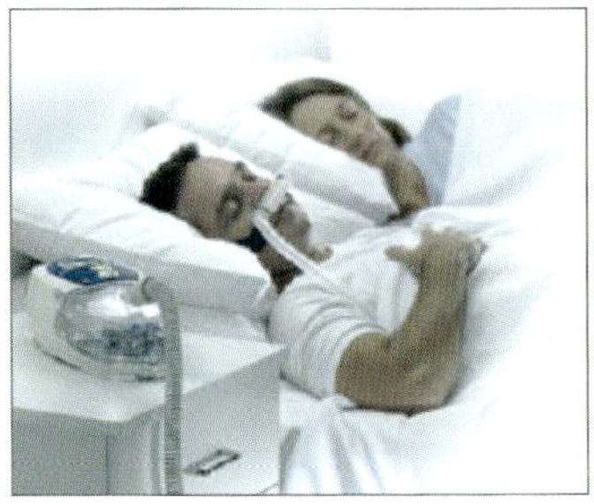
상기도 양압기착용모습

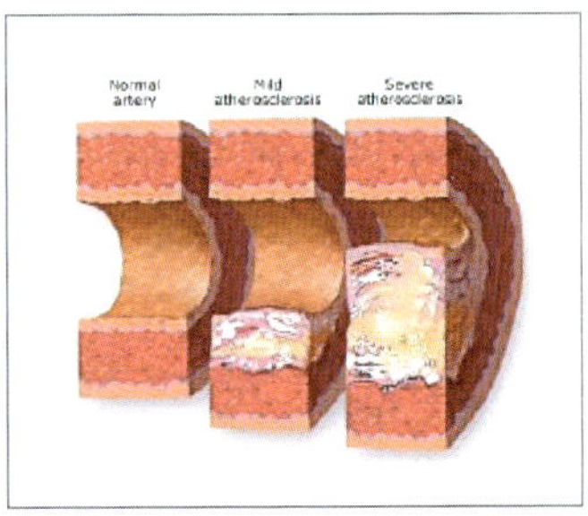

혈관벽의 변성

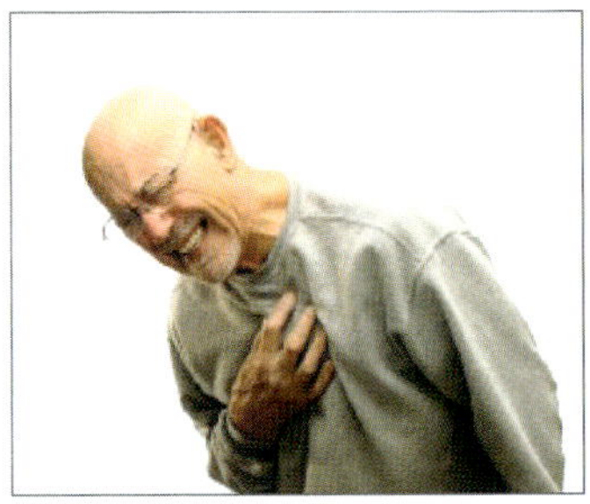
심근경색

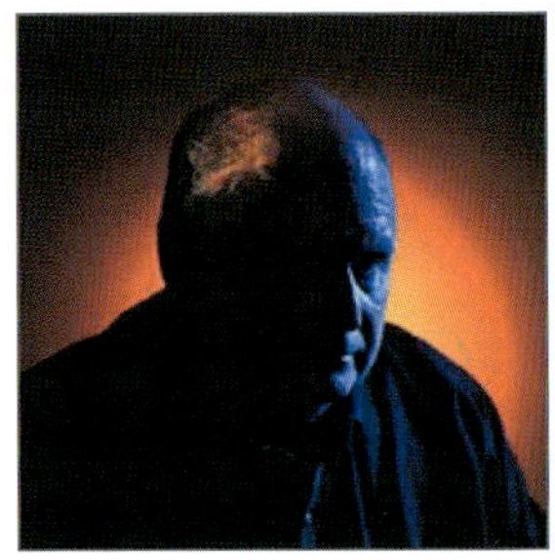
뇌경색

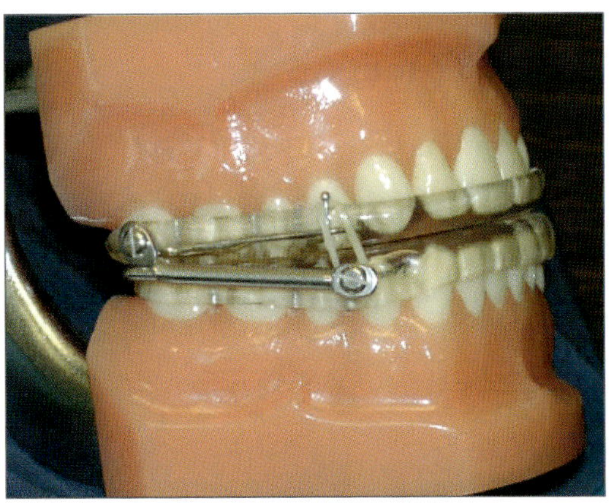
Herbst appliance

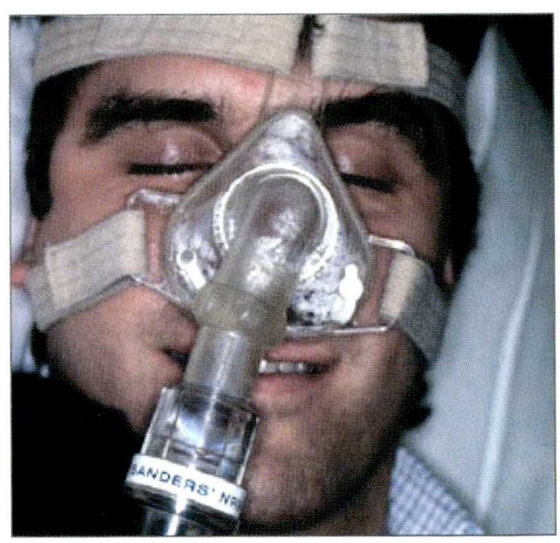
상기도 양압기 장착한 모습

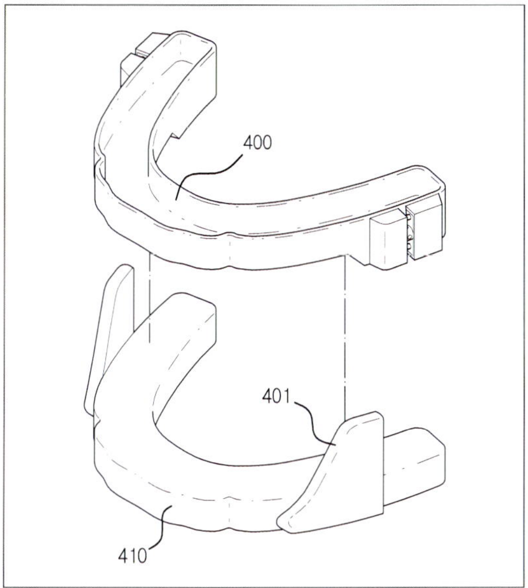

구강내 장착하는 코골이장치형태

코골이장치 장착 시 환자들에게 교육 시키는 주의사항

1. 양치질을 철저히 하도록 한다 – 치아 우식이나 치주질환을 예방
2. 비호흡을 하도록 한다 – 필요 시 이비인후과 협진
3. 취침 시에 입을 벌리지 않도록 한다.
4. 베개는 낮은 것을 사용한다. (5~6cm)
5. 가능한 옆으로 누워서 잔다.
6. 취침 중에 장치를 빼지 않도록 한다. (초기에 monitoring 필요)
7. 장치 세정 및 소독을 철저히 한다.
8. 아침에 기상 시 장치의 학습효과로 인해 중심교합에서 교합이 불가능하여 저작이 어려울 수 있다 – 부드러운 음식 섭취
9. 장치 장착 초기 턱관절 부위의 통증이나 경미한 개구장애가 나타날 수 있다 – 통상적인 물리치료 시행
10. 특별한 증상이 없어도 반드시 주기적으로 check를 받아야 한다.

참고문헌

- 이건주, 박준우, 최동주, 강상규. 체계적인 임상 임플란트학. 명문출판사. 2003
- 박준우, 최동주. 성공으로 가는 포인트 임플란트학. 명문출판사. 2004
- 박준우, 최동주. 기초부터 문제해결까지 상악동 골이식술. 명문출판사. 2006
- Jeffry P. Okeson. 악관절장애와 교합의 치료.정성창외 역. 대한나래출판사. 2014
- 대한안면통증 · 구강내과학회 편저. 구강안면통증과 측두하악장애. 예낭아이앤씨. 2012
- 김영복. 장비감염관리학. 명문출판사. 2014
- 허익. 아트라스 증거바탕임상치주과학. 명문출판사. 2009
- 최희수. 치과보험 경영지침서. 도서출판웰. 2014
- 김성택외 6인. 코골이 및 수면무호흡증의 구강장치치료. 명문출판사. 2012
- 정일영. 왜 내환자만 아플까? 예낭아이앤씨. 2014
- 김수남. 최동주, 김성룡. 쉽게하는 지치발치학. 명문출판사. 2001
- American Academy of Orofacial Pain. Reny de Leeuw. 구강안면통증 분류, 평가 및 치료를 위한 지침. 전양현외 4인역. 지성출판사. 2010
- 김수남외 10인. 치과위생사를 위한 임상구강악안면외과학. 명문출판사. 2005
- 이성복역. 현대의 임상보철 치주치료에 입각한 보철치료. 신흥인터내셔날. 2001
- 정재헌. 총의치학. 청해사. 1993
- Iwao Hayakawa. 임상총의치의 이론과 실제. 최대균, 이성복역. 명문출판사. 1999
- 정규림. 임상치과교정학. 명문출판사. 2012
- Shillingburg, Jacobi, Brackett. 지대치형성의 기본. 이선형외 13인 공저. 명문출판사. 2002
- 김명국. 임상 및 국소 두경부해부학. 의치학사. 2014

INDEX

| 저자약력 |

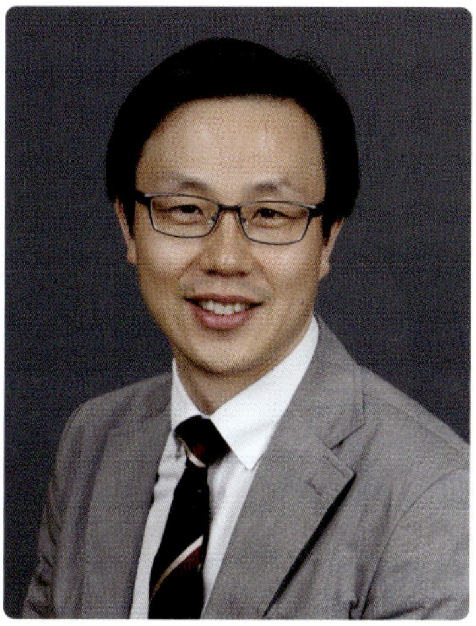

김남구

1997. 경희대학교 치과대학졸업
2000. 경희대학교 치과대학 부속치과병원 구강내과 전공의과정 수료
2007. 범태평양임플란트학회 이사
2013. 대한측두하악장애학회 이사
2014. 한림대학교 의과대학 외래교수
2015. 경희대학교 치과대학 구강내과학교실 촉탁의사
현재 라이프치과의원 대표원장

치과위생사를 위한 임상매뉴얼

인 쇄	2015년 5월 10일
발 행	2015년 5월 20일
저 자	김 남 구
발 행 인	안 영 택
편 집	황 진 선
발 행 처	**명 문 출 판 사**
등 록	제 6-0212호

서울시 동대문구 답십리로63길 90번지 TEL : 02)2248-7586
FAX : 02)2248-0598 http : //www.teethbook.co.kr

ISBN 978-89-6808-118-7 정가 : 35,000원